Margarete Saatweber

Einführung in die Arbeitsweise Schlaffhorst-Andersen

Atmung, Stimme, Sprache, Haltung und Bewegung in ihren Wechselwirkungen

Schulz-Kirchner Verlag

Idstein 1997

Die Deutsche Bibliothek - CIP-Einheitsaufnahme

Saatweber, Margarete:
Einführung in die Arbeitsweise Schlaffhorst-Andersen :
Atmung, Stimme, Sprache, Haltung und Bewegung in ihren
Wechselwirkungen / Margarete Saatweber. - 3., unveränd. Aufl. -
Idstein : Schulz-Kirchner, 1997
ISBN 3-8248-0019-5

3., unveränd. Auflage 1997
ISBN 3-8248-0019-5

Umschlagentwurf: Christoph Breig,
Druckerei Stephansstift Hannover-Kleefeld
Druck und Bindung: Rosch-Buch Druckerei GmbH, Scheßlitz
Printed in Germany

Inhaltsverzeichnis

Vorwort

Dieses Buch macht den Versuch, die Arbeitsweise Schlaffhorst-Andersen aufzuzeichnen und ein wenig zu systematisieren. Daß dies nach mehr als 80 Jahren therapeutischer und pädagogischer Arbeit der Schule Schlaffhorst-Andersen unseres Wissens das erste Mal in dieser Form geschieht, hat mehrere Gründe. Zwar haben schon Clara Schlaffhorst und Hedwig Andersen grundsätzliche Vorstellungen in Vorträgen und Aufsätzen aufgezeichnet, die dann später in dem kleinen Buch "Atmung und Stimme" zusammengefaßt wurden, wenig davon ist überarbeitet worden, und so kann uns die Sprache und auch die Darstellungsform dieser Aufzeichnungen heute nicht mehr voll befriedigen. Neuere wissenschaftliche Erkenntnisse haben die erwähnten Zusammenhänge in ein anderes Licht gestellt.

Das Wissen darum, daß es sich bei der Arbeit an Atmung und Stimme um einen Erfahrungsbereich handelt, der sich weitgehend der verbalen Darstellung entzieht, ist ein Grund für den Mangel an umfassenden Veröffentlichungen über die Arbeit der Schule Schlaffhorst-Andersen. So sind denn immer wieder aus dem Kreis der Kollegen* Stimmen laut geworden, die fordern, lieber gar nicht zu schreiben, als die Atemarbeit unzulänglich darzustellen. Ihre Auswirkungen sind so wenig meßbar, weil alles Empfinden subjektiv ist und nichts so individuell wie die Arbeit mit Atmung und Stimme.

Seit die Absolventen der Ausbildungsstätte für Atem-, Sprech- und Stimmlehrer ein staatliches Examen vor einer staatlichen Prüfungskommission ablegen, ist in Lehrplänen festgelegt, was im Unterricht vermittelt wird. Aber auch unter diesen Bedingungen bleibt die Arbeit mit Atmung und Stimme auch im Unterricht eine individuelle Arbeit, so wie der Unterricht im Gesang oder mit Musikinstrumenten immer ein individueller sein muß.

Für die vorliegende Zusammenstellung der Grundlagen der Arbeit Schlaffhorst-Andersen wurden nun, um auch einen wirklichen Einblick in die Ausbildungsinhalte der Schule Schlaffhorst-Andersen zu geben, Passagen aus Arbeiten von Schülern verwertet und ferner Zitate bzw. Aufzeichnungen von Kollegen, wenn möglich unter Namensnennung. Meine Bemühungen bestanden in der Zusammenstellung vorhandener Arbeiten und dem Hinzufügen bzw. Ergänzen von Darstellungen wichtiger Gebiete, für die bisher keine schriftlichen Ausführungen vorlagen. An dieser Stelle möchte ich allen, die mich in meinem Bemühen unterstützt haben und mir in verschiedenster Weise behilflich waren, meinen herzlichen Dank sagen.

Die Arbeit an dieser Zusammenstellung hat mir selbst manche Zusammenhänge klar gemacht, die ich gerne noch weiter ausführen möchte. Weil ich aber weiß, daß nicht zuletzt auch unsere Schüler und Schülerinnen auf eine Zusammenstellung der Grundlagen warten, werde ich sie schon jetzt herausgeben, dabei aber gleichzeitig an einer Vertiefung und Vervollkommnung der Aufzeichnungen weiterarbeiten.

Bad Nenndorf, März 1990 *Margarete Saatweber*

---

* Der Einfachheit halber wird im Text anstelle der Doppelbezeichnung nur die männliche Form verwendet.

Vorwort zur 2. Auflage

Drei Jahre nach Herausgabe der Grundlagen der Arbeitsweise Schlaffhorst-Andersen soll diese nun geringfügig überarbeitet werden. Die Absicht, diese erste Arbeit zu vertiefen und zu vervollkommnen, wird damit noch nicht erfüllt. Der Umgang mit dieser Zusammenstellung hat gezeigt, daß diese erste Sammlung von Grundaufzeichnungen unserer Arbeit vor allem eine Übersicht darüber gibt, was bis dahin irgendwann und irgendwo aufgeschrieben wurde. Auch wenn sich in dieser Sammlung Abschnitte befinden, die für die Kollegen heute weniger relevant sind oder die - wie die Atemschriftzeichen von Gertrude Schümann - inzwischen wesentlich umfangreicher und vollständiger in einem Buch erschienen sind, dann möchte ich doch nichts von dem, was in dieser ersten Ausgabe der Vollständigkeit halber aufgezeichnet wurde, weglassen, damit es nicht in Vergessenheit gerät.

Sowohl die Ausbildung der Atem-, Sprech- und Stimmlehrer als auch ihre Arbeitsweise sollen lebendig sein und sind es auch. Und wie alles Lebendige sind sie der Wandlung unterworfen. Es wird für die Zukunft nötig sein, Themen neu zu gestalten, neuere Arbeitsformen mit zu berücksichtigen und Themen in neuer Form abzuhandeln. Darüber soll aber das bisher Gesammelte nicht verlorengehen. Es wird deshalb mit wenig Veränderungen neu verlegt werden.

Wieder gilt mein Dank all denen, die mich beraten haben, die Korrektur gelesen haben und mir in irgendeiner Form behilflich waren. Ich hoffe, auch diese Ausgabe wird dem Leser Einblick gewähren in unsere Arbeit, die mit ihrem einfachen Kern - Wechselwirkungen verschiedener Funktionen zur Regeneration zu nutzen - oft aus dem Bewußtsein verlorenging, aber dennoch Grundlage der wichtigsten Lebensprozesse bleibt.

Bad Nenndorf, März 1994 *Margarete Saatweber*

Einführung

Anlaß, sich mehr und anders als bisher mit ihrer Atmung zu beschäftigen, war für Clara Schlaffhorst und Hedwig Andersen der Rat eines ostpreußischen Arztes. Er sah den Grund für ihre kranken Stimmen in der falschen Atemfunktion und empfahl ihnen darum das Studium des Buches "Die Kunst des Atmens" des Deutschamerikaners Leo Kofler, um zuerst ihre Atemfunktionen zu verbessern.

Das war noch vor der Jahrhundertwende. Die Erforschung der Zusammenhänge von Atem-, Stimm- und Bewegungsfunktionen wurde für Clara Schlaffhorst und Hedwig Andersen Lebensaufgabe. Die Wege, die sie zur Regenerierung dieser wichtigen Funktionen fanden, sind bis heute Grundlage der Schule Schlaffhorst-Andersen.

Bei der Ausbildung zum staatlich geprüften Atem-, Sprech- und Stimmlehrer in der Schule Schlaffhorst-Andersen werden schwerpunktmäßig das Erkennen oder Erspüren und die Verbesserung der eigenen Atem-, Stimm- und Bewegungsfunktionen vermittelt. Ohne die eigene Erfahrung der Zusammenhänge und ohne die eigene Fähigkeit im Umgang mit Atmung, Bewegung, Sprechen und Stimmbildung kann solche Fähigkeit nicht weiter vermittelt werden.

Die Atem-, Sprech- und Stimmlehrer sind in erster Linie durch die Praxis für die Praxis ausgebildet. Das Sensibilisieren des Schülers bzw. späteren Lehrers für die Zusammenhänge der wichtigen Grundfunktionen und die Fähigkeit des Sich-Einfühlens in die Gesamtsituation des späteren Schülers oder Patienten sind weitere Grunderfordernisse der Ausbildung.

Die Atmung als eine der wichtigsten Grundfunktionen des Menschen mit wesentlicher Auswirkung auf Kreislauf, Stimme, Stimmung, Stoffwechsel, Peristaltik, Haltung und Bewegung erklärt die umfassenden Arbeitsmöglichkeiten des Atemlehrers. Das Funktionieren der Zusammenhänge von Atmung, Stimme und Bewegung ist Grundlage für alle Lebensaktivität.

Im Mittelpunkt steht die Beachtung der Wechselwirkung zwischen den Funktionen Atmung, Stimme und Bewegung. Das heißt: Atemanregungen werden erreicht über den Einsatz des Stimmorgans und das Einüben von Lautfunktionen (Schlaffhorst-Andersen hat eine besondere Einteilung der deutschen Sprachlaute entwickelt). Die Beachtung der Auswirkungen der Sprachlaute auf die Körperorgane nimmt einen wesentlichen Raum ein sowie die Rückführung zu einem individuellen Atemrhythmus. Bei der Bewegung wird das Augenmerk auf atemkonforme Bewegung, das heißt Übereinstimmung von Außen- und Innenbewegung, gelegt. Ohne gute Körperspannung gibt es keine gute Atmung und keine gute Stimmgebung. Atmung muß unwillkürlich geschehen, willkürliche Beeinflussung kann nur durch Stimmgebung oder artikuliertes Sprechen erfolgen.

In diesem Sinne ist Regeneration nach Schlaffhorst-Andersen immer ganzheitlich, auch unter Einbeziehung leib-seelischer Zusammenhänge gesehen. Die Abgrenzung Gesundheit - Krankheit ist hier wie auch in anderen Fällen kaum zu finden. Subjektives Wohlbefinden, so eine Definition von Gesundheit, ist relativ. Grundsätzlich sind auch keine objektiven Normen für natürliche Verhaltensweisen zu finden. Davon geht jedenfalls der Atem-, Sprech- und Stimmlehrer bei jeder Unterweisung aus. Clara Schlaffhorst nannte aus dem Verständnis ihrer Zeit heraus das Ziel der Atemarbeit: Zurückführen zur "Natur in uns".

Heute würde Zurückführung zu dem von innen Vorgegebenen eher passen. Atemkraft wird als Lebenskraft gesehen. Der individuelle Atemrhythmus, der unter Anleitung des erfahrenen Atem-, Sprech- und Stimmlehrers zurückzugewinnen ist, ist Voraussetzung für die notwendige Harmonisierung dieser wichtigsten Funktionen. Ihr Zusammenwirken bedeutet für den Menschen nicht alles, aber ohne die Harmonie dieser wichtigen Funktionen ist alles nichts. Beim gesunden Menschen ist die Harmonie natürlich vorhanden. Unser zivilisiertes Leben gibt jedoch unzählige Möglichkeiten, den natürlichen Zusammenhang zu stören.

Das Zurückführen zum harmonischen Zusammenspiel der Grundfunktionen ist primäre pädagogische Aufgabe des Atem-, Sprech- und Stimmlehrers. Es ist eine Form von Gesundheitserziehung. Der Patient oder Schüler des Atem-, Sprech- und Stimmlehrers muß notwendig einen Lernprozeß durchmachen. In dem Sinne ist Behandlung durch den Atem-, Sprech- und Stimmlehrer keine Therapie im Vergleich zu einer Badekur oder Strahlenbehandlung. Ohne Dazutun des Schülers oder Patienten, ohne dessen Einsicht und Mitwirkung kann sich kein Erfolg einstellen. So ist denn auch die Unterscheidung Pädagogik (Atempädagogik, Stimmpädagogik, Sprecherziehung) oder Therapie (Atemtherapie, Stimmtherapie, Sprachtherapie) nur schwer zu finden, fast unmöglich.

Die Arbeitsgebiete der Atem-, Sprech- und Stimmlehrer sind umfassend. Die ausgebildeten Lehrer setzen unterschiedliche Schwerpunkte. Die Grundlagenarbeit im Sinne der Harmonisierung der Grundfunktionen ist für alle Arbeit auf Spezialgebieten unabdingbare Voraussetzung. Je nach unterschiedlichen Schwerpunkten in den Bereichen Atmung, Stimme, Sprechen oder auch Bewegungsarbeit können und müssen Spezialprogramme, differenzierte Spezialkentnisse zum Einsatz kommen. Der Erfolg wird um so größer sein, je besser die Regeneration bereits aufgrund der Grundlagenarbeit erfolgen konnte. Symptomatische Behandlungen in dem weiten Bereich Atmung, Stimme, Sprechen und Bewegung ohne Berücksichtigung der Wechselwirkungen dieser Funktionen haben wenig Aussicht auf dauerhaften Erfolg.

Zur Findung seiner eigenen Interessengebiete und Schwerpunkte der späteren Arbeit werden dem Atem-, Sprech- und Stimmlehrer in der Ausbildung theoretische Fächer der verwandten Disziplinen, wie Medizin, Sprachheilpädagogik, Psychologie, Musik, Sprecherziehung, Pädagogik und Instrumentalmusik, angeboten.

1 Grundlagen

1.1 Die Kunst des Atmens

Die Atmung steht an der Spitze aller biologischen Grundfunktionen. Andere Grundfunktionen, wie Nahrungsaufnahme und -verwertung, Schlaf oder Wärmeregulation, sind nach der Atmung von zweitrangiger Bedeutung. So kann der Mensch längere Zeit ohne Nahrungsaufnahme, ohne Schlaf sein, jedoch nur wenige Minuten ohne Atmung. Mit dem ersten Atemzug beginnt das eigene Leben. Mit dem letzten Atemzug endet das Leben. Andere Funktionen können längst vorher ausgefallen sein.

Der vegetative Atmungsvorgang geschieht denn auch unwillkürlich. Das Unwillkürliche ist dabei das Wesentliche. Auch im willkürlich geformten Atem-, Sprech- und Singvorgang wird die vegetative Komponente verstärkt angesprochen. "Das Geniale der Entdeckung von Schlaffhorst-Andersen besteht also hier in dem Hinweis auf eine ohnehin sich einstellende körperliche Regung, die abgewartet werden soll. Abwarten, bis wirklich der Drang zur Einatmung kommt. Das bedeutet eine kleine Verschiebung zwischen willkürlich und unwillkürlich, zwischen motorisch und vegetativ zugunsten des Unwillkürlichen, des Vegetativen. Bei der Atmung sollte allein das Vegetative zu Wort kommen", so Paul Vogler.

Bei den Übungswegen zur Anregung der Atmung macht sich die Schule Schlaffhorst-Andersen die Wechselwirkungen zwischen Atem-, Stimm- und Bewegungsfunktionen zunutze. Bei vielen Lebensvorgängen haben wir es mit einem Zusammenspiel von Kräften, mit Wechselwirkungen zu tun. Wechselwirkungen finden wir in leib-seelischen Beziehungen, in Atem- und Stimmfunktionen und Atem- und Bewegungsfunktionen. Dieses Zusammenspiel wird bei Störung in einem Bereich immer auch eine Störung bei anderen Funktionen erfahren. Störungen im psychischen Bereich werden eine Störung im physischen Bereich nach sich ziehen und umgekehrt.

Positiv ermöglicht die Wechselwirkung auch eine Belebung in anderen Funktionsbereichen beim Ansatz von Übungen in einem Bereich.

Atemübungen können Verbesserungen von Haltung und Bewegung genauso wie von Stimme und Sprache bewirken, wie Stimmübungen die Atemqualität verbessern können. Die Impulskraft der Atmung soll für einen willentlichen Einsatz der Bewegung genutzt werden, wie auch gezielte Bewegungen die Atmung anregen können.

Roswitha von Lingelsheim schreibt: "Die Atemarbeit sollte nie für sich allein gesehen werden; sie ist nicht von der Stimmarbeit zu trennen, ebensowenig die Stimmarbeit von der Atemarbeit. Das beweist schon die Tatsache, daß der Atemapparat und das Stimmorgan physiologisch eine Einheit bilden, das Stimmorgan primär gesehen also ein Atemorgan und erst sekundär ein tongebendes Organ ist. Dies erklärt die vielfältigen Wechselwirkungen zwischen Atem- und Stimmfunktionen, die von der Schule Schlaffhorst-Andersen genauestens aufgezeigt und praktisch genutzt werden, und zwar für die Intensivierung und Differenzierung der Atembewegung ebenso wie für die Entwicklung der Sprech- und Singstimme.

Dabei spielt das in der Atem- und Bewegungsarbeit entwickelte Körperbewußtsein und das Empfindungsvermögen für funktionelle Zusammenhänge und Spannungsverhältnisse eine wichtige Rolle. Es verhilft dazu, der Stimme die nötigen Räume zu ihrer Entfaltung zu erschließen, die bewußte Ausnutzung der Atemkraft, vor allem der Zwerchfellkraft, für eine gesunde Tonerzeugung zu erreichen und das Organ vor falschem, d.h. forciertem oder einseitigem Gebrauch und damit vor Schädigung zu bewahren."

Die gesunde Atmung geschieht. "Es atmet." Die Atmung geschieht in einem dreiphasigen Rhythmus, der sich aus Einatmung, Ausatmung, Pause zusammensetzt, wobei die Übergänge der Phasen fließend sind. Die Längen der Phasen können unterschiedlich sein. Die Qualität der einen Phase ist ausschlaggebend für den Verlauf der nächsten.

Wichtigster Atemmuskel ist das Zwerchfell (Diaphragma), auch als "Mitte" bezeichnet. Es liegt quer (zwerch) im Körper und trennt Brust- und Leibraum voneinander. Es entspringt ringsum an den unteren Randbegrenzungen des Brustkorbes und der Lendenwirbelsäule.

Durch einen Impuls vom Atemzentrum ausgehend kontrahiert sich die Zwerchfellmuskulatur, die Zwerchfellkuppen senken sich und erweitern so den Brustraum nach unten. Der Impuls, der ans Atemzentrum gegeben wird, ist ausgehend von den Rezeptoren, die den Kohlensäuregehalt im Blut messen. Den richtigen Augenblick für den Beginn der Einatmung bestimmt das Atemzentrum aus dem CO_2-Gehalt des Blutes. Je größer der CO_2-Gehalt ist, d.h. je länger man dem Blut die neue Sauerstoffzufuhr vorenthält, desto kräftiger ist der Impuls, desto tiefer wird die neue Einatmung. Die Einatmung geschieht dann unwillkürlich.

Die Rippenheber und die äußeren Zwischenrippenmuskeln erweitern den Brustkorb zusätzlich. Die Lunge folgt passiv dieser Bewegung. Die elastischen Lungenfasern werden gedehnt, ein Unterdruck im Brustraum entsteht. Die Luft strömt in die Lungen. Die Stimme öffnet und längt sich durch den reflektorisch auf die Zwerchfellbewegung reagierenden musculus posticus. Der Kehlkopf senkt sich.

Der Körper wird durch den Gasaustausch in den Lungenalveolen mit Sauerstoff versorgt. Bei der Einatmung nehmen wir etwas auf, der Atem füllt uns und weitet die Körperwandungen. Wir erhalten etwas von außen. Durch die Zwerchfellabspannung und die elastischen Rückstellkräfte (Retraktionskräfte) der gedehnten Lungenfasern und der Bauchmuskulatur sowie durch den Einfluß der Schwerkraft auf den Brustkorb verkleinert sich der Brustraum, und der Atem strömt aus.

Das Zwerchfell hat verschiedene Spalten, durch die Gefäße und Nerven ziehen. Zwischen den mittleren Muskelzügen des Lendenteils treten die Aorta und die Speiseröhre durch. Die Innervation geschieht durch den nervus phrenicus.

Der Raum unter dem Zwerchfell wird von den Verdauungsorganen ausgefüllt. Die Bauchorgane sind von einer starken Muskelschicht, der Bauchdecke, umgeben, und zwar sowohl im vorderen Bereich (musculi recti) als auch seitlich (quere und schräge Bauchmuskeln) und hinten (vierseitige Lendenmuskeln).

Diese Muskelgruppe hat eine wichtige Funktion als Schutz für die Organe, die im Gegensatz zu Lunge, Herz und Beckenorganen keinen knöchernen Schutz haben. Neben ihren Bewegungsaufgaben zur Drehung, Beugung und Streckung des Rumpfes kommt ihnen aber in ihrer Funktion als Ausatemmuskeln, als Antagonisten des Zwerchfells, eine besonders wichtige Bedeutung zu.

In der Ausatmung verkürzen sie sich, wodurch der Bauchraum verkleinert wird und die Bauchorgane, die im Becken auf einen festen Widerstand treffen, das in der Einatmung gesenkte Zwerchfell wieder nach oben schieben. Sie wirken also hier synergistisch mit den Retraktionskräften der Lunge zusammen. Bei der Einatmung stellen die Bauchmuskeln einen leichten Widerstand für das Zwerchfell dar, der dessen Bewegung mitsteuert. Zu schlaffe Bauchmuskulatur setzt dem Zwerchfell zuwenig, zu starke zuviel Widerstand entgegen.

Bei der Ruheatmung muß zweifellos der Nasenatmung der Vorrang gegeben werden. Die Luft wird angewärmt, angefeuchtet, gereinigt und durch die Nasenmuscheln in eine gleichmäßige Strömung geleitet. Das Zwerchfell muß dabei gegen einen höheren Widerstand als bei der Mundatmung arbeiten, was zu einer Kräftigung führt.

Die Nasenatmung bewirkt eine Atemvertiefung dadurch, daß das Zwerchfell aufgrund der Enge im Atemweg mit einem größeren Krafteinsatz nach unten ziehen muß. Dieses wird zusätzlich noch durch das bewußte Wahrnehmen der Luftbewegung in der Nase unterstützt. In gleicher Weise atembelebend wirken Schnüffel- und Riechübungen.

Wird der Ausatmung durch die Stimme oder durch die Artikulationsorgane ein Widerstand gesetzt, so kann die Lunge sich nicht so schnell zusammenziehen, das Zwerchfell nicht so schnell steigen, und die Rippen können sich nicht so rasch senken. Die Ausatmung wird verlängert.

Damit die Luft nun nicht zu stark gegen die Hemmstelle drängt, braucht das Zwerchfell Spannkraft, die es ihm ermöglicht, langsam und geführt abzuspannen. Ist das Zusammenspiel zwischen Stimme und Atemmuskulatur gestört, so kann dies zu Stimmdruck führen. Dabei erhöht sich der subglottische Druck zu stark aufgrund mangelnder Zwerchfellaktivität, und die Stimme versucht, durch zu festen Stimmschluß zu kompensieren.

Bei einer verhauchten Stimme, bei der noch "wilde Luft" zu hören ist, liegt die Ursache in mangelnder Innervation der Stimme - die dann nicht richtig schließt - oder des Zwerchfells. Meist hängt das aber zusammen.

Pause meint den ausschwingenden Moment nach der Ausatembewegung, in dem sich die Muskulatur lösen kann und sich auf den neuen Einatemimpuls vorbereitet. Sie kann, je nach Situation, lang oder kurz sein und wird als der verhaltene, innerliche Teil des Atemvorgangs erlebt, in dem sich der Neubeginn vorbereitet. Ich komme zur Ruhe, löse mich vom letzten Atem, ein neuer Einatem bereitet sich vor.

Clara Schlaffhorst bemerkt dazu: "Es ist natürlich unmöglich, im Rahmen einer solchen Schrift ausführlich über alles dies zu schreiben, und ebenso unmöglich ist es, durch Worte allein verstanden zu werden. Wer nicht die Arbeit am eigenen Leibe erlebt, kann kaum begreifen, daß ihre Wirkungen so gewaltig und tief eingreifend sind." Weiter heißt es: "Diese Kunst des Atmens kann nicht durch willkürlich vertiefte Einatmung erlangt werden, sondern allein durch willkürlich geregelte Ausatmung. Solche Ausatmungsübungen bewirken sowohl die genügende Entleerung der Lunge und die langsame Abspannung des Zwerchfells als auch die der Ausatmung folgende Ruhepause des Atmungsapparates und drittens den aus der Ruhepause hervorgehenden unwillkürlichen Impuls für eine bis an die Peripherie gehende Zusammenziehung des Zwerchfells. Damit ist der natürliche Lebensrhythmus hergestellt. Es dürfte sich also, wenn Atemübungen gemacht werden, nur um solche Übungen handeln, die durch Einschalten von Hemmungen die Ausatmung verlangsamen. Die Natur hat uns einen solchen Hemmungsapparat in idealster Form in den Organismus hineingebaut, es ist die Stimme."

Erstes Erfordernis ist das Bewußtmachen dieses Zusammenspiels. Es gibt nur wenige Menschen, denen ihre Atmung bewußt ist. Bewußtmachen heißt nicht, physiologische, wissenschaftliche Kenntnis von Atemvorgängen zu vermitteln. Bewußtmachen heißt: erspüren. Wenn uns unsere Hand bewußt ist, ist das etwas anderes, als wenn wir wissenschaftliche Kenntnisse über den Bau der Hand haben. Wenn uns unsere Atmung bewußt ist, ist das etwas anderes, als wissenschaftliche Kenntnisse über die Vorgänge der Atmung zu haben.

"Wenn das Unbewußte bewußt wird, verwandelt sich die bloße Idee der Universalität des Menschen in die lebendige Erfahrung seiner Universalität. Es ist die empirische Verwirklichung der Menschlichkeit", so Erich Fromm.

Zu diesem Bewußtmachen gehört Erziehung zur Atmung. "Niemand hat einen Blick dafür, was es heißt, daß die Atemmuskulatur, insbesondere das Zwerchfell, steif und unelastisch ist", klagt Clara Schlaffhorst.

Im Jahre 1926, anläßlich der von der Schule Schlaffhorst-Andersen durchgeführten "Rotenburger Woche" führt Artur Franz dazu aus: "Die Atembewegungen sind die einzigen reflektorischen Vorgänge, die willkürlich geregelt werden können. Sie sind erziehbar. Von ihnen aus ist eine innere Tonik erreichbar. Und wie innere Muskeln und Organe mit der Funktion der Atemorgane in Beziehung stehen, so nehmen sie auch an der Gesamtbewegung des Menschen teil. Es ist durchaus glaubhaft, daß auf diese Weise der ganze sich bewegende Mensch von innen her im Sinne der Harmonie beeinflußt werden kann. Es gelingt, Wachstum und Körperformen, Haltung, Kraft und Ausdrucksfähigkeit des Leibes zu verbessern. ... Die Einwirkung geht tiefer. Wir fühlen es, wenn unsere inneren Organe von der Atembewegung und von der Gesamtbewegung stärker mit erfaßt werden. ... Unser körperliches Leben wird vermenschlicht, und umgekehrt findet unser Seelenleben seinen körperlichen Anschluß. Alle tiefergehende Pädagogik, die sich der körperlichen Erziehung bedient, erstrebt dieses Ziel. Aber keine Körperbildung erreicht, mag sie sich der körperlichen Anstrengung oder der harmonischen Bewegung bedienen, mag sie die Einwirkung des gesteigerten Stoffwechsels durch Luft, Bäder oder was es sei, verwenden, keine Art Körperbildung erreicht diesen Anschluß so unmittelbar wie die Erziehung durch die Stimme. ... Dadurch wird bei geringerem Kraftverbrauch eine größere Leistung ermöglicht. Diese harmonische Ökonomie ist wahrscheinlich auf allen Gebieten menschlicher Leistung auswertbar."

1.2 Der dreiteilige Rhythmus

Nach Schlaffhorst-Andersen ist die Atmung in drei rhythmisch aufeinanderfolgende Phasen gegliedert: Einatmung - Ausatmung - Pause oder auch Spannung - Abspannung - Ruhe. Die Qualität jeder Phase ist Voraussetzung und Folge der beiden anderen. In der Einatmung zieht sich das Zwerchfell zusammen, seine Kuppen flachen ab. Der Brustkorb weitet sich, die Lunge folgt passiv dieser Bewegung. Kehlkopf, Luftröhre und Bronchialbaum werden hierdurch gesenkt. Die Stimme öffnet und längt sich durch den reflektorisch auf die Zwerchfellbewegung reagierenden musculus posticus. Die Bauchorgane werden nach unten und außen gedrängt, spürbar über die Weitung der Flanken, des Bauches und des Beckenbodens.

Während der Ausatmung läßt die Kraft der Einatmungsimpulse an das Zwerchfell nach, die Lunge zieht sich ihrer elastischen Kraft folgend zusammen, das Zwerchfell folgt dieser Bewegung, es "spannt ab". Bei vergrößerter Kraftanforderung wird diese Bewegung durch die innere Zwischenrippen- und Bauchmuskulatur unterstützt. In der "Pause" befinden sich die Aus- und Einatmungskräfte im Gleichgewicht. Sie ist zu verstehen als ein Ausschwingen der Atembewegung, als Lösung der Zwerchfellmuskulatur, in die sich die neuen Einatmungsimpulse durchsetzen können.

Die Lungenbewegung ist beim Luftwechsel nicht so eindeutig in Zusammenziehung, Streckung und Lockerheit zu fassen, wie man es beim Zwerchfell selbst im Röntgenbild sehen kann. Es ist möglich, daß einige Teile der Lunge noch mit der Luftaufnahme beschäftigt sind, während andere schon ausatmen. Es ist ein sehr feingliedriger Vorgang, der es kaum zuläßt, die ganze Lunge an das Modell von Zusammenziehung, Streckung und Lockerheit zu binden. Für jede einzelne Alveole gilt, daß ihre Einwandungen durch einströmende Luft geweitet, gestreckt werden und daß sich kraft elastischer Fasern das Gewebe bei der Ausatmung wieder zusammenzieht.

Das sind Lebensfunktionen, die sich in ihren Einzelheiten wohl kaum erspüren lassen, dennoch bleibt es erlebbar, daß Lungenflügel sich zusammenziehen und dem Zwerchfell dadurch die Möglichkeit geben, sich im Steigen auszustrecken. Man möge es darum hinnehmen, wenn das bisher übliche Modell der rhythmischen Phasen doch auch auf die Lunge übertragen wird.

Demnach sind die drei Phasen wie folgt zu denken:

	Einatmung	Ausatmung	Pause
im Zwerchfell:	Zusammenziehung	Streckung	Lockerheit
in der Lunge:	Streckung	Zusammenziehung	Lockerheit

Zwerchfellrhythmus und Lungenrhythmus sind demnach für den Atemvorgang synergistisch.

"Lebende Organismen sind ... von Natur aus dynamisch und ihre sichtbaren Formen stabile Manifestationen von ihnen zugrundeliegenden Vorgängen. ... Vorgang und Stabilität lassen sich jedoch nur vereinbaren, wenn die Vorgänge rhythmischen Strukturen folgen", so Fridjof Capra.

Die Arbeitsweise Schlaffhorst-Andersen stützt sich auf die Auffassung, daß lebenden Organismen ein dreiteiliger Rhythmus zugrunde liegt. Zwei Teile bestehen aus Aktivitäten in entgegengesetzten Richtungen, ein Teil aus Ruhe. Das heißt, der dreiteilige Bewegungszyklus für alle Bewegungsmuster besteht aus den drei Phasen: Zusammenziehung, Streckung, Lockerheit.

Durch Rhythmisierung von Bewegungsmustern wird verhindert, daß eine Phase, z.B. die Aktivität, zu dominant ist. In diesem Fall könnte es möglicherweise zur Verkrampfung führen, entsprechend in bezug auf die Phase der Passivität zur Erschlaffung. Ordnung und Rhythmisierung der innerleiblichen Vorgänge bewirken Regeneration und Eutonisierung.

Ein Rhythmus ist auch in jeder anderen Muskelbewegung wiederzufinden. Ein Muskel kann sich zusammenziehen, strecken und in Lockerheit befinden. Im "Schwingen" (siehe 1.4.2) sind die Phasen der Zusammenziehung und der Streckung im Hin- oder Herschwingen, die Phase der Lockerheit oder Pause im Umkehrpunkt der Bewegung wiederzufinden. Von ihr geht eine spannungsausgleichende, eutonisierende Wirkung aus. Ohne das Zulassen der Pause in der Atmung kann kein neuer unwillkürlicher Zwerchfellimpuls (Einatmung) erfolgen. Ohne Zulassen der Pause bei anderen Körperbewegungen verkürzt und verhärtet die Muskulatur auf Dauer.

Der Umgang mit dem Rhythmus im Sinne einer Wiederherstellung bzw. Bestätigung und Kräftigung der physiologischen Arbeitsweise, der willkürlich und unwillkürlich arbeitenden Muskultur,steht im Mittelpunkt der Arbeitsweise Schlaffhorst-Andersen. Ausgangspunkt ist dabei der bewußte Eingriff in Bewegungs- und Spannungsabläufe, bei denen das rhythmische Prinzip nicht mehr oder ungenügend verwirklicht ist. Das Ziel ist, daß bewußtes Tun ausgetragen wird auf der Basis des "natürlichen Lebensrhythmus". Darunter verstehen wir, daß bewußtes Tun offenbleibt für Einflüsse aus dem Vegetativen. Die bewußte Ausführung einer bestimmten Bewegung verbindet sich mit den augenblicklichen Gegebenheiten des Organismus.

Mit den Begriffen "physiologisch" und "natürlich" läßt sich also das Bild von einem Menschen verbinden, der gemäß den ihm von der Natur mitgegebenen Gesetzen lebt, dessen gelebte Freiheit die Bindung an die Natur nicht verloren hat.

Ziel rhythmischen Übens ist die Erlangung der Lockerheit der Muskulatur. Der Begriff Lockerheit bezeichnet keine absolute Größe, sondern eine momentane Spannungslage, die in Relation steht zu einer bestimmten Handlung. Diese Bereitschaftsspannung kann auch als Wachheit der Muskulatur umschrieben werden, aus der heraus Aktivität leicht gelingt. Die Aktivität kann dann wieder in Lockerheit münden, die Lockerheit wird durch die Handlung bestätigt.

Die Eigendynamik der rhythmischen Bewegung kann dabei dominierend werden, so daß die Bewegung ihre Zäsuren verliert und zu einem mehr oder weniger schwungvollen Fließen wird. Je nachdem wie ausladend die Bewegung dabei wird, steht die Polarität in der Bewegung oder das Umspielen der Lockerheit im Vordergrund.

Rhythmisches Bewegen in der äußeren Muskulatur (Außenbewegung) kann getrennt von der Atmung (Innenbewegung) erfolgen oder mit ihr synchronisiert werden. Letzteres muß angestrebt werden. Da die Bewegungen verschiedener Muskelgruppen Einfluß aufeinander haben, besteht bei der Synchronisation von Atmung und Bewegung die Möglichkeit, Atmung und Bewegung voneinander profitieren zu lassen. Übernimmt z.B. die äußere Bewegung die Führung, kann durch allmähliches Vergrößern der Bewegung die Atmung vertieft werden; der Einsatz von Impulsen und Akzenten kann zu einer besseren Rhythmisierung der Atmung führen. Im umgekehrten Fall kann z.B. durch das Setzen eines Widerstandes gegen die Ausatmung die Streckung der äußeren Muskulatur intensiviert werden. Bedingung für diese Wechselwirkung ist eine genügende Durchlässigkeit des Körpers. In Ruhe bedeutet Durchlässigkeit Lockerheit, in der Aktion unverkrampftes Aufnehmen und Abgeben von Spannung.

Über rhythmisierte Bewegung und rhythmisierte Atmung kann eine positive Wirkung auch für die Stimmfunktion erzielt werden.

Vieles von dem hier über den Atemrhythmus Gesagten trifft auch für die in einem besonderen Kapitel erwähnten Lautrhythmen und die Artikulationsrhythmen zu (1.5.5 - 1.5.6).

1.3 Die Pause

Bei der Erwähnung des Rhythmus kommt der Pause besondere Beachtung zu. Die Atempause folgt im physiologisch gesunden Atemrhythmus der Ausatmung. Sie ist nicht als Stillstand der Atmung zu verstehen, sondern vielmehr als ein Ausschwingen der Ausatembewegung - vergleichbar etwa dem Moment, in dem die Meereswelle am Strand ausrollt und beginnt zurückzulaufen. Es ist der kurze Moment, in dem sich Ein- und Ausatemkräfte die Balance halten, ausgewogen sind. Aus dieser Lösung heraus entsteht erneut der Impuls zur Einatmung. Die Existenz der Pause und ihre Qualität sind für die Qualität der nachfolgenden Ein- und Ausatmung bestimmend.

Bei der Ruheatmung ist die Pause im Atemrhythmus eingebunden. Die Bedeutung der Atempause beim Sprechen ist weitreichender und von besonderer Wichtigkeit. Die Pause, die Lösung, auch als Regulier- und Regenerationsphase und als schöpferische Pause bezeichnet, ist wie bei der Ruheatmung auch beim Sprechen unerläßlicher Teil des Atemrhythmus (vgl. Rauschnabel). Die regenerative Wirkung für den Sprechenden beruht darauf, daß erst aus der Lösung heraus der unwillkürliche Einatmungsimpuls sich durchsetzen kann. Das Vegetativum "weiß" am besten, was der Körper braucht.

In der Lösung läßt außerdem die geistige Anspannung nach, so daß wieder neue Gedanken entstehen können, die im nachfolgenden Sprechen in Artikulation und Atmung neu gegriffen werden können.

Der Atemrhythmus des Sprechenden überträgt sich auf den Zuhörer. Insbesondere kann dieser dem Gesprochenen gedanklich besser folgen, wenn der Sprecher, indem er sich die körperliche Atempause gönnt, sich auch geistig von einem Gedanken löst und so Raum für den nächsten schafft.

Durch die Pause und die nachfolgende optimale Einatmung mit folgendem gutem Stimmbandschluß kommt eine Melodie in die Sprache, die nicht äußerlich "gemacht" ist, sondern von der Atmung getragen ist. So kann ein Gedicht, das ja seinen eigenen Rhythmus hat, lebendig gestaltet werden, indem der Sprecher es mit seinem Atemrhythmus verbindet und entsprechend der Sinnschritte Pausen macht.

Wird die Atempause beim Sprechen berücksichtigt, ergibt das eine positive Auswirkung für die Phonation und Einatmung. Diese geschieht unwillkürlich, tiefgreifend und geräuschlos. Durch die verstärkte Tätigkeit des Zwerchfells kann sich die Atemkraft entwickeln, eine Kraft aus der Körpermitte heraus. Fehl- und Kompensationsspannungen der Atem- und Kehlkopfmuskulatur, die nach der Phonation beibehalten wurden, werden aufgelöst. Verbesserung oder Auflösung von Fehlspannungen der gesamten Haltemuskulatur wird erreicht. Es folgt eine psychische Entspannung aufgrund des mühelosen Funktionierens von Stimme und Atmung.

Beim Sprechen von Texten, sei es Gedicht, Prosatext oder freie Rede, können der Sprecher und der Text selbst von der Atempause nur profitieren. "Die Beendigung eines Melodiebogens oder eines Sinnabschnittes mit kurz oder lang ausschwingendem Charakter hat sowohl muskuläre als auch psychische Auswirkung: Sie wird eine ebensolche Bereitschaftshaltung dem neuen Ausdrucksbogen entgegenbringen und den neuen Gedanken gleichzeitig mit der Inspiration formen", so Verena Rauschnabel.

So wie beim Einhalten der Atempause für den Sprecher eine Ruhe entsteht, in der er sich innerlich auf die nächste Phrase einstellen kann, hat der Zuhörer die Möglichkeit, das Gehörte aufzunehmen und zu verarbeiten.

Es gibt zwei Arten der Pause bei der Phonation:

Die abfedernde Pause mit ihrem raschen, knappen, temperamentvollen, prägnanten und leichten Charakter, bei der die Atemmuskulatur gleichsam durch einen kleinen Rückstoß jeweils am Ende der Phonationsphase reflexartig in die Inspiration "geschleudert" wird. Wir sprechen hier von "reflektorischer Luftergänzung" (vgl. Coblenzer/Muhar).

Das andere ist die ausschwingende Pause, sie ist charakteristisch für die Ruheatmung. In der Sprechatmung wird synonym der Begriff "Nachhauch" verwandt. Er bezeichnet das freie, unmittelbare Ausströmen der Luft nach der Phonation, das Ausschwingen der Atmung, das nach Clara Schlaffhorst in die Lockerheitsphase der Atemmuskulatur führt. Die Artikulationsspannung löst sich elastisch auf. Die Luft kann dadurch "wie von selbst" einströmen. "Es atmet".

Die ausschwingende Pause ist von Bedeutung, wenn Gedichte oder Prosastücke mit ruhigem oder nachdenklichem Inhalt gesprochen werden. Sie ist erforderlich, um das Ende eines Gedankens deutlich werden zu lassen. Der Sprecher, aber auch der Hörer, muß innehalten. Man muß den Gedanken in sich aufnehmen können. So kann Sprechen und Hören als angenehm empfunden werden.

Für die Erarbeitung der ausschwingenden Pause beim Sprechen eignen sich am besten Klinger, Halbklinger und Strömungslaute mit ihrem schwingenden, fließenden Charakter. Weiterhin können Bewegungen, wie z.B. Schwingen oder Atemschriftzeichen von Gertrude Schümann, die ausschwingende Pause verdeutlichen, erlebbar und erlernbar machen. Wichtig ist beim Umgang mit der ausschwingenden Pause wie bei allen die Atmung beeinflussenden Übungen, daß sie den individuellen Gegebenheiten des Phonierenden angepaßt ist. Das bedeutet hier, daß sie in einem Tempo geschieht, das der momentanen Fähigkeit zum Lösen der Atemmuskulatur entspricht.

1.4 Die Regenerationswege

Unter Regeneration verstehen wir die Wiederherstellung gesunder, natürlicher Organfunktionen. Die Regenerationswege sind ein Grundpfeiler der Arbeit nach Schlaffhorst-Andersen. Eine verbesserte Atem- und Körperspannung gewährleistet eine Regeneration, die aus dem eigenen Inneren gewachsen ist. Sie wird vom gesamten Organismus getragen.

Nach Clara Schlaffhorst und Hedwig Andersen gibt es fünf Wege zur Regeneration:

- Kreisen
- Schwingen
- Rhythmus (rhythmische Bewegung)
- Atmen
- Tönen

"Dies sind fünf Arten, die dazu führen, den richtigen Impuls zu wecken, um die Starrheit in der Atemmuskulatur zu lösen, die aus dem Verkümmern der Natur resultiert, in dem die Urformen stecken", so Clara Schlaffhorst.

Man muß die Regenerationswege als Stufen zu einer ganzkörperlichen Eutonisierung betrachten. Weil sie in ihrer Ausführung und der damit verbundenen Auswirkung auf den Körper kaum voneinander zu trennen sind, können Übungen nicht nur einem Regenerationsweg zugeordnet werden, sondern meist mehreren gleichzeitig, eben als Weg von einer Stufe zu einer anderen. Entscheidend in der Auswirkung auf den Körper ist, welcher Aspekt in der Übung besonders bewußt wird oder im Vordergrund steht.

Die Ziele dieser Regenerationswege sind:

- ein Haltungsaufbau, in dem die Muskulatur sich in einem Eutonus befindet,
- von der Atmung getragene Bewegungen, die rhythmisch ablaufen und so eine gewisse Leichtigkeit erhalten,
- das Entwickeln von Körperbewußtsein, damit Resonanzräume des Körpers beim Stimmeinsatz erlebbar sind,
- eine Belebung und Rhythmisierung des Organismus des Menschen in seiner Gesamtheit von Körper - Geist - Seele
- eine daraus resultierende verbesserte Stimmqualität.

1.4.1 Kreisen

Das Kreisen ist ein Spiel mit der Balance, ein "Umspielen der Mitte". Dieses Balancespiel geht mit einer ständig wechselnden Muskelbeanspruchung einher. Dadurch wird der Muskeltonus reguliert, eutonisiert. Seine innerleibliche Entsprechung findet sich im Strömen des Blutes wieder (Blutkreislauf). Hauptmerkmal ist der einseitig gerichtete Ablauf. Das Kreisen verbindet vier Bewegungsrichtungen (vor-rück-links-rechts). Durch das Kreisen um die eigene Körperachse wird der Bezug zum Körpermittelpunkt intensiviert.

"Das Kreisen ist somit ein fortwährendes Verlagern des Schwerpunktes über den Fußgelenken. Beim Kreisen sind kreisende Bewegungen einzelner Gelenke, der Extremitäten und des Kopfes Möglichkeiten zur Ausführung dieser Bewegungsform. Beim Kreisen wirken Zentrifugal- und Zentripetalkraft zusammen. Die Zentrifugalkraft ist die bei z.B. der Drehung des Körpers auftretende Kraft, die die Richtungsänderung der Bewegung zu verhindern sucht; ihr gegenüber steht eine gleichgroße, entgegengesetzt gerichtete Kraft, die Zentripetalkraft. Aufgrund des Zusammenwirkens dieser beiden Kräfte geschieht also an einem Punkt die Umkehr der spiralenförmig verlaufenden Bewegung. Das Kreisen hat konzentrativen Charakter und schafft eine Harmonisierung (äußerlich und innerlich) aller beteiligten Kräfte", so Gebhard Semrau.

Besonders angesprochen wird hierbei das Gamma-Nervensystem, das die Muskelspindeln in der Aufrichtungsmuskulatur innerviert. Durch die ständige Verlagerung des Gewichtes muß sich die Muskulatur, die den Menschen in der Aufrichtung hält, immer wieder neu einstellen. Jeder Punkt des Kreises benötigt ein anderes Zusammenspiel der Muskulatur. Das heißt: falsche Spannungen werden gelöst, fehlende Spannungen aufgebaut, denn die Muskulatur muß flexibel sein, sonst ist ein Beibehalten der Aufrichtung während einer solchen Gewichtsverlagerung nicht möglich.

Die Atmung hat die Tendenz, sich der Frequenz des ganzkörperlichen Kreisens anzupassen. Umgekehrt gibt der Atemrhythmus die Größe und das Tempo des Kreisens an. Die Atmung und das Kreisen ordnen und rhythmisieren sich somit gegenseitig. Durch den ständigen Wechsel von Spannung und Dehnung zahlreicher Muskeln werden Atemreize ausgelöst. Abhängig von Größe und Richtung der Bewegung werden verschiedene Atemmuskeln und -räume unterschiedlich stark aktiviert und somit die Atembewegung intensiviert.

1.4.2 Schwingen

Das Schwingen ist zweiseitig gerichtet (vor-zurück bzw. links-rechts). Das Schwingen ist keine fortlaufende Bewegung. Es hat an zwei Polen ein ausschwingendes Moment, auf das die Umkehr folgt.

Wie das Kreisen kann auch das Schwingen mit dem ganzen Körper oder mit einzelnen Körperteilen (Armen, Beinen, Füßen, Händen, Schultern) geschehen. Ziel ist auch hier die bessere Haltung und Aufrichtung, denn durch die Gewichtsverlagerung über der Standfläche der Füße wird auch hier die Muskulatur tendenziell eutonisiert und das Gamma-Nervensystem vermehrt gefordert. Jedoch fällt beim Schwingen eine räumliche Dimension fort, da man entweder seitlich oder vor- und zurückschwingt. So erhöht sich beim Rückschwung die Spannung der rückwärtigen Rumpfmuskulatur, während sie beim Vorschwung wieder nachläßt und umgekehrt.

Das Vor- und Rückschwingen ist eine Bewegung zwischen zwei Polen. In diesem zweiphasigen Weg ist die Dreiteiligkeit enthalten, wenn die Bewegung mit der Atmung verbunden ist. Auf den Vorschwung erfolgt die Ausatmung, es kommt zu einem Ausschwingen der Bewegung in der Atempause,und die Einatmung trägt die Bewegung zurück. So entsteht eine andere Qualität als bei Nichteinbeziehung der Atmung. Die einzelnen Bewegungsphasen werden intensiver ausgeführt. Es kommt z.B. zu einem richtigen Ausschwingen und nicht zu einem "Hin- und Herpendeln".

Durch die Bewegung zwischen zwei Polen kommt es zu einer Vielzahl feiner Bewegungsabstufungen, denn der ganze Körper muß in Spannung und Haltung aufeinander abgestimmt werden. "Durch die Gewichtsverlagerung werden einerseits die Gleichgewichtsreflexe der Atmung ins Spiel gesetzt, andererseits der Aufbau gefährdet und die haltenden Muskeln zu fortwährender Bereitschaft und aktivem Zupacken genötigt", so Dore Jacobs. Vorstellungshilfen - im Wind wiegende Grashalme, wogendes Kornfeld - können hilfreich die Bewegungsqualität verbessern (2.6.1).

1.4.3 Rhythmus

In der rhythmischen Bewegung ist die Koordination von Atmung und Bewegungsablauf entscheidend, da beide in enger Beziehung, besser Wechselwirkung, zueinander stehen. Ziel ist, zu einem Bewegungsablauf zu kommen, in dem, auch wenn keine Phasengleichheit von Außen- und Innenbewegung vorliegt, die Verbundenheit von Atmung und Bewegung erhalten bleibt.

Die rhythmische Bewegung soll zu einer Anregung des Organismus, zum Finden des eigenen, individuellen Rhythmus führen. Das Bild der Wellenbewegungen kann eine Vorstellungshilfe geben. Die drei Phasen Anspannung, Abspannung, Pause müssen sich sowohl in der Atmung als auch in der Bewegung einzeln ganz erfüllen. Nur dann stehen sie in einem ausgewogenen

Verhältnis zueinander und führen zu Bewegungen, die als wohltuend und belebend wirken und eine gewisse Leichtigkeit enthalten.

Menschliche Bewegungen werden mit unterschiedlichen Muskeln ausgeführt. Man unterscheidet beim Muskelgewebe glatte Muskulatur, quergestreifte Skelettmuskulatur und Organmuskulatur. Die quergestreiften Muskeln dienen zur Bewegung und zusätzlich der Haltefunktion. Ein Muskel wird sich nur dann kontrahieren können, wenn seine Zellen oder Fasern reizbar sind. Als Reiz wirkt normalerweise der Nervenimpuls, dieser bewirkt die Verkürzung des Muskels. Die aktive Phase des Muskels liegt in der Zusammenziehung (Anspannung), wogegen er passiv gedehnt wird (Abspannung), dadurch kommt er in die Lockerheit. Damit ein Muskel gedehnt wird, benötigt er einen Gegenspieler, den Antagonisten.

Die Muskelbewegungen haben ebenso wie die Atmung den dreiteiligen Rhythmus. Verbindet man Atmung und Bewegung im dreiteiligen Rhythmus, entsteht eine atemrhythmische Bewegung. Auf diesen dreiteiligen Arbeitsrhythmus ist der Muskel eingestellt und angewiesen."Diesem dreiteiligen Rhythmus unterliegt die gesamte der äußeren Bewegung dienende Muskulatur. Nur ist es hier schwerer wahrzunehmen, weil immer viele Muskelgruppen zusammenwirken, von denen die einen arbeiten, während gleichzeitig andere sich lösen. Wie der Muskel auf den Rhythmus angewiesen ist, so verläuft das Bewegungsgeschehen als Ganzes im rhythmischen Wechsel von Beugen, Strecken und Ausklingenlassen. Nur durch die Streckung kann der Muskel in die Lösung geführt werden. Hierdurch löst sich auch der Mensch und nicht nur die Muskulatur. Die Muskeln haben eine Grundspannung, Tonus, der individuell bei jedem Menschen und in jeder Situation wiederum unterschiedlich sein kann. Situations- und anlagegebunden kann sich der Tonus verändern, so kommt es zu unterschiedlichen Grundspannungen", so Dore Jacobs.

Die Abbildungen zeigen den Bewegungsrhythmus der Hände.
Die Hände machen den Zwerchfellrhythmus sichtbar.

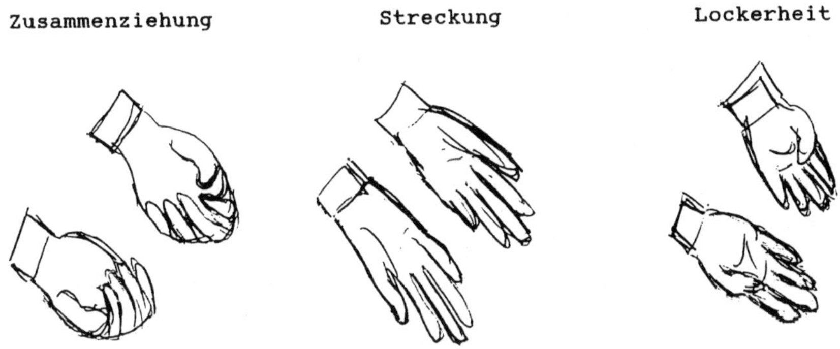

1.4.4 Atmen

Atmen ist eine lebenstragende Funktion. Atemkraft bedeutet Lebenskraft. Atmen ist nicht nur ein funktionaler Austausch lebensnotwendiger Stoffe, sondern eröffnet dem Menschen eine Beziehung zur Umwelt, eine Verbindung zwischen seinem Innen und Außen. Im Griechischen hat der Begriff "pneuma" sowohl für den Atem als auch für Geist und Seele Wortbedeutung. Auch der althebräische Ausdruck "rusch" meint Wind, Atem, Hauch, Geist und Gott. Atem bedeutet Leben. Er ermöglicht somit auch Bewußtsein, "bewußtes Sein". Schon in den alten und hochentwickelten Kulturen pflegte man den Atem als Träger der Lebens- und Bewußtseinskraft.

An der Atmung zu arbeiten heißt, sie zunächst in ihrem Rhythmus wahrzunehmen und zu ordnen. Die drei Phasen Einatmung, Ausatmung und Pause müssen deutlich vorhanden sein. Eine gute Atmung wirkt weiter auf Muskeltonus, Haltung, Organtätigkeit, Stimme und Stimmung und ist somit regenerierend.

Eine intensivierte Atemtätigkeit eutonisiert Hyper- und Hypotonie in der Skelettmuskulatur. Es besteht eine Wechselwirkung zwischen Atmung und Haltung: Eine aufgerichtete Haltung fördert die Atmung, umgekehrt kann sich aber auch die Haltung infolge einer vertieften Atmung verbessern. Neue Räume werden belebt, und durch die vergrößerte Atembewegung wird die Muskulatur beweglicher gehalten. Daraus folgt eine mühelosere Aufrichtung.

Durch die vermehrte Atemtätigkeit wird der Gasaustausch verbessert. Das Blut erhält mehr Sauerstoff und kann somit die Organe und Muskeln in ihrer Funktion stärken.

Zwerchfellbewegung bewirkt Massage der Leiborgane und damit Abtransport von Schlacken, sie verbessert die Durchblutung und regt die Peristaltik an. Im geistig-seelischen Bereich wird durch die Atembewegung Empfindung von mehr Lebendigkeit und Wachheit bewirkt.

Eine Eutonisierung der Atemmuskulatur hat als direkte Folge auch einen Ausgleich der Spannungsverhältnisse an der Stimme und der Kehlkopfmuskulatur. Wenn sich das Zwerchfell in der Einatmung senkt, dann senkt sich auch dementsprechend der Kehlkopf. Die Stimmlippen werden gelängt und können freier schwingen; die Schlundmuskulatur wird geweitet, was sich positiv auf die Resonanzen im Ansatzrohr auswirkt.

1.4.5 Tönen

Tönen baut auf den vorangegangenen Wegen der Regeneration auf: dem Kreisen, dem Schwingen, dem Rhythmus, dem Atmen. Tönen bedeutet zunächst nur, der Ausatemluft mit Hilfe der Stimmbänder, die durch den Anblasedruck in Schwingung versetzt werden, einen Widerstand entgegenzusetzen. Es entsteht ein Ton.

Durch den Widerstand, der in Form der Stimmschwingung der Ausatemluft entgegengesetzt wird, wird die Ausatmungsphase verlängert. Der Körper gerät somit in ein Sauerstoffverlangen, das durch die nachfolgende, in jedem Fall vertiefte Einatmung wieder ausgeglichen wird.

Das Zwerchfell wird am schnellen Steigen gehindert. Mit Einsetzen des Tönens muß es langsamer abspannen, was eine differenziertere und intensivere Feinarbeit der gesamten Atemmuskulatur voraussetzt und bewirkt.

Durch die Schwingungen, die an den Stimmlippen entstehen, wird der ganze Körper mit seinen Hohlräumen, Wandungen und knöchernen Elementen - je nach unterschiedlichen Lautfunktionen mit unterschiedlichen Schwerpunkten - in Vibration versetzt und erfährt somit eine Mikromassage. Diese kann Fehlspannungen im Körper ansprechen und eutonisieren. Gleichzeitig werden durch die vermehrte Atembewegung und den "Tiefgriff" des Zwerchfells die Bauchorgane und das Herz massiert und in ihrer Funktion belebt.

Der Mensch fühlt sich durch den Einsatz der Stimme körperlich und rückwirkend auch psychisch belebter. Hinzu kommt die psychische Qualität des "Sich-Äußerns" und das daraus folgende akustische Erlebnis.

Der Begriff Ton ist vom griechischen tonos abgeleitet und bedeutet Spannung, Ton, Klang. Das Tönen bedeutet, daß man mittels Tonerzeugung alle Resonanzräume mit gleichmäßigen Stimmschwingungen ausfüllt, wobei der gesamte Körper ein tönendes Instrument ist und an den Schwingungen beteiligt ist. Die Stimmlippen könnte man als Tor für die Resonanzräume nach oben in den supraglottischen Raum, in das Ansatzrohr (Mund-, Nasen-, Rachenraum) und in die Kuppel (Kopfraum) und nach unten in den subglottischen Raum, Brust- und Leibraum bezeichnen.

Die Tonerzeugung wird als stimmhafte Form der Ausatmung eingeleitet, indem die Stimmlippen bereits vor der Exspiration in Medianstellung treten, die Glottis verengen und den subglottischen Druck durch Luftstau erhöhen. Dadurch geraten die Stimmlippen durch den aus den Lungen - Bronchien - Trachea kommenden Luftstrom unter subglottichem Druckanstieg in nahezu sinusförmige, selbsterregte Schwingungen. Dieser Vorgang wiederholt sich so oft in der Sekunde, als der Grundton Schwingungen aufweist. Diese werden auf die sich in den Resonanzräumen befindliche Luft übertragen. Es entstehen Eigenschwingungen, Resonanzen, die tonverstärkend und "klangveredelnd" wirken.

Voraussetzung für optimales Tönen ist physiologische Phonationsatmung - ein ausgewogenes Spiel von Atemdruck und Stimmbandschluß, aufrechte Haltung, die von der freifließenden Atmung getragen wird, und ein ausgewogener Tonus in einem durchlässigen Körper. So ist richtiges Tönen als Ganzheitsfunktion das Ergebnis der optimal zusammenwirkenden Grundfunktionen von Tonus, Atmung und Stimme.

1.5 *Sprachlaute*

1.5.1 Artikulation / Artikulationsorgane

Artikulation meint Formung der Sprachlaute im Ansatzrohr. Sie ist von Phonation und Atmung abhängig. Das Ansatzrohr hat sprachlauterzeugende und -formende Funktion, ist Schallquelle für die stimmlosen Konsonanten und Resonator für die stimmhaften Laute. Zur Sprachlautbildung vollzieht sich im Ansatzrohr ein Größen- und Formveränderungsprozeß, eben die individuelle Haltung und Bewegungsform der Sprechwerkzeuge, um einen bestimmten Laut zu bilden.

Die flexible Beweglichkeit und das fein aufeinander abgestimmte Zusammenspiel der beweglichen Teile des Ansatzrohres sind notwendig, um Sprache zu formen. Die richtige Einstellung und Bewegung von Lippen, Kiefer, Zunge und Gaumensegel, deren ständiges Wechselspiel und Ineinandergreifen von Spannung, Abspannung und Lösung bei der Lautbildung, können ordnende Rückwirkung auf den gesamten Organismus haben, so auch auf die Atmung, was der Phonation wiederum dienlich ist.

Das Ansatzrohr - Artikulationsbereich - umfaßt den gesamten Hohlraumkomplex oberhalb der Stimmbänder bis zu den Lippen und Nasenöffnungen. Damit umfaßt es den Rachenraum, die Mundhöhle und den Nasenraum. Der muskuläre Mundboden mit der Zunge und die Wangenmuskulatur bilden einen wesentlichen Teil der unteren und seitlichen Wände des Ansatzrohres und beeinflussen zusammen mit Rachen, Mundhöhle und Nase (mit Nasenhaupt- und Nasennebenhöhlen) den Klangraum im Ansatzrohr.

Der Rachenraum läßt sich in drei Bereiche einteilen:

- Kehlrachen ≅ Hypopharynx
- Mundrachen ≅ Mesopharynx
- Nasenrachen ≅ Epipharynx

Der gesamte Rachen erstreckt sich als schlauchartiges Gebilde aus Bindegewebe, Muskulatur und Schleimhaut von der Schädelbasis bis zum Eingang der Speiseröhre.

Die Mundhöhle ist der Raum, der für die Lautbildung am wichtigsten ist.

Dadurch, daß alle ihre Wände beweglich sind (bis auf den harten Gaumen), läßt sie sich am meisten verändern. Der weiche Gaumen begrenzt die Mundhöhle nach hinten. Zusammen mit seitlicher und hinterer Rachenmuskulatur kann er den Nasenraum verschließen oder öffnen. Der muskuläre Mundboden ist mit der Zungenmuskulatur, die eine große Beweglichkeit und Formbarkeit der Zunge ermöglicht, verbunden. Lippen und Wangen begrenzen die Mundhöhle vorne und seitlich.

Der Nasenraum umfaßt die zwei Nasenhaupthöhlen, drei Nasenmuscheln und die Nasennebenhöhlen (Kieferhöhlen, Stirnhöhlen, Siebbeinzellen und Keilbeinhöhlen). Die Nasenmuscheln sind mit Gefäßschwellkörpern ausgestattet und können durch Volumenveränderungen die Luftströmungsverhältnisse in der Nase regulieren.

Das Ansatzrohr hat hinsichtlich des Sprechens und Singens zwei Hauptaufgaben. Es sind:

1. Sprachlautbildender Organbezirk; die Konsonanten werden durch verschiedene Hemmstellen im Ansatzrohr und unterschiedliche Überwindungsorte gebildet.

2. Resonator; das Ansatzrohr verstärkt die Schallschwingungen durch bestimmte Form- und Größenveränderungen. So werden die Vokale (Öffnungslaute) durch unterschiedliche Einstellungen des Ansatzrohres gebildet. Außerdem verstärken verschiedene Hohlräume (z.B. Nasenhaupthöhlen) die Schwingungen und beeinflussen den Klang.

Unter den Resonanzräumen des Ansatzrohres versteht man die luftgefüllten Räume oberhalb der Stimmlippen (supraglottischer Raum). Für eine Resonanz ist eine Begrenzung des Raumes nötig. Knochen, gleichzeitig Schalleiter, sind auch Abgrenzung der Resonanzräume. Da jeder Mensch einen anderen Knochenbau hat, ist dementsprechend die Klangerzeugung von Mensch zu Mensch verschieden.

Man unterscheidet folgende Resonanzräume:

- vordere Kopfresonanz ≅ Nasenraum, Nasennebenhöhlen
- Mundraumresonanz ≅ Mundraum
- hintere Kopfresonanz ≅ Rachenraum, Nasenrachenraum

Jeder Resonanzraum hat eine andere klangliche Auswirkung. Ziel der Stimmarbeit ist es u.a., möglichst viele Resonanzräume anzuschließen.

Die Artikulationsorgane haben ihre primäre Funktion bei der Nahrungsaufnahme: das Öffnen des Mundes durch Lippen und Kiefer, das Schmecken mit Hilfe der Zunge, das Kauen, welches durch Zungen- und Kieferbewegung ausgeführt wird, und das Schlucken, bei dem sich das Gaumensegel nach oben bewegt. Beim Sprechen und Singen geben die Artikulationsorgane dem Ansatzrohr seine Form und bestimmen dadurch den Klangcharakter eines jeden Lautes.

Der Ober- und Unterkiefer bilden die seitliche und vordere knöcherne Begrenzung des Mundraumes. Mit Hilfe der Kiefergelenke und der vier Kaumuskeln ist ein Öffnen und Schließen des Kiefers möglich, was eine Erweiterung bzw. eine Verengung des Mundraumes bewirkt. Von den vier Kaumuskeln schließen drei den Mund: der Masseter, der innere Flügelmuskel und der Schläfenmuskel, wobei der letztere den Kiefer auch nach rückwärts zieht, was den Mundraum nach hinten erweitert und eine fürs Singen sehr wichtige Bewegung ist. Diese den Kiefer schließenden Muskeln - vor allem der Masseter - sind sehr kräftig, wodurch der Kiefer häufig in einer zu großen Spannung gehalten wird. Die den Kiefer öffnenden Muskeln sind der äußere Flügelmuskel und eine Reihe von Zungenbeinmuskeln, die den Unterkiefer nach unten ziehen und dadurch die Schließer zur Streckung bringen.

Die Lippen bilden die vordere muskuläre Begrenzung des Mundraumes. Sie werden gebildet durch den Ringmuskel, der öffnen und schließen kann, den Lippen ihren Tonus und ihre Form gibt. Der mimische Ausdruck des Mundes wird außerdem von vielen kleinen Muskeln bestimmt, die die Lippen nach oben, zur Seite oder nach unten ziehen. Jeder Laut braucht eine bestimmte Lippenstellung, um einen spezifischen Klangcharakter zu erreichen. Voraussetzung dafür ist eine Beweglichkeit der Lippen. Da diese das für den Zuhörer am deutlichsten erkennbare Artikulationsorgan darstellen, tragen die Bewegungs- und Ausdrucksfähigkeit der Lippen stark zum Verständnis bei, wie es in der Redewendung "Man liest jedes Wort von den Lippen ab" beschrieben wird.

Eine Bewegung der Lippen nach vorne entspricht der Bewegung des Luftstromes, unterstützt die Hinwendung zum Gegenüber und wirkt sich auf die Formung des ganzen Ansatzrohres positiv - nämlich raumschaffend - aus. Die Sprachlaute rufen in den Lippen wie in allen anderen Artikulationsorganen einen ständigen Wechsel von Spannung, Streckung und Lockerheit hervor.

Ein anderer wichtiger Muskel, den wir auch zu den Artikulationsorganen rechnen, ist der Wangenmuskel. Er schiebt beim Essen die Speise zwischen die Zähne; bei Lähmung dieses Muskels kann ohne manuelle Hilfe nicht mehr gekaut und nicht mehr zielgerichtet geblasen werden. Das zeigt eindeutig, daß er bei der Formung der Lippen und der Wangen eine wichtige Rolle spielt. Die Zunge ist ein großer Muskel, der im Mund viel Raum einnimmt. Er setzt am Unterkiefer und am Zungenbein an, unten liegt er dem Mundboden auf. Die Zunge besteht aus quer-, längs- und senkrecht-verlaufenden Muskelbündeln, was eine große Beweglichkeit ermöglicht.

Jeder Laut braucht eine bestimmte Zungenspannung und Zungenstellung. Die Zunge kann zusammengezogen, gestreckt oder locker sein. Sie kann sich nach vorne, hinten, oben, unten und zu allen anderen Seiten bewegen.

Einmalig bei der Zunge ist die Fähigkeit, sich aus sich heraus nach vorne strecken zu können, was durch die Zusammenziehung von verschiedenen Muskelbündeln möglich wird. Für den guten Stimmklang ist es wichtig, daß die Zunge nicht zu weit nach hinten rutscht, wodurch sie auf die Kehle drücken würde.

Nur beim Schlucken darf der hintere Teil der Zunge den Kehldeckel verschließen und so die Speise in die dahinterliegende Speiseröhre befördern. Beim Sprechen und Singen dagegen muß sich der hintere Zungenteil immer hochwölben und den Kehlkopf freilassen, so daß sich der Kehldeckel ganz aufrichten kann und der Raum darüber frei wird. Der vordere, obere und mittlere Teil der Zunge formt die Laute.

Der Gaumen besteht aus einem vorderen harten und einem hinteren weichen Teil, die ohne sichtbare Grenze ineinander übergehen. Der harte und knöcherne Gaumen ist von der oberen Zahnreihe halbkreisförmig begrenzt und hat die Form einer Schale oder eines Bogens. Er trennt die Mund- von der Nasenhöhle. Der harte Gaumen geht hinter den Backenzähnen in den weichen Gaumen über. Dieser Teil ist durch Muskeln frei beweglich und wird auch als "Gaumensegel" bezeichnet, was die Vielzahl der Bewegungsmöglichkeiten ausdrückt.

Nach hinten zu endet das Gaumensegel medial im Zäpfchen; lateral zu ihm spannen sich die vorderen und hinteren Gaumenbögen zur Seitenwand hin aus. Der vordere Gaumenbogen zieht zum seitlichen Zungenrand, der hintere Gaumenbogen zur Seitenwand des Rachens. Beim Schlucken schließt das

Gaumensegel den Nasenraum ab; beim Sprechen und Singen formt es das Ansatzrohr.

Bei den einzelnen Lauten sind differenzierte bogenähnliche Formen durch verschiedene Spannungszustände möglich. Die Beweglichkeit hat entscheidenden Einfluß auf die Stimm- und Atemspannung. Festigkeit der Gaumenmuskulatur kann den Kehlkopf hochhalten und dadurch auch die Atmung beeinträchtigen. Beim Singen ist eine gute Gaumensegelspannung vor allem für die Klarheit der Vokale und für die hellen Kopfresonanzen wichtig.

1.5.2 Die Einteilung der Sprachlaute nach Schlaffhorst-Andersen

Hedwig Andersen schreibt: "Die Sprache ist nicht nur dazu da, um sich damit zu verständigen und Gedanken und Gefühle auszudrücken. Die Sprache ist vielmehr als Ausfluß seelisch / körperlicher Erregungen zu betrachten und bei physiologisch richtiger Lautbildung ein wesentliches Mittel, alle beteiligten Organe zu kräftigen." Weiter heißt es: "Der Vokal stellt als akustische Erscheinung einen Ton dar, denn er hat regelmäßige Schwingungen, die nur am Stimmband hervorgebracht werden können. Der Konsonant ist ein Geräusch, weil er unregelmäßige Schwingungen hat, die an irgendeiner Stelle des Ansatzrohres, d.h. in dem vom Stimmband bis zu den Lippen reichenden Raum, entstehen. Zwischen beiden stehen als dritte selbständige Gruppe die Klinger, d.h. diejenigen Sprachlaute, die zwar am Stimmband mit regelmäßigen Schwingungen hervorgebracht werden, aber doch nicht als Vokal betrachtet werden können, weil sie eine bestimmte Form des Ansatzrohres verlangen, die man aber auch nicht zu den Konsonanten rechnen kann, weil sie keine unregelmäßigen Schwingungen, sondern Tönung haben. Wir unterscheiden Vollklinger: "l, m, n, ng" und die Halbklinger: "w, j, r" und das Anlaut-"s". Die Halbklinger sind von den Vollklingern dadurch unterschieden, daß sich zu der Tönung an dem Stimmband noch ein konsonantisches Geräusch im Ansatzrohr gesellt. So z.B. bei "w" das Luftgeräusch des "f", bei "j" das des vorderen "ch"; bei (Zungenspitzen) "r" das Flattergeräusch der schwingenden Zungenspitze und beim tönenden "s" das Säuselgeräusch des Konsonanten "s"."

So berücksichtigten C.Schlaffhorst und H.Andersen bei der Einteilung der Sprachlaute nicht nur die Lautbildung (Artikulationsstelle und -modus), wie es die Phonetik tut, sondern die Atem- und Stimmfunktionen der Laute. Sie teilten somit die Konsonanten in fünf Lautgruppen ein: Strömungslaute, Explosivlaute, Halbklinger, Klinger und Hauchlaut.

Die Strömungslaute sind stimmlos. Das fließende Luftgeräusch entsteht dadurch, daß sich der Luftstrom an der Enge im Ansatzrohr reibt (Enge- oder Reibelaute). Je nachdem, an welcher Stelle im Mundraum die Enge gebildet wird, entstehen "f, s, sch, ch_1" oder "ch_2".

Ein Explosivlaut (Verschlußlaut) wird in drei Phasen gebildet: der Verschluß (Implosion) - Luftstau hinter dem Verschluß (Plosion) - Lösen des Verschlusses mit Geräuschbildung (Explosion). Man unterscheidet die harten Explosivlaute "p, t" und "k" von den weichen "b, d" und "g". Luftstau und Explosion sind bei den harten Explosivlauten intensiver als bei den weichen.

Die Halbklinger setzen der Ausatmung einen doppelten Widerstand entgegen: stimmlich und artikulatorisch. Ein Strömungslaut wird zum Halbklinger, wenn er stimmhaft wird: "f - w, ß - s, sch - ge" (wie in Genie, kein deutscher Sprachlaut), "ch_1 - j, ch_2-Rachen-R". Auch das "Zungen-R" ist ein Halbklinger, denn es besteht aus Flattergeräusch und Stimmklang.

Die Klinger nehmen eine Zwischenstellung zwischen Vokalen und Konsonanten ein: Sie bestehen aus reinem Stimmklang ohne Geräuschanteile wie die Vokale, sind aber keine Öffnungslaute wie diese, sondern es wird ein Verschluß gebildet, der die Luft bei "m, n" und "ng" in den Nasenraum und bei l lateral am Verschluß vorbeileitet.

Die Vokale sind stimmhafte, geräuschlose Öffnungslaute, d.h. das Ansatzrohr ist mehr oder weniger weit geöffnet, und die Ausatemluft streicht ungehindert durch den Mundraum. Akustisch stellt der Vokal einen Ton dar, weil er regelmäßige Schwingungen hat. Er ist reiner Stimmklang ohne Geräuschanteile. Man unterscheidet die dunklen Vokale (a, o, u, ö und ü) von den hellen (ä, e und i). Ferner gibt es drei Doppelvokale (Diphthonge): "ei, au" und "eu". Sie werden durch eine Gleitbewegung von einem betonten zu einem unbetonten Vokal erzeugt.

Einteilung der Sprachlaute nach Schlaffhorst-Andersen:

I. Vokale: A E I O U
Umlaute: Ä Ö Ü
Diphthonge (Doppellaute): AU EU (ÄU) EI (AI)

II. Konsonanten:

1. Strömungslaute	2. Halbklinger	3. Explosivlaute		4. Klinger	5. stimmloser Hauchlaut
		hart	weich		
F	W	P	B	M	H
S (ß)	S	T	D	N	
SCH				L	
CH_1	J			NG	
CH_2	R	K	G		

1.5.3 Der Lautcharakter

Bevor wir uns weiter mit den einzelnen Lautgruppen, ihren Besonderheiten, ihren Auswirkungen und den Besonderheiten bei ihrer Bildung auseinandersetzen, lassen wir noch einmal Hedwig Andersen zu Wort kommen, wie sie die Laute in ihrem Charakter darstellt. "Das "s" ist ein Säusellaut, der nur durch Verdoppelung, als Schluß-"s" oder in Verbindung mit "z" eine schärfere Ausprägung erfährt. Das weiche "s" wird am deutlichsten hörbar und entspricht am meisten seinem lautmalerischen Charakter, wenn der Unterkiefer sich so weit vorschiebt, daß die Zahnreihen nicht übereinander-, sondern aufeinanderstehen. Sobald die Kiefer fest geschlossen werden, staut sich die Luft hinter den Zahnreihen so, daß das "s" nicht deutlich wird. Die Zungenspitze muß bei "s" gegen die untere Zahnreihe gerichtet sein, damit der Luftstrom glatt zwischen den Schneidezähnen hindurch kann, und muß eine gewisse Spannung haben.

Sobald die Zunge schlaff ist und sich zwischen die Zähne schiebt, entsteht das Lispeln. Einen ganz anderen Charakter als "s" hat das "sch". Während wir beim "s" mehr an Säuseln oder Seufzen denken, so entsteht beim "sch" sofort die Vorstellung des Rauschens. Die Zungenspitze gibt die Unterzähne frei, so daß die Luft in einem breiten Strom entweichen kann. Um den Unterschied in der Luftfunktion zu empfinden, ist es ratsam, "s" und "sch" abwechselnd hintereinander in einem Atemzug zu bilden. Man wird sofort spüren, daß beim "sch" mehr Luft entweicht als beim "s". Beim Singen ist es nicht leicht, bei der Folge "s-sch" den Luftstrom zu meistern, und doch findet sich diese Folge sehr häufig.

Eine ganz andere Stellung nimmt die Zunge beim "ch" ein. Wir unterscheiden das vordere "ch" und das hintere "ch". Das vordere ch steht nach "i, e, ä, ö, ü, ei, eu" und "l, m, r" (solch, manch, durch), das hintere hinter "a, o, u, au" (nach, doch, Buch, auch). Beim vorderen "ch" ist die Zungenspitze mehr gegen die Unterzähne gerichtet, das hintere "ch" darf nicht zu weit am Zäpfchen gebildet werden. Die Zunge darf nicht bis zum weichen Gaumen gehoben werden, sonst entsteht ein unstatthaftes kratzendes Geräusch. Bei beiden behält die Zunge die Stellung des vorangegangenen Vokals bei. Hinter "l, m" und "r" muß die Spitze gegen die Unterzähne gerichtet sein.

Eine eigentümliche Stellung unter den Konsonanten nimmt das "h" ein. Es stellt in reiner Form ohne Beimischung von Ton oder Geräusch den Hauch des Atems dar. In seiner geisterhaften Geräuschlosigkeit ist es das Widerspiel des einströmenden, den Menschen belebenden Odems. Je mehr dieser Hauchlaut in einer Sprache vertreten ist, umso beseelter ist diese Sprache."

1.5.4 Lautbildung und ihre Auswirkung auf den Organismus

Lautfunktionen nach Schlaffhorst-Andersen

Wir lenken unsere Aufmerksamkeit auf den Einsatz des Organismus bei der Lautbildung und auch auf die Rückwirkung auf den Organismus durch die Lautbildung.

"Die Sprachlaute bieten sich an, in äußerster Differenziertheit fast alle Möglichkeiten an Atem- und Stimmfunktionen zu erarbeiten, d.h. alle "Register" unserer inneren Gestaltungs- und Ausdrucksmöglichkeiten zu ziehen", so Heidi Noodt.

Jeder Laut wirkt sich bei physiologisch richtiger Bildung belebend und regenerierend auf Atmung und Stimme und damit auf das allgemeine Wohlbefinden aus. Deshalb eignen sich Sprachlaute ausgezeichnet, um gezielt (in Lautübungen und Übungstexten) oder umfassend (in lyrischen oder Prosatexten und in der Spontansprache) regenerative, anregende, beruhigende oder wohltuende Wirkungen hervorzurufen. Die Muskulatur der Artikulationsorgane soll sich in einem eutonischen Spannungszustand befinden, um die Laute richtig zu bilden und ihre positiven Wirkungen hervorzurufen.

Die Körperhaltung, vor allem die Form der Halswirbelsäule, bestimmt mit die Form des Ansatzrohres. Ist der Kopf frei aufgerichtet, die Halswirbelsäule also weder übermäßig lordotisch noch nach vorn gezogen noch überstreckt (so daß das Kinn auf den Hals drückt), so sind die Voraussetzungen für gute Beweglichkeit und optimale Resonanzverhältnisse im Ansatzrohr gegeben.

Wenn der Körper aufgerichtet ist, ohne daß Fehlspannungen durch andere ausgeglichen werden müssen, haben Atemorgane und -muskulatur die besten Voraussetzungen zur Tätigkeit. Sie können schnell reagieren und die Luftführung dem jeweiligen Laut entsprechend anpassen. Dies erhöht die Klangqualität der Laute.

Die am Sprachgeschehen beteiligten Funktionen haben untereinander Wechselwirkungen. Wir erkennen, daß gefühlsmäßige Erlebnisse ganz allgemein Auswirkung auf Atmung, Stimme und Stimmung haben und die damit im Zusammenhang stehenden vegetativen Bereiche beeinflussen. Aber wir können auch feststellen, daß umgekehrt über die Atmung mit Hilfe der Stimme durch die Übung von Lautfunktionen vegetative Bereiche positiv beeinflußt werden können. Über diesen umgekehrten Weg positiv auf das Befinden einzuwirken, ist ein wesentlicher Ansatz, auf dessen Möglichkeit C. Schlaffhorst und H. Andersen verwiesen haben.

Wir können durch Laute die Worte, die wir sprechen, "malen". Laute drücken Gefühlswerte aus oder auch erlebte Bewußtseinszustände. Dazu bemerkt Hedwig Andersen "... daß die Entstehung der Konsonanten wahrscheinlich dem Bedürfnis entsprungen ist, ein in der Natur wahrgenommenes Geräusch nachzuahmen, um sich von dem bei der Wahrnehmung des Geräusches entstandenen Staunen oder Schrecken zu befreien. So hat man bei der Darstellung des "f"-Geräusches deutlich den Eindruck eines Wehens, ähnlich dem Geräusch eines Föhrenwaldes im leisen Wind. Diese Erkenntnis gibt uns auch den Maßstab für die Stärke des zur Bildung des "f" aufzuwendenden Atemstromes. Es darf kein heftiges Blasegeräusch, sondern nur ein ganz leichter Hauch wahrnehmbar sein. Die Unterlippe legt sich leicht an die obere Zahnreihe und läßt die Innenluft nur als einen weichen Hauchlaut hindurch, wie man ihn in den Worten Luft, Duft spürt."

1.5.4.1 Die Strömungslaute "f, s (ß), sch, ch_1, ch_2" werden ohne Beteiligung des Stimmorgans gebildet. Der ausströmenden Luft wird im Ansatzrohr an unterschiedlichen Artikulationsstellen ein Widerstand entgegengesetzt und somit ein Geräusch gebildet.

Bei der Bildung des Strömungslautes ist ein besonders intensiver Einsatz der Zwerchfell- und Atemmuskulatur notwendig, da es von Bedeutung für die Lautbildung ist, wie die aus der Lunge ausströmende Luft an die Artikulationsstelle trifft. Ebenso von Bedeutung ist der Spannungszustand, der an der Artikulation beteiligten Organe. Schlaffe Muskulatur kann nicht ausreichend Widerstand entgegensetzen, verkrampfte Muskulatur führt zu enger und verkrampfter Lautbildung. Der richtige Ansatz wirkt positiv auf die Atemmuskulatur.

Beim "f" ist zu beachten, daß an der Artikulationsstelle kein Druck entsteht. Die Lunge zieht sich intensiv zusammen. Das führt zu einem besseren Gasaustausch. Die Ausatmung wird verlängert und hat eine vertiefte Einatmung zur Folge. Bei Übungen mit "f" und nachfolgenden Vokalen "fa, fe, fi, fo usw." wirkt sich eine gute Artikulations- und Atemspannung positiv auf die Stimmspannung aus.

Das stimmlose "s" wird im Deutschen nur als Auslaut eingesetzt. Da bei der "s"-Bildung die Form und der Spannungszustand der Zunge von großer Bedeutung sind, muß vor allem auf eine lockere, in sich bewegliche Zunge geachtet werden. Der der Ausatmung zwischen Zungen- und Zahnrand entgegengesetzte Widerstand darf nicht zu stark sein, um eine gute Führung der ausströmenden Luft zu gewährleisten.

Wichtig für die Bildung des "sch" ist der Muskeltonus der Zunge und der Druck an der Artikulationsstelle. Der von der Atemmuskulatur gut geführte Luftstrom darf nicht am Ausströmen gehindert werden. Umgekehrt braucht die Luft den Widerstand der Artikulationsmuskulatur, um die richtige Lautbildung zu erreichen. Eine intentionale Handbewegung - Fortschieben einer unangenehmen Sache - erhöht die Intensität solcher Lautbildung.

Stakkato gebildete "sch"-Laute ("sch-sch-sch-sch") veranlassen das Zwerchfell zum langsamen Steigen, das immer wieder durch leichtes Zurückhalten unterbrochen wird und ein gutes Muskeltraining bedeutet. Die Lunge erfährt langsame, intensive Luftabgabe.

Bei der Bildung des vorderen "ch" soll das Ansatzrohr weit gehalten werden und die Mundöffnung nicht zu eng sein.

Das hintere "ch" wird zwischen hinterem Zungenrücken und weichem Gaumen gebildet. Hier ist der Muskeltonus des Gaumensegels und die Weite im Rachenraum von Bedeutung. Der an der Rachenwand vorbeistreichende Luftstrom darf kein Reibegeräusch erzeugen. Indem wir "ach" ausseufzen, empfinden wir ein Gefühl der Erleichterung. So kann die Übung des Lautes "ch_2" als Vorübung zum Sprechen oder Singen sehr nützlich sein, da die anschließend gebildeten Töne in einem weiten Ansatzrohr besser klingen können.

1.5.4.2 Der Hauchlaut "h" wird bei weit geöffnetem Mund und locker aufliegender Zunge gebildet. Die Luft entströmt der Lunge fast geräuschlos, da weder Stimme noch Artikulationsorgane einen Widerstand entgegensetzen. Der Rachenraum muß weit sein. Wichtig ist, daß die Luft nicht herausgedrückt wird, das Zwerchfell soll nicht zu schnell steigen, damit die Lunge zu einer verstärkten Luftabgabe kommt. Auch hier wird der Gasaustausch intensiviert, die daraus resultierende Anregung des Kreislaufs bewirkt eine entscheidende Regenerierung. Die intensive Ausatmung und Weitstellung aller Räume dient auch zur Vorbereitung der Resonanzräume bei der Phonation. Das "h" hat die artikulatorische Einstellung des folgenden Vokales, dessen Einsetzen weich, ohne Glottisschlag geschieht.

Bei der Lautübung mit "h" kann eine Bewegung hinzugenommen werden so wie bei fast allen Übungen, auch wenn das nicht immer erwähnt wurde. Mit "ha-ha-ha" kann man einen Ball zwischen Hand und Boden prellen. Die dadurch erreichte intensive Tätigkeit der Atemmuskulatur wirkt sich auch positiv auf Stimmbandschluß und -klang aus. Die Kraft des Zwerchfells wird im Laut hörbar.

1.5.4.3 Bei den Explosivlauten (Verschlußlaute) "b-p, d-t, g-k" unterscheiden wir zwischen den harten (fortis) "p, t, k" ohne Stimmeinsatz und den weichen (lenis) "b, d, g" mit Stimmeinsatz. Die Bildung des Explosivlautes besteht aus drei Phasen: der Verschluß (Implosion) - der Luftstau (Plosion) - das Lösen (Explosion).

Die erste Phase bedeutet Anlegen des Artikulationsorgans an die Artikulationsstelle. Schon hierbei müssen die Stimmbänder geöffnet sein. Die zweite Phase, das Anhalten der Luft, führt zu einer Dehnung im Brustkorb und Aktivierung der Atemmuskulatur, die in der dritten Phase zur Vollendung und dann zur Lösung kommt. Bei der Lösung des Verschlusses infolge von Druckerhöhung unterhalb desselben entweicht ein Großteil der Luft nach außen. Mit der Spannung löst sich aber auch die Spannung des Thorax; deshalb entweicht nicht alle Luft nach außen, sondern ein Teil zwingt den entspannten Thorax zur Erweiterung.

Man spricht hier von exspiratorischer Dehnung. Diese führt zu einem gut federnden Zwerchfell, kräftigt und intensiviert die Zwischenrippenmuskulatur und bietet die Voraussetzung für einen guten Stimmbandschluß bei der Phonation.

Der Verschluß wird bei "p" und "b" durch das Aufeinanderlegen von Ober- und Unterlippe gebildet. Bei "t" und "d" legen sich die Zungenränder gegen die Oberzahnreihe, die Zungenspitze gegen den oberen Zahndamm. Bei "g" und "k" stemmt sich der Zungenrücken gegen den harten Gaumen.

Bei den weichen Explosivlauten (b, d, g) wird der Verschluß mit geringerer Artikulationsspannung gebildet und gehalten als bei den harten (p, t, k). Entsprechend erfolgt die Lösung des Verschlusses weniger heftig, das Geräusch hört sich weicher an. Bei allen Explosivlauten wird der Nasenraum durch das Gaumensegel abgeschlossen. Die Konzentration auf das sich hebende Brustbein verhindert einerseits zuviel Spannung an der Artikulationsstelle und intensiviert andererseits die Beweglichkeit im Brustkorb.

Explosivlaute als Auslaut bewirken durch das abfedernde Zwerchfell eine schnelle unwillkürliche Einatmung, die für den Sprecher und Sänger wichtig ist.

Solche Explosivlaute kann man mit einem Hey-Vers einüben, wie dem folgenden:

"Bepackt mit Rucksack,
geneckt im Zick-zack -
blick nur keck zurück,
trink 'nen Schluck dem Glück!
Denk was drückt und zwickt,
Schicksals Tücke schickt!".

Wenn man sich dazu vorstellt, daß die Laute auf dem Zwerchfell tanzen, dann wird die federnde Wirkung ungemein verstärkt.

Übungen mit Explosivlauten haben im wesentlichen die folgenden Auswirkungen:

- Spannungsaufbau und Elastizität von Artikulations- und Atemmuskulatur
- Impulskraft des Zwerchfells
- exspiratorische Dehnung
- reflektorische Luftergänzung
- Entlastung der Stimme
- Schaffung eines Klangraumes für nachfolgende Vokale

Der Wert der Explosivlaute für Stimmübungen liegt darin, daß das zurückfedernde Zwerchfell den Kehlkopf mit nach unten zieht und dieser dadurch eine optimale Stellung für einen nachfolgenden Stimmeinsatz hat. Die mit dem schnellen Lösen der Artikulationsorgane verbundene Weite im Ansatzrohr und die exspiratorische Dehnung schaffen zudem einen guten Klangraum für die Vokale.

1.5.4.4 Die Laute "w, s (stimmhaft), j" und "r" bezeichnen wir als Halbklinger. Bei Halbklingern handelt es sich um Laute, bei denen die Stimme als Tonerzeuger an der Bildung des Lautes beteiligt ist, d.h. eine Mischung aus Ton und Luftgeräusch. Das Verhältnis zwischen Geräusch und Ton sollte ausgeglichen sein. Die durch die Stimme erzeugten Schwingungen sind in ihren Auswirkungen mit denen der Klinger zu vergleichen. Durch die stärkere Luftführung, d.h. Geräuschbeteiligung,ergibt sich jedoch, daß die Atemmuskulatur in stärkerem Maße als bei den Klingern beteiligt sein muß.

Die Halbklinger verlangen mehr Rückhaltekraft in der Atemmuskulatur. Der Brustkorb muß elastisch sein. Eine gute Körperhaltung ist dafür unbedingt erforderlich. Sie wirken stark auf die Brustkorbelastizität ein, indem sie diesen während der Ausatmung weit halten. Bei der Bildung der Halbklinger ist darauf zu achten, daß der Laut luftig, aber nicht verhaucht, schwingend, aber nicht gepreßt, gebildet wird. Zur Übung der Halbklinger empfiehlt sich der Weg über die ihnen artikulatorisch gleichgebildeten Strömungslaute, d.h. Laute ohne Stimmklang, z.B. vom "f" zum "w", vom "ß" zum "s" und vom "ch_1" zum "j". Beim "w" liegt die Artikulationsstelle zwischen Unterlippe und vorderen Zähnen. Der Widerstand, der durch die Artikulation der ausströmenden Luft entgegengesetzt wird, bewirkt eine Anspannung der Atemmuskulatur (Zwerchfell-, Brust- bzw. Zwischenrippenmuskulatur), die wiederum bei längerem Üben eine Kräftigung derselben zur Folge hat. Insbesondere die Konzentration auf das sich hebende Brustbein bei der "w"-Bildung hat eine anregende und kräftigende Wirkung auf die Atemmuskulatur. Übungen mit nachfolgendem kurzen Vokal sind geeignet: "wa", "wu", "wi" usw. Die Weitstellung der vorhandenen Räume (insbesondere des Brustraumes) bewirkt die bessere Resonanzmöglichkeit des Tones. Die erzeugten Schwingungen haben beim "w" ihre lösenden, entspannenden Auswirkungen insbesondere im Brustraum.

Das stimmhafte "s" wird im Deutschen nur als Anlaut eingesetzt. Die Form der Zunge ist wesentlich für die richtige "s"-Bildung. Die beim "s" erzeugten Schwingungen lassen sich mit Hilfe der Vorstellung, daß die Schwingung durch den gesamten Körper weitergeht, tatsächlich fortpflanzen, so daß sie bis in die Beine hinein spürbar sein können. Je mehr Schwingung an der Stimme erzeugt wird, um so besser lösen sich die Verspannungen im gesamten Organismus und umso besser können sich die Stimmschwingungen fortpflanzen.

Man kann sich die summende Biene vorstellen und versuchen, das Summen der Biene nachzuahmen. Das bekannte Kinderlied "Summ, summ, summ, Bienchen summ herum" ist wie viele Kinderlieder eine gute Stimmfunktionsübung mit den hier mehrfach angedeuteten Auswirkungen.

Der Halbklinger "j" wird am Zungenrücken seitlich und am vorderen Gaumen gebildet. Auch beim "j" ist ein geführter, gut abgestützter Luftstrom erforderlich, um ein Verhauchen des Lautes zu vermeiden. Mit dem Luftstrom wird umgekehrt wiederum die Atemmuskulatur gekräftigt. Bei Funktionsübungen mit "j" sollte man einen nachfolgenden Vokal anfügen: "ja", "ju", "ji" u.a.

Beim "r" muß man zwischen Lippen-, Zungen- und Rachen-"R" unterscheiden. Nur in einigen Dialekten wird das Zungen-"R" noch gesprochen, wie überhaupt die "r"-Bildung in der Umgangsprache immer stärker vernachlässigt wird.

Da zur Bildung des "r" ein ganz intensiver Einsatz der Atemmuskulatur, insbesondere des Zwerchfells, notwendig ist, der aufgrund von Verkrampfungen oder Schlaffheit heute immer seltener wird, muß man das Verschwinden des Lautes "r" aus unserer Sprache als Degenerationserscheinung sehen. Um so wichtiger ist für die Kräftigung der Stimm- und Atemmuskulatur die Erübung des Lautes "r". Unbedingte Voraussetzung für die "r"-Bildung ist die ganz lockere Zunge, die beim "Zungen-R" vorne, beim "Rachen-R" am hinteren Gaumen einen intermittierenden Verschluß bildet.

1.5.4.5 Der Gruppe der Klinger "m, n, l, ng" ist gemeinsam, daß die der Lunge entströmende Luft an der Stimme in Schwingung versetzt wird. Es entsteht ein Ton. Das Ansatzrohr hinter dem Verschluß sollte möglichst weit sein, um befriedigende Resonanzverhältnisse zu schaffen. Die Kieferöffnung ist wichtig, damit die Zunge den Stimmklang nicht durch Druck auf den Kehlkopf beeinträchtigen kann. Die Luft muß wie bei den Vokalen gleichmäßig langsam abgegeben werden, was eine elastische Atemmuskulatur erfordert.

Die Stimmschwingung verbreitet sich als feinste Schwingung im gesamten Organismus. Dadurch werden Spannungen der Muskulatur gelöst, Gefäße erweitert. Die Durchblutung wird angeregt, weil entspannte Muskulatur durchlässiger ist. Die erreichte Entspannung ermöglicht eine Ausbreitung der Atembewegung und durch die bessere Durchblutung sogar eine bessere Funktion der Schleimhäute.

Wichtig bei der Bildung aller Klinger ist, daß sie nicht nasal gebildet werden. Brust- und Leibräume müssen neben Kopf- und Nasenräumen unbedingt als Resonanzräume angeschlossen werden. Je größer der Raum, desto voller der Ton. Je weiter, freier und durchlässiger die Resonanzräume, umso schwingungsfähiger sind sie. Durch die Schwingung bei der Bildung der Klinger werden diese Räume wiederum geöffnet. Organe, wie Magen und Darm, können durch die Schwingungen von Spannungen befreit werden. Kreisende Bewegungen mit dem Rumpf können hier unterstützend eingesetzt werden.

Das "m" wird bilabial gebildet. Voraussetzung für gute Bildung sind locker geschlossene Lippen, ein lockerer Kiefer und keine Spannung in der Wangenmuskulatur. Die Zunge muß locker sein. Die Atemluft soll keinen Druck gegen die Stimmbänder ausüben. Bei der Bildung des Lautes "m" nehmen wir die Vorstellung zu Hilfe, an einer Blume zu riechen, und wir erreichen schnell eine bessere Führung der Ausatmungsluft, die Druck vermeidet. Dazu kommt beim Sprechen von "m" das Gefühl von Behagen.

Der Laut "n" wird zwischen der vorderen Zunge und dem vorderen Gaumen gebildet. Wie beim "m" soll die Bildung des Lautes locker sein. Vorwiegender Resonanzraum ist Nasen- und Kopfraum. Durch besondere Schwingungsfähigkeit in diesen Bereichen kann man Funktionsübungen mit "n" vorbeugend oder auch heilend bei Erkältungskrankheiten der oberen Luftwege einsetzen. Die Schleimhäute, die bei der "n"-Bildung gelockert und besser durchblutet werden, sondern Sekrete schneller ab und werden widerstandsfähiger.

Das "l" wird an der Zungenspitze und am vorderen Gaumen gebildet. Der Leibraum ist vorwiegend Resonanzraum. An der Ansatzstelle soll kein Druck entstehen, die Einstellung im gesamten Ansatzrohr muß weit sein. Als Vorübungen für "l" und um zu erreichen, daß der Leib als Resonanzraum angeschlossen wird, bieten sich Übungen mit folgenden Silben an: "blä, blom, blup" oder "bla-bla-bla". Dabei kann die Vorstellung von "unkontrolliert" und "blöd" hilfreich sein. Die Schwingungen bei der "l"-Bildung wirken durch die Lockerung im Leibraum besonders im Bereich der Verdauungsorgane.

Um zu einer guten "l"-Bildung zu kommen, bietet sich bei diesem Laut eine besondere Hilfe durch die Einatmung. "Luft unter der Zunge" bedeutet, daß bei der Artikulationsstelle des "l" eingeatmet wird. Die Weitstellung des Ansatzrohres und die Weite im Leibraum begünstigen eine vertiefte Einatmung, die sich dann wiederum positiv auf die nachfolgende Phonation und die angeschlossenen Resonanzräume auswirkt.

Das "ng" ist einer der wenigen deutschen Laute, der mit mehreren Buchstaben einen Laut beschreibt. Artikulationsstelle ist die Enge zwischen Zungenrücken und hinterem Gaumen. Vorwiegende Resonanzräume sind wie beim "n" Rachen-, Nasen- und Kopfraum. Durch intensives Üben des Lautes "ng", besonders auch in Verbindung mit dem Vokal "a" ("nga"), wird eine Aktivierung des Gaumensegels erreicht. Dies ist besonders notwendig beim inaktiven, schlaffen Gaumensegel.

1.5.4.6 Bei der Bildung der Vokale (siehe 1.5.2) ist die Stimme der einzige Widerstand gegen die Ausatemluft. Die Lage der Zunge bzw. die Zungenbewegung sind entscheidend für die Vokalbildung sowie für die spezifische Klangfarbe. Die Gestaltung der Mundhöhle, die Beteiligung von Lippen und Kiefer ergeben den charakteristischen und individuellen Klang. Damit die Luft so dosiert abgegeben werden kann, daß ihre Verarbeitung an der Stimme optimal verläuft, muß die Atemmuskulatur gute Rückhaltekräfte aufweisen. Die wichtigste Kontrollmöglichkeit bei den Vokalen ist der Stimmklang. Er kann verhaucht sein (mangelnder Stimmbandschluß, die restliche Luft wird als Geräusch hörbar), er kann gepreßt sein (zu fester Stimmbandschluß) oder er kann schwingend und volltönend sein. Die Vokaleinsätze bieten eine weitere Möglichkeit zur Kontrolle: Sie können hart, weich oder behaucht sein. Mit den Handflächen kann man die Vibrationen in den Resonanzräumen und die Rückhaltekraft in der Atemmuskulatur ertasten.

Zur Verbesserung der Vokale bieten sich alle Übungen an, die die Atemmuskulatur kräftigen und die somit dazu beitragen, daß das Zwerchfell nur langsam steigt. Dafür eignen sich besonders auch Explosivlaute und Halbklinger. Es liegt nahe, die Vokale im Anschluß an Explosivlaute oder Halbklinger zu üben, weil dann eine direkte Beeinflussung möglich wird. Hauch- oder Klingerübungen können zu einer Erschließung und Erweiterung der Resonanzräume beitragen, was den Vokalklang verbessert. Vorstellungsbilder, aktives Hinspüren und manuelle Vibrationen können dies unterstützen.

1.5.5 Lautrhythmus

Die Wahrnehmung von einem Lautrhythmus hat einen ganz praktischen Wert für Übungswege zur Verbesserung des Stimmklangs.

"Die Dreiteilung der Sprachlaute (Vokale, Konsonanten, Klinger) entspricht auch in bezug auf die Atmungsorgane dem Gesetz vom natürlichen Lebensrhythmus. Was darunter zu verstehen ist, wird der Leser wissen, nämlich die Bewegungsfolge von Zusammenziehung, Streckung und Lockerheit. Der Vokal als Ton verlangt gedehnte Lunge (Spannung im Zwerchfell); der Konsonant braucht Zusammenziehung der Lunge (Abspannung im Zwerchfell), und beim Klinger sind Lunge und Zwerchfell in Lockerheit", so H.Andersen.

Einen weiteren Rhythmus findet H.Andersen bei der Bildung der Vokale "u, i, a". "Die Natur gibt uns schon in drei verschiedenen Funktionen des Zwerchfells und der Lunge beim Husten, Niesen und Lachen das Vorbild für die drei Vokale "u, i, a". Husten entsteht durch stoßweise Zusammenziehung des Zwerchfells (Anspannung). Niesen durch explosive Zusammenziehung der Lunge (Abspannung) des Zwerchfells; beim Lachen sind Zwerchfell und Lunge locker (Ruhe, Lockerheit). Bemerkenswerterweise sind in unserer deutschen Sprache in den Worten für diese drei Funktionen (Husten, Niesen, Lachen) auch die entsprechenden Vokale enthalten. Man kann sich leicht davon überzeugen, wie beim artikulierten Sprechen die Zwerchfellstellung bei "u, i, a" ist, wenn man einen Finger leicht an den Kehlkopf legt. Der Kehlkopf folgt nämlich der Bewegung des Zwerchfells. Man fühlt deutlich, wie der Kehlkopf bei "u" sich senkt, bei "i" steigt und bei "a" eine Mittelstellung einnimmt."

Anspannung, Abspannung und Lockerheit beim Zwerchfell infolge artikulierten Sprechens solcher Lautrhythmen haben eine starke positive Auswirkung auf die Leiborgane, die so eine kräftige Massage erfahren.

Im Gegensatz zu den Atemrhythmen handelt es sich bei der Bildung der Lautrhythmen immer um eine Phonation, d.h. auch eine Ausatmung, und somit die Phase der Streckung im Zwerchfell. Der Begriff Lautrhythmus bezieht sich auf die Zuordnung der drei Naturlaute "u, i, a" zu den Rhythmen wie nachstehend:

	Zusammenziehung	Streckung	Lockerheit
Zwerchfellrhythmus	u	i	a
Lungenrhythmus	i	u	a

Bei der wechselnden Hinwendung zu den Organen während des Sprechens stellt man deutlich unterschiedliche Klangqualitäten und Spannungsverhältnisse fest. Selbstverständlich sind bei einer optimalen physiologisch richtigen Lautbildung alle drei Funktionen, Zusammenziehung, Streckung, Lockerheit, beteiligt. Eine Phase verstärkt zu üben bietet sich nur dann an, wenn eine Funktion besonders schwach ausgebildet ist. Das Ziel ist das Miteinander aller Funktionen.

Nach Gertrude Schümann gibt es auch einen Stimmrhythmus. Diesem Rhythmus fehlt allerdings die bei den Rhythmen von Zwerchfell und Lunge schon erwähnte Entsprechung (Zusammenziehung beim Zwerchfell - Streckung der Lunge und umgekehrt, wobei die Phase der Lockerheit bei Lunge und Zwerchfell gleich ist). Nach Gertrude Schümann hat bei der Stimme das "i" Zusammenziehung, das "a" Streckung, das "u" Lockerheit. Zur Begründung nennt sie:

u transversale oder Breitenschwingungen entsprechen der Lockerheit;

i partielle oder Teilschwingungen entsprechen der Zusammenziehung;

a longitudinale oder Längsschwingungen entsprechen der Streckung.

(Einteilung nach Helmholz)

Die Vorstellung von einem Stimmrhythmus kann in bestimmten Fällen als Übungsweg hilfreich sein.

Um der Stimme zur Dynamik zu verhelfen, bietet sich die Erübung der Laute "u, i, a" in unterschiedlichen Rhythmen an. Spricht man die drei Laute hintereinander, liegt die Betonung jeweils auf der Streckung "u i a, u i a, u i a"

Zwerchfellrhythmus: Du siehst ja

Lungenrhythmus : Ruf sie mal

Stimmrhythmus : Du bist wach

Ein anderer Übungsweg beschreibt den Umgang mit nur einem Laut, z.B. in den unterschiedlichen Rhythmen. Spricht man einen "u"-Vers im Zwerchfellrhythmus, bedeutet das, daß die Konzentration sich wesentlich auf die Zusammenziehung im Zwerchfell beschränkt und der Laut spannungsreich gebildet wird. Spricht man den gleichen "u"-Vers im Lungenrhythmus, liegt die Betonung auf der Streckung, der Abspannung, so wie sie im Stimmrhythmus auf der Lockerheit liegt.

1.5.6 Artikulationsrhythmen

Ebenso wie bei Zwerchfell, Lunge und Stimme finden auch rhythmische Abläufe in den Artikulationsorganen statt. Hier sehen wir Verbindungen zwischen Zwerchfell und Zunge / Lunge und Lippen / Stimme und Kiefer.

Artikulationsübungen im Rhythmus bewirken den Anschluß der Artikulationsorgane an den Atemrhythmus. Der Vorteil bei der Erarbeitung der Artikulationsrhythmen besteht darin, daß man bewußt mit der Zunge, den Lippen und dem Kiefer umgeht. Das Bewußtsein für diese Bereiche ist meist stärker vorhanden als für die Atemorgane. Auch sind die Abläufe an Zunge, Kiefer und Lippen besser zu beobachten als bei den Atemorganen.

Gute Artikulation beeinflußt die Phonation, der Ton ist von den Spannungsverhältnissen im Ansatzrohr abhängig. Dazu Anka Schulze: "Zur Lautbildung gehört eine gute Artikulation, das heißt die richtige Einstellung und Bewegung von Lippen, Kiefer und Zunge, einschließlich des ganzen Nasen-Rachenraumes, wozu also auch der durch Gaumensegel und Zäpfchen bewegliche hintere Teil gehört.

In den ganz vom Großhirn, also vom Willkürlichen, ausgehenden Bewegungen der Zunge, des Kiefers, der Lippen haben wir bei den drei Grundlauten u-i-a ein Ineinanderspiel der drei Bewegungsphasen des Rhythmus (Spannung, Abspannung, Lockerheit) in folgender Weise:

	Spannung	Abspannung	Lockerheit
Zunge:	u	i	a
Kiefer:	i	a	u
Lippen:	a	u	i

Die Zunge hat eine Zusammenziehung der Längsmuskulatur an der Spitze, so daß sich die Spitze etwas in sich selbst zurückzieht, sie darf dabei nicht nach hinten gedrückt werden. Die Lippenheber sind gespannt, so daß die Mundwinkel nach oben gezogen werden; beim "u" spannen sie sich ab, Mundwinkel sinken nach unten, Lippen schieben sich vor, wobei allerdings zuletzt noch eine Spannung in dem Ringmuskel der Lippen einsetzt zu der für das "u" kleinen runden Öffnung."

Die Anmerkung sei hier erlaubt, daß die obige Vorstellung eine gute Hilfe für rhythmische Lautübungen ist, auch wenn das Schema als solches doch sehr vereinfacht erscheint.

Rhythmische Abläufe finden wir außer bei den sogenannten Naturlauten noch bei den Klingern. Hier sehen wir die rhythmische Bewegung der Zunge folgendermaßen:

Zusammenziehung:	l
Strecken:	m
Lockerheit:	n

Dazu Hedwig Andersen: "Dieser Rhythmus findet sich bei den Klingern auch ganz deutlich in der Zunge ausgeprägt. Die Zunge ist das wichtigste Organ zur Hervorbringung der Sprache. In der Zunge verzweigen sich wesentliche Teile der Sprachnerven. Ohne Stimme könnte ein Mensch sich immerhin noch verständlich machen, ohne Zunge dagegen könnte er nur unverständliche Laute hervorbringen. Der Zungenrhythmus bei den Klingern läuft folgendermaßen ab: Zusammenziehung (Lust) bei "l", und zwar zieht sich bei "l" die Zunge leicht der Länge nach zusammen und ist mit der Spitze gegen die obere Zahnreihe gerichtet, darf aber nicht dagegen gepreßt werden; beim "m" führt sie eine kleine Streckung gegen die Unterzähne aus (Unlust), und beim "n" liegt sie ganz locker wie im Ruhezustand, also zwischen An- und Abspannung, den ganzen Mundraum ausfüllend (Behagen). Kennzeichnend ist, daß alle Verneinungsworte mit "n" beginnen, d.h. die Zunge bleibt in ihrer Ruhe und hat keinen Bewegungsimpuls."

1.6 *Atmung, Haltung und Bewegung*

1.6.1 Haltung

Unter "guter Haltung" verstehen wir das Folgende: die Füße stehen parallel in Hüftbreite, die Knie sind locker gestreckt (nicht durchgedrückt), Unter- und Oberschenkelmuskulatur sind unverkrampft, das Becken ist sowenig wie möglich geneigt, die Wirbelsäule ist weitgehend gestreckt, d.h. die Doppel-S-Form nicht sehr ausgeprägt, der Kopf wird aufrecht über (nicht schräg vor) dem Rumpf getragen, die Schultern hängen seitlich, so daß der Kopf frei beweglich ist.

Bei dieser Haltung ist nicht nur die gerade beschriebene günstige Statik wichtig, sondern bei einer guten Haltung wird auch eine dynamische Reaktionsfähigkeit des Körpers auf äußere und innere Impulse möglich. Es geht also bei einer guten Aufrichtung nicht nur darum, daß z.B. die Füße guten Kontakt zum Boden haben, so daß man das Gefühl hat, man sei dort "eingelassen", sondern es ist auch wichtig, daß man sich von dieser Stelle wegbewegen oder auf äußere Einwirkungen elastisch reagieren kann.

Die Orientierung des menschlichen Körpers zu dem ihn tragenden Boden hin, die durch die Erdanziehungskraft bewirkt wird, nennen wir Bodenkontakt. Wir unterscheiden hier zwischen zwei Arbeitsansätzen:

1. Das Arbeiten am Bodenkontakt lokal, d.h. Fußarbeit
2. Arbeit am Bodenkontakt zentral, d.h. Arbeit am Spannungsausgleich.

Die Qualität des Bodenkontaktes ist entscheidend für den physiologischen Ablauf der Atmung und die Aufrichtung des Körpers. Die Qualität des Bodenkontaktes kann aber auch die Folge oder der Ausdruck einer physiologisch richtigen Atmung sein. Ebenso wirkt der gute Spannungsausgleich und ein richtiger Körperschwerpunkt auf die Qualität des Bodenkontaktes. Über die körpereigenen Regelkreise ist es möglich, von mehreren Arbeitsansatzpunkten aus auf die Qualität des Bodenkontaktes einzuwirken.

Der Mensch ist durch seine aufrechte Haltung gleichsam aufgespannt zwischen "oben" und "unten". Aus dieser Bipolarität ergibt sich notwendigerweise ein Dazwischen, eine Mitte. Es gibt unterschiedliche Ansichten darüber, wo genau sich die Körpermitte befindet. So liegt nach der japanischen Zen-Lehre die Mitte im Bereich des Körperschwerpunktes unterhalb des Nabels, im "Hara", während beim indischen Pranyama-Yoga die Mitte auf der Höhe des Solarplexus angenommen wird.

Beobachtet man diese beiden Punkte genauer, so fällt auf, daß das Zwerchfell, der Hauptatemmuskel, eine Verbindung zwischen ihnen darstellt, denn es entspringt mit seinem hinteren Teil (pars lumbalis) an der Lendenwirbelsäule, mit der es im Bereich des 2. bis 4. Lendenwirbels sehnig verwachsen ist. Etwa auf dieser Höhe liegt das Hara. Mit seinem Mittelteil (pars costalis) ist das Zwerchfell am unteren Rippenrand verwachsen, der vordere Teil (pars sternalis) setzt am Schwertfortsatz des Brustbeines an.

Würde man die Lage des Zwerchfells von vorn zweidimensional über das Sonnengeflecht projizieren, so könnte man sehen, daß ein Teil des Zwerchfells auf der gleichen Höhe wie der Solarplexus liegt. Wir möchten im folgenden mit "Körpermitte" also keinen abgegrenzten Punkt bezeichnen, sondern den Bereich, in dem sich das Zwerchfell ausspannt, also den Raum zwischen Becken und Thorax.

Durch seine aufrechte Haltung ist der Körperschwerpunkt beim Menschen relativ weit von der kleinen Unterstützungsfläche der Füße entfernt. Daher gefährden selbst kleinste Bewegungen, z.B. die der Atmung, das Gleichgewicht, das durch winzige Ausgleichsbewegungen ständig neu gefunden werden muß. Die Steuerung dieser Gleichgewichtsreflexe erfolgt durch den Vestibularisapparat im Ohr.

Bei optimaler Ausnutzung der Skelettmuskulatur muß nur ein relativ kleiner Anteil der gesamten äußeren Muskulatur Haltearbeit für die Aufrichtung leisten, so daß der größte Teil für die Bewegung freisteht. Wird jedoch dieser Aufbau gestört, so verschiebt sich der Körperschwerpunkt; der Reiz des Bodens als Widerstand, durch den Aufrichtung möglich ist, setzt sich nicht mehr in den ganzen Körper fort (Transportreflex), und die Bewegungsmuskulatur muß zum Teil Haltefunktionen der Knochen übernehmen, was meist Verspannungen dieser Muskulatur zur Folge hat.

Eine Störung im Gefüge des Skeletts ist nie auf einen Bereich isolierbar, sondern wirkt sich immer auf die Gesamthaltung aus: Durchgedrückte Knie beeinflussen die Beckenstellung; ein großbogiger Rundrücken bedingt eine verstärkte Lordose der Halswirbelsäule etc. Im Bereich der Körpermitte liegt aufgrund unserer Zweibeinigkeit eine Schwachstelle: Hier ist es allein die Lendenwirbelsäule, auf der sich der obere Teil des Skeletts aufbaut. Eine gute

Mittelkörperspannung kann die Haltemuskulatur im Kreuzlendenbereich enorm entlasten. Sie ist abhängig von einer guten Durchblutung der Bauchorgane und von der Luftfüllung des Thorax, die den nach oben drängenden Organen Widerstand entgegensetzt.

Die Wirbelsäule ermöglicht dem Menschen die Aufrichtung, die von der Lendenwirbelsäule aus erfolgt. Die Wirbelsäule ist die federnde Achse unseres Körpers. Um den längsten Teil der Wirbelsäule, die Brustwirbelsäule, baut sich der Atemapparat auf. Die Atmung wirkt auf die Körperform und die Wirbelsäule über die funktionelle Anpassung der Rippenheber ein. Jeder Muskel zieht gleichzeitig an seinen beiden Ansatzteilen, d.h. an der Rippe und am Wirbel, an dem er entspringt. Die Rippenwirbelsäulengelenke sind so konstruiert, daß die Rippenheber, indem sie die Rippen hochziehen und drehen, zugleich im Sinne der Krümmung an der Wirbelsäule ziehen.

Skelettstatik, Atemspannung und der Tonus der äußeren Muskulatur bilden eine funktionelle Einheit. Tritt in einem dieser Bereiche eine Störung auf, so muß sich dies auf den gesamten Haltungsaufbau auswirken. Hieraus ist ersichtlich, daß Haltungserziehung, soll aus ihr nicht ein äußerliches Zurechtbiegen werden, nur im Zusammenhang mit der Atmung erfolgen darf. "Nur wenn an aufrechter Haltung in engster Verbindung mit der Innenbewegung gebaut wird, wird sie organisch, naturhaft, zum Bedürfnis. Haltung ohne Atemspannung und innerleibliches Leben wirkt nie unbemüht, sie hat immer etwas Künstliches, etwas Abgeschnittenes (...)", so Dore Jacobs.

Eine gute Atemspannung ermöglicht so eine lebendige, von innen getragene Haltung, durch die ein guter Bezug des Menschen zum Boden und zu dem ihn umgebenden Raum entsteht, der ihm ein freies Agieren möglich macht. "Von den beiden Kräften der Haltung ist die Atemspannung die Hauptkraft, die Spannkraft der Rückenstrecker die Hilfskraft.(...) Die Haltung wird von der Atmung getragen, versagt die Atmung, so versagt die Haltung", so Dore Jacobs.

Hierfür ist ein optimales Zusammenspiel von Ein- und Ausatmungsmuskulatur die Voraussetzung, insbesondere von Zwerchfell und Bauchdecke.

Eine Atemstörung hat eine charakteristische Änderung der Haltung zur Folge. Durch zu geringe Brustatmung entsteht ein Flachrücken, durch starke Brustatmung entsteht eine gewölbte Brustwirbelsäule. Durch Hochatmung verkürzen sich Schulterblattheber und Kapuzenmuskel. Dadurch werden die Schulterblätter hochgezogen, und die Stellung und Beweglichkeit der Arme ist beeinträchtigt. Durch fehlende hintere Zwerchfellatmung entstehen das Hohlkreuz und Verspannungen in der Bauchmuskulatur.

Bei physiologisch richtiger Atmung entsteht dagegen eine Kraft, die als innere Haltekraft bezeichnet wird und die gute Verbindung zwischen Unter- und Oberkörper ermöglicht.

Bei den Menschen unseres Kulturkreises ist das harmonische Zusammenspiel zwischen Haltung, Bewegung und Atmung häufig gestört. Fehlhaltungen, bei denen der Schwerpunkt nach oben verlagert und die Mittelkörperspannung zu straff oder zu kraftlos ist, sind die Folge bewegungsarmer Tätigkeiten im Sitzen, Orientierung an einem mehr quantitativen als qualitativen Leistungsideal, das die Möglichkeiten des Individuums nicht oder zu wenig berücksichtigt. "Das Einziehen des Bauches, die Kultur der "Wespentaille", das Aufblähen der Brust sind typisch für eine Lebensauffassung, die sich kopflastig dem Rationalen unterwirft (...). In ihr glaubt der Mensch alles "machen" zu können und versteigt sich (...) in eine Haltung, in der er sich selbst verfehlt", so K. Dürckheim.

Ziel atemverbundener Haltungs- und Bewegungsarbeit ist das Finden der Balance zwischen Handeln und Geschehen-lassen, das (Wieder-)Finden des Rhythmus aus Zusammenziehung, Streckung und Lockerheit in Atmung und Bewegung, so daß eine Regeneration auch bei vergrößerter Bewegung und Steigerung der Leistung möglich ist.

1.6.2 Bewegung

Um zu einer dynamischen, sich wechselseitig unterstützenden, ganzheitlichen Bewegung zu kommen, ist es gut, zuerst die Atembewegung in ihrer Dreiteiligkeit zu erfahren. Diese Erfahrung ist die Grundlage jeder rhythmischen Bewegung.

"Rhythmische Bewegung setzt nicht mit einem Male als Vollständiges ein; sie spielt sich ein, kommt in Fahrt, entfaltet sich allmählich zum Höhepunkt ihrer Kraft und Geschwindigkeit. Das hängt mit dem Zusammenspiel von Aktivität und Rezeptivität, Horchen und Tun, Leben und Bewegung zusammen. Das Tun wird vom Aufnehmen, das Aufnehmen vom Tun angetrieben, bis die Bewegung läuft. ... So fühlt man sich in rhythmischer Bewegung getragen von einem Bewegungsstrom: Nicht ich bewege mich, es bewegt mich", so Dore Jacobs.

Die Bewegung, die so im Wechselspiel mit dem "inneren Lebensrhythmus" entsteht, wirkt leicht, aber dennoch elastisch und spannkräftig.

Bei der impulshaften Bewegung ändert sich das Spannungsniveau der Muskulatur plötzlich und kurzzeitig. Flexibilität wird gefordert und gefördert. Der Schwung der impulshaften Bewegung bietet die Möglichkeit, eventuell bestehende Grenzen der Beweglichkeit zu erweitern. Bei schneller Wiederholung bleibt die Phase der Lockerheit zeitlich sehr verkürzt, nur als Qualität in der Bewegung erhalten und gewährleistet einen regenerativen Muskeleinsatz. Die Möglichkeit der bewußten Kontrolle ist dabei stark eingeschränkt. Außerdem haben impulshafte Übungen in der Regel spielerischen, tänzerischen oder sportlichen Charakter, der sich bei der Erarbeitung von Beweglichkeit ebenfalls förderlich auswirkt.

Die Stellung, Beweglichkeit und der Gebrauch der Arme und Beine wirken einerseits auf die Form und Beweglichkeit der Wirbelsäule ein, andererseits beeinflußt der Aufbau und die Beweglichkeit der Wirbelsäule die Bewegungsfähigkeit, Bewegungsmöglichkeit und Bewegungslust von Armen und Beinen.

Die Wirkung der Bewegung auf die Körperform wird von den Gesetzen der funktionellen Anpassung bestimmt. Durch Bewegung, durch wechselnde Gleichgewichtsbedingungen, verändert der Mensch seinen Aufbau und muß ständig den Hauptschwerpunkt verlagern. Ober- und Unterkörper sind in fortwährender Verschiebung gegeneinander begriffen. Durch Bewegung baut sich eine Muskelkette auf, um in der veränderten Statik die Balance zu halten.

In der täglichen Bewegung werden hauptsächlich die Beuger gekräftigt. Jede einseitige Kräftigung hat Verkürzung des Muskels zur Folge. Kommt es zu ungleichen Zugkräften im Wechselspiel mit den antagonistischen Muskeln, verzieht sich der natürliche Haltungsaufbau. Eine falsche Haltung hat wiederum zur Folge, daß Gelenke und Muskeln, die gleichzeitig Bewegungs- und Haltefunktion haben, sich hauptsächlich mit der Haltefunktion beschäftigen. Darum ist es wichtig, daß sie wieder freigesetzt werden für ihre Bewegungsaufgabe. Über die Arbeit an der Beweglichkeit der Arme und Beine kann man positiv die Flexibilität der Wirbelsäule beeinflussen und umgekehrt. Das Ziel ist erreicht, wenn der ganze Körper durchlässig ist für Bewegung.

Die Durchlässigkeit nimmt in der Arbeit nach Schlaffhorst-Andersen einen großen Raum ein. Wir wollen erreichen, daß jegliche Bewegung durch den Körper hindurchgeht, sich in ihm fortsetzt. Um nun Bewegung durch den Körper hindurchgehen zu lassen, muß die Muskulatur in einer guten Spannung sein.

1.6.3 Eutonus

Diese Wohlspannung bezeichnet man als Eutonus. Nach Glaser ist Eutonus ein integraler Spannungsausgleich zwischen Halten und Bewegen. Jeder Muskel (innere sowie äußere Muskulatur), also auch Zwerchfell- und Stimmuskel, befindet sich von Natur aus in einem ökonomisch sinnvollen Spannungszustand, so daß er fähig ist, flexibel zu reagieren.

Der Begriff Spannung wird in der Elektrizität verwendet, um das Spannungsgefälle zwischen zwei elektrischen Polen zu kennzeichnen. Zum anderen bezeichnet man damit auch den körperlich-seelisch-geistigen Zustand eines Menschen. Der Spannungsgrad eines Menschen in körperlicher Hinsicht äußert sich in seinem Phänotypus und der Art seiner Bewegungen.

Jede Veränderung im Spannungsverhältnis in einem Punkt im Körper wirkt sich im gesamten Organismus aus. Es besteht eine ständige Wechselwirkung zwischen allen Muskelgruppen im Körper, d.h. auch Körperspannung und Atemspannung stehen in einer wechselseitigen Beziehung zueinander ebenso wie Atemspannung und Stimmspannung.

Zuständig für Körperspannung und Beschaffenheit der Bewegungsfunktionen ist in erster Linie unser Muskelsystem. Spannung baut sich dort im Zusammenspiel der einzelnen Muskeln auf. Dabei kann es partiell zu Überspannungen (= ein Zuviel an Spannung) oder zu Unterspannungen (= ein Zuwenig an Spannung) kommen.

Diese Formen dürfen nicht absolut gesehen werden, sondern müssen als Tendenzen verstanden werden. Beide Formen treten als Mischformen auf. Wenn an der einen Stelle zuviel an Spannung vorhanden ist, gleicht der Körper dies an anderer Stelle durch ein Weniger an Spannung aus.

Durch unphysiologischen Gebrauch übernehmen z.B. bei der Einatmungsbewegung Atemhilfsmuskeln einen Teil der Bewegungsarbeit des erschlafften Zwerchfells. Oder: In der Rückenmuskulatur hält unphysiologisch die Muskulatur des Schultergürtels, des musculus trapezius, oder anderer Muskeln des Brustkorbbereiches den Oberkörper aufrecht. Oft ist die Muskulatur der Lendenwirbelsäule zu sehr geschwächt, als daß sie als Fundament für die Haltung fungieren könnte. Dann ist durch die Überanstrengung der oberen Rückenmuskulatur diese kaum noch in der Lage, sich richtig zu lösen. Schließlich sind die

Muskeln in einer dauernden Haltespannung; sie sind überspannt und nicht mehr genügend durchlässig. Überspannte Muskeln schmerzen. Dieses Schmerzgefühl, z.B. der Muskulatur zwischen den Schulterblättern, ist ein Alarmsignal für falsche Spannungen.Auch unterspannte Muskeln schmerzen, wenn sie ungewohnte Arbeit leisten müssen. Dann ist die untere Rückenmuskulatur ständig unterinnerviert und wird zunehmend kraftloser, sie ist unterspannt. Hier werden Energien nicht umgesetzt, weil sie nicht genutzt werden.

Um zu halten und zu bewegen, muß die Muskulatur Arbeit leisten, d.h., sie verbraucht Energie. Um Energie zu gewinnen, braucht sie Sauerstoff. Jede Bewegung beeinflußt somit Atmung und Kreislauf und umgekehrt: Atmung und Kreislauf wirken sich auf Zustand und Tätigkeit der Bewegungsmuskeln aus. Ob sich eine Bewegung fördernd oder störend auf die Atmung auswirkt, hängt davon ab, wie sie ausgeführt wird. Sie muß in ihrem Ablauf wie in ihrer äußeren Gestalt Fühlung mit der Innenbewegung aufnehmen, um belebend zu wirken. Wird eine Bewegung darüber hinaus mit Zuwendung und Freude ausgeführt, erhöht sich der Tonus der äußeren Muskulatur. Das Zwerchfell reagiert darauf und bestimmt mit seiner Spannung wiederum den Zustand aller anderen Muskeln.

Ein Hauptziel der Bewegungsarbeit nach Schlaffhorst-Andersen ist das Wiedererlangen des "Eutonus", des ausgeglichenen Spannungszustandes der Muskeln. Zum Erreichen dieses guten und elastischen Spannungszustandes müssen überspannte Muskelpartien Spannung abgeben und unterspannte Muskelpartien Spannung aufbauen. Gleichmäßiges Verteilen der Arbeitsleistung muß erreicht werden. Dieser Prozeß wird als "Spannungsausgleich" bezeichnet und bedeutet Reaktivierung von Muskelgruppen und deren Zurückführung in den natürlichen Bewegungsrhythmus zum dynamischen Gleichgewicht der körpereigenen Kräfte.

Eine gute Mittelkörperspannung ist ebenfalls für die Verbindung der Gliederbewegung mit der Körpermitte von Bedeutung. Bei elastischer Stabilität des Mittelkörpers haben nicht nur die Arme einen festen Stützpunkt, von dem aus sie die Bewegung ausführen können. Bei Arbeitsbewegungen wie Weben, Ziehen, Stemmen ist die Verteilung der Arbeitsleistung günstiger: Die Arme, deren Muskulatur zarter ist, können feinfühliger arbeiten, da ein Teil der Leistung von der kräftigen Beinmuskulatur übernommen wird, die sich in den Boden stemmt. "Bei wackeliger Verbindung zwischen Ober- und Unterkörper fehlt den Gliedern der Halt. Fortwährend muß durch überflüssige Muskelaktionen die Verbindung von oben und unten neu hergestellt werden", so Dore Jacobs.

Unter Atemspannung verstehen wir eine Optimierung der Spannungsverhältnisse der Atemmuskulatur in Richtung Eutonus, wodurch die Elastizität von Zwerchfell- und Zwischenrippenmuskulatur ermöglicht wird und gleichzeitig die Lungenelastizität gefördert wird.

Eine flexible äußere Rumpfmuskulatur schafft eine gute Voraussetzung für eine freie Innenbewegung von Zwerchfell und Stimme. Das Durchdringen des Körpers mit Schwingungen, die von der Stimme ausgehen, kann auf die äußere Muskulatur eutonisierend wirken. Eine gute Gesamtkörperspannung beinhaltet eine gute Mittelkörperspannung. Diese hängt von der Spannkraft und Elastizität des Zwerchfells und der weiteren Atemmuskulatur ab.

Genauer betrachtet, läßt sich unterscheiden zwischen Ein- und Ausatemspannung. Eine Verbesserung der Einatemspannung meint dabei eine gute Tonisierung der Einatemmuskeln (Zwerchfell und äußere Zwischenrippenmuskulatur) zur kraftvollen Zusammenziehung bei der Einatmung, während eine Verbesserung der Ausatemspannung auf ein Beibehalten und Ausnutzen der Einatemspannung in der Ausatemphase zielt.

Es geht also hier nicht so sehr um verschiedene Muskelgruppen, sondern vielmehr um verschiedene Funktionen der Einatemmuskeln: auf der einen Seite um die kraftvolle Zusammenziehung (Anspannung) bei der Einatmung, auf der anderen um die krafterhaltende, langsame Abspannung in der Ausatmung.

Die Atemspannung, die die Voraussetzung für eine elastische Mittelkörperspannung ist, kann sich in Art und Größe der Leistung anpassen. Die Spannung steigt mit wachsender Leistung und ist sogar verschieblich, sowohl in der Höhe wie auch seitlich. Bei Arbeit mit den Armen liegt sie weiter oben, bei Beinbewegungen unten. Durch Reflexe der Atemmuskulatur füllen sich Brustkorb und Mittelkörper in der Seite auf, zu der das Gewicht verlagert wird, in diesem Bereich steigt die Spannung des Zwerchfells. Da jede Bewegung eine Schwerpunktsverschiebung darstellt, geschieht bei reaktionsfähiger Atemspannung eine ständige Anpassung an die äußere Bewegung, die in einer Wechselbeziehung zur Atembewegung steht.

Die Atemreflexbewegungen, die das Zwerchfell und die übrige Atemmuskulatur zur Anpassung an die Schwerpunktverlagerungen ausführen, werden in der

Arbeit Schlaffhorst-Andersen beim Schwingen, Kreisen und bei rhythmischen Bewegungen zur Tonisierung und Regeneration von innerer und äußerer Muskulatur genutzt.

Haltung, Bewegung und Mittelkörperspannung sind immer auch Ausdruck der seelischen Befindlichkeit des Menschen. An ihnen wird das Verhältnis des Menschen zu sich selbst, sein Verhalten gegenüber der Welt, die ihn umgibt, deutlich.

Das drückt sich aus in Redensarten wie : "Ich bin gespannt wie ein Flitzebogen" oder jemand fühlt sich "abgespannt". Interesse, Lust an einer Sache, erzeugt eine lebensvolle Gesamtspannung; Langeweile, Unlust, macht schlaff, Angst erzeugt Überspannung.

Der physiologisch richtige Bewegungsrhythmus vollzieht sich in Phasen. Das rhythmische Prinzip hat seine Grundlage im physiologischen Aufbau der Muskulatur, die eine Regenerierung als Voraussetzung und Folge jeder Aktivität verlangt. In komplexeren Bewegungsabläufen sind diese drei Phasen nicht mehr klar voneinander zu trennen, da sich die Rhythmen der beteiligten Muskelpartien überschneiden und durchdringen oder im Antagonismus zueinander stehen.

Die Elemente, die das Spielen kennzeichnen, ergeben mit der rhythmischen Bewegung mehrere Übereinstimmungen: Das Spiel trägt die Ordnung und das Ziel in sich und läuft nach bestimmten Regeln ab. Kennzeichnend ist auch die ganzheitliche Beteiligung der spielenden Person und die aufkommende und tragende Spielfreude und Spiellust. Rhythmus und Spiel tragen sich selbst und sind ausschließlich ihrer Eigendynamik unterworfen. Wir verstehen unter "rhythmisch-spielerischen Elementen" ein Ausprobieren und Improvisieren, "ein Spielen mit dem Rhythmus". Diese Elemente können sich in Geschwindigkeit und Betonung verändern.

Über das Spiel mit rhythmischen Elementen kann auch Spannung aufgebaut werden, wo dies nötig ist. Dies kann zum Abbau von Überspannungen in anderen Muskelgruppen und damit zum Spannungsausgleich führen.

Ein ausgeglichener Körper kann sich in Alltagssituationen, die rhythmische Abläufe haben können (z.B. Treppensteigen, Fahrradfahren, Gehen), viel ökonomischer verhalten und sich während seiner Tätigkeit erholen. Der Hauptträger einer rhythmischen Bewegung ist immer die Atmung, die entweder synchron läuft oder in direkter Beziehung zum Bewegungsrhythmus steht.

Ist dieser Bewegungsrhythmus jedoch gestört, so kommt es mit der Zeit zu einem Fehlerkreislauf, den der Körper als falsches Bewegungsmuster annimmt. Dadurch stabilisieren sich Fehlspannungen.

Hier ist die Arbeit an der Flexibilität und Elastizität des Muskels wichtig. Dehnfähigkeit muß angebahnt werden. Ein Muskel kann sich normalerweise nur verkürzen. Je länger ein Muskel im verkürzten Zustand verharrt, desto mehr nimmt seine Dehnungsfähigkeit ab.

Elastizität meint das Bestreben, nach einer Formänderung, bewirkt durch Zug oder Drehung, die ursprüngliche Form wieder anzunehmen. Das bedeutet, daß Elastizität eine latente Kraft ist, die jedoch erst zur Wirkung kommt, nachdem zuvor eine andere Kraft eingewirkt hat.

Der Tonus der Muskulatur richtet sich einmal nach den körperlichen Anforderungen. Er ist bei einem Menschen, wenn er ruht, niedriger, als wenn er arbeitet. Außerdem sind die Wechselwirkungen zwischen Körper, Geist und Seele in ihrer Vielseitigkeit von großer Bedeutung. Überkonzentration im geistigen Bereich kann zu Muskelverspannungen führen.

1.6.4 Widerstand

Durch Widerstandsübungen besteht die Möglichkeit, den überspannten Muskel zu seiner natürlichen Lockerheit zu führen. Das geschieht dadurch, daß er seine gespeicherte (überspannte) Energie ausagieren kann. Der unterspannte Muskel wird gefordert und gewinnt dadurch an Spannung. Wenn der Körper durchlässig ist, erhöht sich durch den Widerstand, z.B. durch Druck gegen die Hand eines Partners, der Tonus der gesamten Muskulatur, auch der Atmung.

Widerstand ist eine die Atembewegung verändernde Kraft, deren Maß sich an der Atembewegung orientiert. Wir können uns feste Gegenstände, wie Bälle oder kleine Sandsäcke, oder auch z.B die Hände eines Partners als Widerstände zunutze machen. Die Atmung profitiert durch Widerstandsübungen auf zweierlei Art: einmal durch die Verbesserung des Körpertonus, zum anderen bekommt sie durch gezielt angesetzte Widerstände atemanregende Impulse.

Die Widerstandskraft wendet sich an ein Gegenüber und bedarf, will sie nicht ins Leere gehen, sondern wirken, des Widerparts und der Gegenkraft. Widerstand meint eigentlich, daß durch eine Kraft eine Gegenkraft hervorgelockt werden soll.

Entscheidend ist die Art und Weise der Kraftgebung, man kann sagen: die Qualität der Kraft. Ein Miteinander kommt zustande, wenn man eine Phase des Kennenlernens berücksichtigt, behutsam mit dem Gegenüber umgeht und ihm genügend Zeit läßt, sich auf den Partner, auf sein Kraftverhalten einzustellen. Dann wird man sich entgegenkommen und sich öffnen. Die Atmung kann sich so zur vertieften und ruhig schwingenden Bewegung verändern. Damit ist die Atmung angesprochen als feinstes Reagens des Menschen in seiner Beziehung zu sich, zum Partner, zur Welt. Auf sie - die Atmung - anregend, befreiend, kräftigend und stabilisierend zu wirken, ist Ziel der Widerstandsübungen.

Das geschieht derart, daß über die Krafteinwirkung von außen die inneren Kräfte zur Reaktion animiert und zu vermehrter Tätigkeit angeregt werden. Mit langsam sich steigernder Außenkraft wird die Atemmuskulatur verstärkt gefordert und damit gekräftigt. Die Atembewegung kann sich vertiefen und ausbreiten. Oftmals ist dabei die Ausbreitung des Atems durch verspannte Halte- und Bewegungsmuskulatur des Peripherbereichs behindert. Doch auch hier wirkt der Widerstand: einerseits unmittelbar durch den Druck von außen auf die verspannte Muskulatur (massierend, lösend), andererseits durch Mobilisierung der Atemkraft, der inneren Bewegung, indem diese immer wieder gegen die einengende, verspannte Muskulatur von innen her massierend wirkt.

Man braucht zur Dosierung des Widerstandes in Stärke und Dauer ein Maß, an dem man sich orientieren kann. Dies ist an der Atembewegung des Partners abspürbar, und zwar sowohl in der Länge seiner Atemphasen als auch in der Stärke der Kraft, die er entgegenbringt. Somit wird eine Über- oder Unterforderung der Atemmuskulatur vermieden und eine Dysrhythmisierung des Atemgeschehens verhindert. Positiv ausgedrückt heißt das: Ein dosierter Widerstand fordert die Atemmuskulatur gerade soviel heraus, als sie im jeweiligen Augenblick zu leisten vermag. Dosierter Widerstand wirkt ordnend auf den Rhythmus der Atmung, weswegen die Widerstandsarbeit zugleich als Arbeiten am Rhythmus bezeichnet werden kann.

1.7 Das Schwingen in der Arbeitsweise Schlaffhorst-Andersen

In der Arbeitsweise Schlaffhorst-Andersen nimmt das Schwingen einen bedeutenden Raum ein. Der Begriff "Schwingen" meint ein umfassenderes Bewegen als das unter 1.4.2 beschriebene Vor- und Zurückschwingen. Während dort das Vor- und Zurückschwingen als einer der Regenerationswege beschrieben ist, sollen hier atemkonforme Bewegungsübungen im Sinne aller Regenerationswege verstanden werden.

Schwingen kann entweder als Partnerschwingen zu zweit oder in einer Gruppe im Kreis, früher auch als "Rhythmische Übung" bezeichnet, durchgeführt werden. Ein erfahrener Lehrer sollte jeweils die Anregung zu durchdachten wirksamen Übungen geben. Die fördernde Wirkung bei diesem Schwingen besteht besonders in der Möglichkeit, Bewegungen und Atemschwingungen auf den Partner zu übertragen.

1.7.1 Partnerschwingen, Ilse Krüger:

"In diesem Abschnitt, durch einige Abbildungen verdeutlicht, wird ein kurzer Ausschnitt von Partnerübungen gezeigt, welche die Wiederherstellung vernachlässigter Funktionen wesentlich beeinflussen.

Wenn sich im Übenden nach anfänglich stockender Unsicherheit mehr und mehr die Atmung zuordnet und zugleich die gewohnte, mehr peripher eingestellte Muskelbetätigung zurücktritt,verschwindet merklich lastende und verspannte körperliche Schwere. Im Verlauf kann sich dann ein leichtes, fließendes Ineinanderspiel von Bewegungen entwickeln. Die Bilder können natürlich nur einen Augenblick des Geschehens festhalten, aber nicht, wie sich dieses Spiel in wechselndem Widerstand und Nachgeben zu immer neuen Bewegungsfolgen entwickelt.

In der Bezogenheit zur leiblichen Mitte und dem Verbundensein mit der Atmung entsteht die Freiheit der Glieder, die dem zivilisierten Menschen meist abhanden gekommen ist. So setzt er mit der Bewegung der Arme und Beine erst bei ihrem Heraustreten aus der Rumpfregion ein. Wird dann ein solcher Arm hochgehoben und losgelassen, sinkt er nicht in seine eigene Schwere zum Auspendeln herunter, sondern bleibt mitunter wie festgehalten stehen, und ein hart abgestoppter Fall folgt nach. Bei allen Partnerübungen ist die Anpassung des Führenden entscheidend. Er muß spüren, wie weit sein Gegenüber schon in der ersten Einstimmung von Atmung und Bewegung mitgehen kann, und gleichzeitig muß sich beim Anfänger die Empfindung völliger Sicherheit für sein Gehaltenwerden entwickeln.

Aus der Vielfalt verkehrter Einstellung ist nur ein kleines Beispiel angedeutet worden, sie sind ohnehin meist "an einem Punkte zu kurieren". Wie dies Fehlerhafte sich auch äußern mag, fast immer bewährt sich das einfache Vor- und Zurückschwingen, um ein erstes Zueinanderordnen von Atmung und Bewegung auszulösen.

Die Bilder zeigen Ausschnitte vom Ablauf der Übung. Zu Beginn stehen sich die Partner gegenüber, die Sohlen ruhen ganz auf dem Erdboden und bleiben mit ihm verhaftet, die Arme sind verbunden ohne eigenes aktives Anheben. Die fatale Gewohnheit des willkürlichen Einatmens läßt sich leichter vermeiden, wenn bei den Übungen mit der Ausatmung begonnen wird, denn hier ist es an uns, sie zu besserer Funktion zu erziehen. Sie wird mit einem geringen Vorschwingen verbunden (Bild 1).

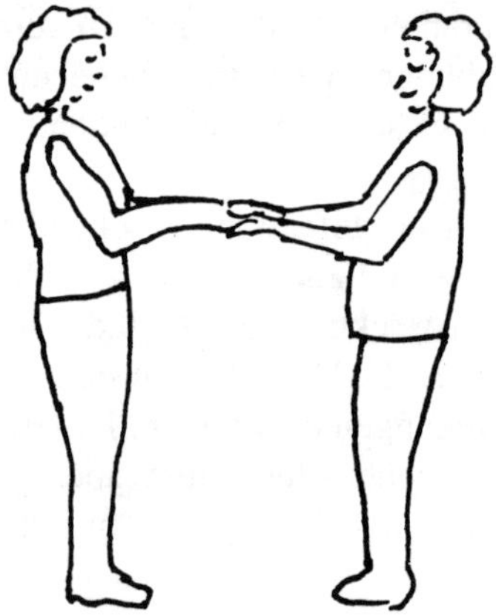

1.

Ist sie beendet, muß ein inneres Ausschwingen der Bewegung weitergehen, damit der Rückschwung mit dem nun unwillkürlich einsetzenden Impuls beginnen kann. Die Partner gleiten mit der wieder einströmenden Luft wieder auseinander; nur dadurch werden die Arme mit angehoben (Bild 2, S. 65).

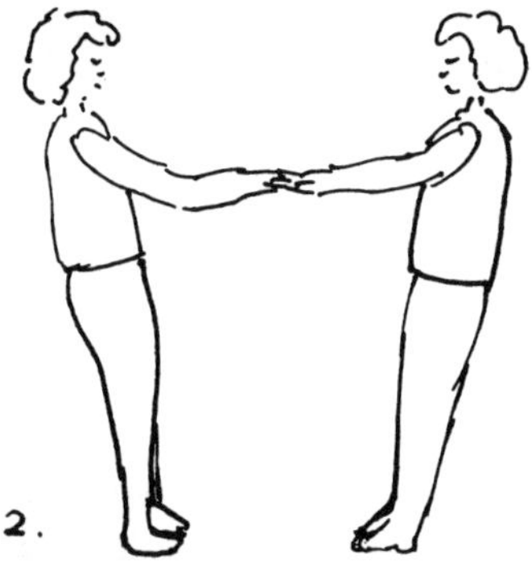

2.

Wie weit der Rückschwung ausholt, ist durch die Luftaufnahme selbst bedingt. Anfänglich kann er ein sehr bescheidenes Maß haben, aber die Atmung reagiert durchweg positiv auf diese ihr nachgehende Bewegung, unterstützt und vertieft durch die schwerelose Schräghaltung. Das Kreuz darf nicht eingezogen werden. Die Umkehr folgt auf der Höhe der Einatmung und führt die Partner wieder zusammen (Bild 3). Allmählich wird aus der anfänglichen Unsicherheit und manchen Stockungsmomenten ein fließendes Spiel im Vor und Zurück, als ob im Vor schon das Zurück eingeschlossen wäre und umgekehrt. Die Bildfolge zeigt nur eine der möglichen Anregungen für den ersten Beginn. Wenn bei solchen leichten, der Atmung nachgehenden schwingenden Bewegungen ihre Belebung unbemüht kräftiger einsetzt, dann ist der Entwicklung ständig sich wandelnder Übungen keine Grenze gesetzt. Dies hängt sehr stark von der intuitiven Einfühlung des führenden Partners ab.

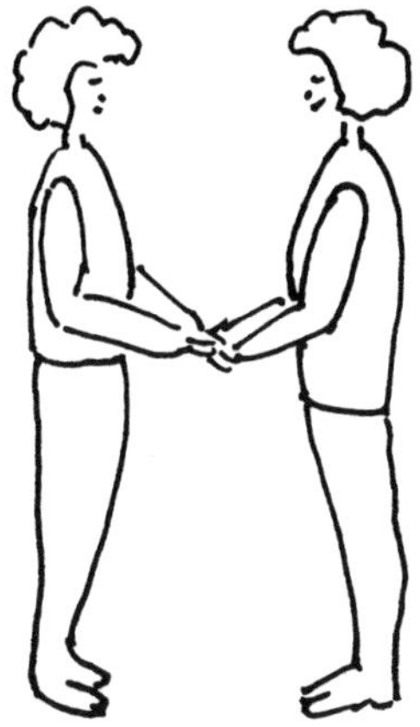

3.

Ein paar herausgegriffene Beispiele mögen zeigen, wie sich vom Ausgangspunkt her einige weiterführende Übungen entwickeln können (Bild 4, S. 66).

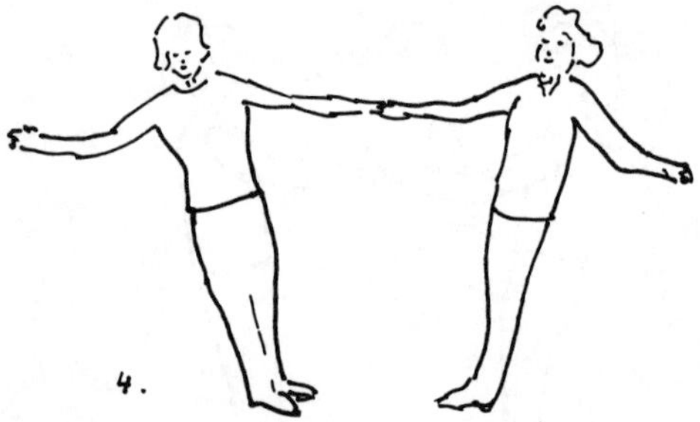

4.

Wenn wieder ein Rückschwung vollzogen ist, gleiten zwei Arme auseinander und sinken ab, werden aber nicht plötzlich fallengelassen. Sie nehmen den ganzen Körper bei unveränderter Fußstellung in eine verschraubte Dehnung nach außen (Bild 5) und beschreiben einen Kreis von unten nach oben, bis sie sich wieder zusammenfinden. Die Aufwärtsbewegung ohne Anheben der Schultern verbindet sich mit einer Einatmung. Durch die vertieftere Zwerchfellspannung entsteht ein kräftiger Zug nach außen ohne jede willkürliche Anspannung der haltenden Arme.

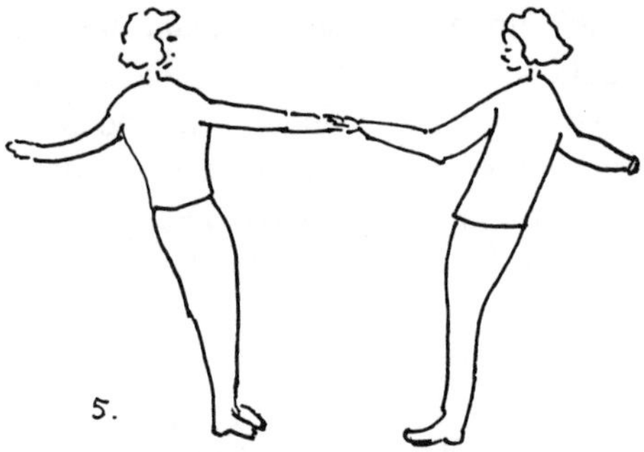

5.

Die Übung (Bild 6, 7, S. 67), welche sich auch mit der vorhergehenden verbinden läßt, verlangt einen guten Ausgleich der Atemkräfte. Die Einatmung vertieft sich ohne Festhalten beim Heruntergehen in die Hocke, die Arme bleiben gestreckt. Ein leichtes Federn mit Ein- und Ausatmung kann angeschlossen werden. Beim Aufrichten bleibt der verbindende Zug der Armpaare erhalten. Er wird unterstützt durch den Gegendruck der Fußsohlen zum Erdboden. Die Hände sollen sich bei allen Partner- und Kreisübungen ohne ein festes Zupacken zusammenfinden. Das Gefühl der Unsicherheit entsteht beim Schüler, wenn der Halt nur von den Armen her bestimmt wird ohne Verbindung zur Mitte. Ist er gegeben, dann greifen die Hände selbst bei leichtem Fassen einheitlich und sicher ineinander. Unter "Mitte" ist der Anschluß an die zentralen Atemmuskeln zu verstehen, die Arme sind lediglich Vermittler der Bewegung.

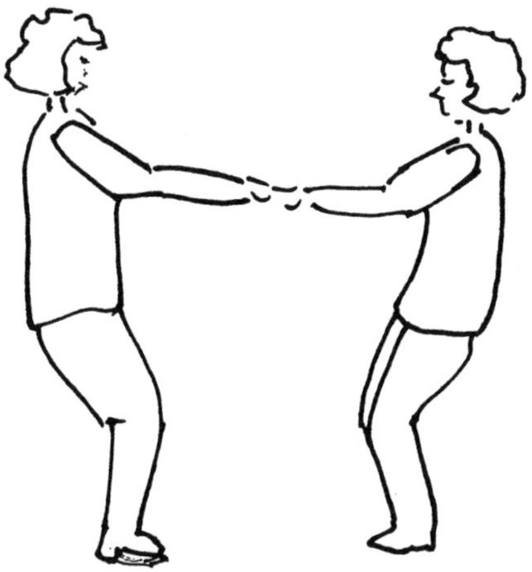

6.

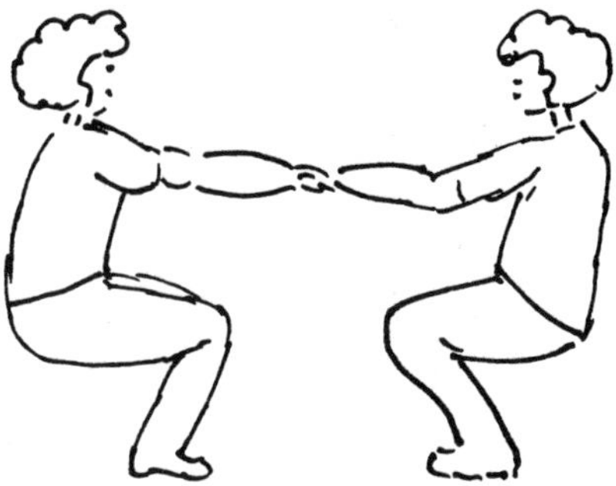

7.

Will man zur Schwingung die Spannkraft fügen, dann setzt sich im Vorschwung Handfläche gegen Handfläche, und ohne äußeren Druck wachsen die Arme in der Einatmung nach oben (Bild 8).

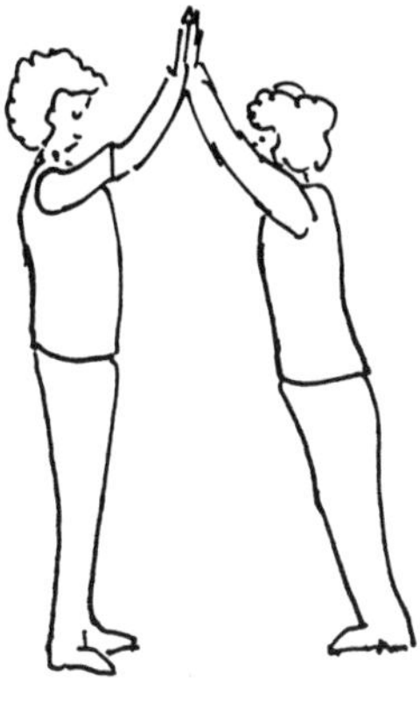

8.

Für alle Übungen gilt: Die Schultern werden nicht hochgezogen, die Zwerchfellspannung hält sie und den gesamten Thorax tief. Mit der Ausatmung senken sich die Arme ohne plötzliches Herunterfallen.

Meist ergibt sich nach anfänglichem Zusammenfinden ungewollt ein sehr wandelfähiges Wechselspiel bei zunehmender Bewegungsfreude. Es paßt sich der belebteren Atmung an (Bild 9, 10, 11).

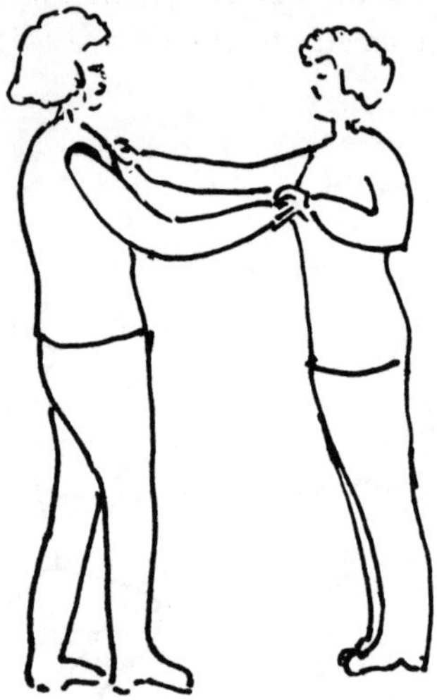

9.

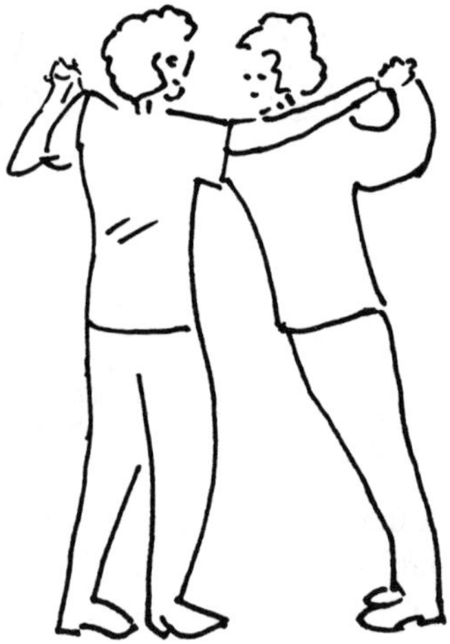

10.

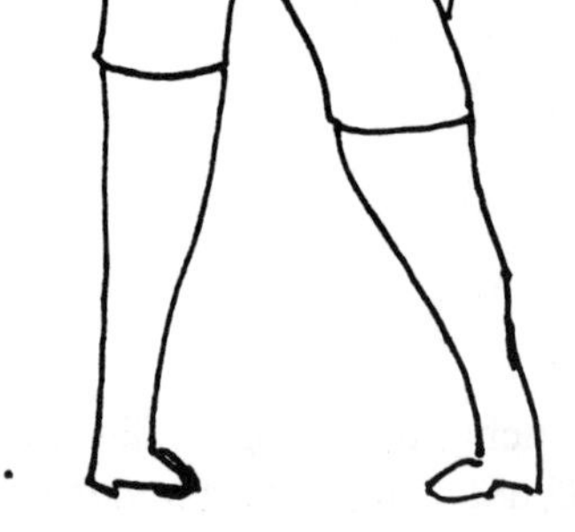

11.

Die Übung (Bild 12) fordert die Spannkraft ganz unmittelbar. Nacken und Hinterkopf sind die einzigen Stützen für den zurückgenommenen Körper, der vom Scheitel bis zur Sohle ohne falsche Anstrengung eine Einheit sein muß. Die Kraft sammelt sich gegen die haltenden Hände. Ohne Zwerchfellspannung ist diese Bewegung undurchführbar. Erst die Ausatmung führt zum Stand zurück.

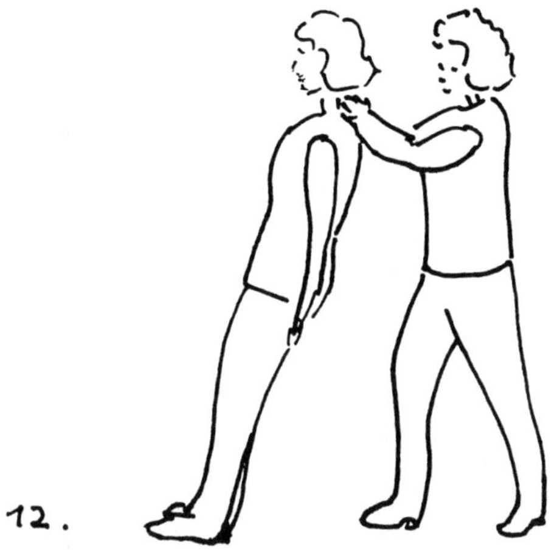

Eine weitere Partnerübung: Bei lose verbundenen Armen mit der einfließenden Luft eine Rumpfbeuge nach hinten und ausatmend zum Stand zurück (Bild 13).

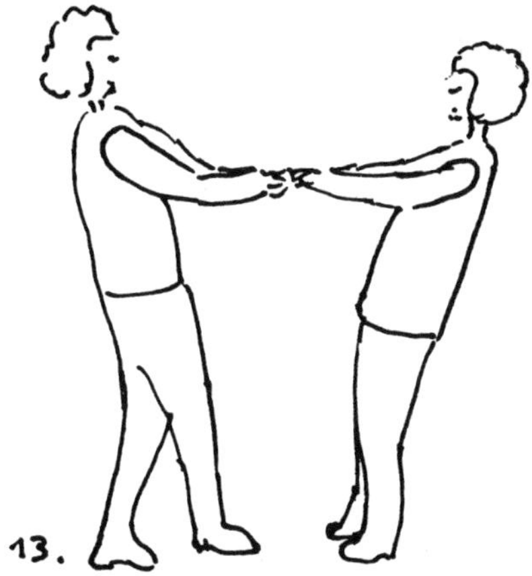

Der rechte Partner wird in der Zwerchfellgegend umfaßt, geht in die "Schräge", und mit der Einatmung heben sich die Arme mit kräftigem Zug nach vorn, um mit der Ausatmung in den Stand zurückzukehren (Bild 14).

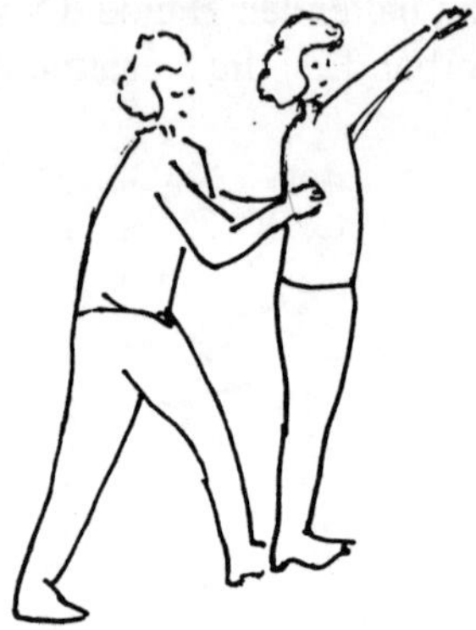

14.

Bei anscheinender Einfachheit ist die Übung eine hilfreiche Beeinflussung bei Rückenschwäche und Hohlkreuz. Das Niedergehen muß bereits sehr sicher geführt werden. Dann stemmen sich die Sohlen fest gegen den Widerstand des Erdbodens, von ihm aus (nicht durch falsche Anspannung der Leibmuskeln) erfolgt das langsame Aufrichten in der Einatmung. Der zweite Widerstand durch die Abstützung wird bei leichtem Druck und Gegendruck für die Mitarbeit des unteren Rückens herangezogen (Bild 15 u. 16).

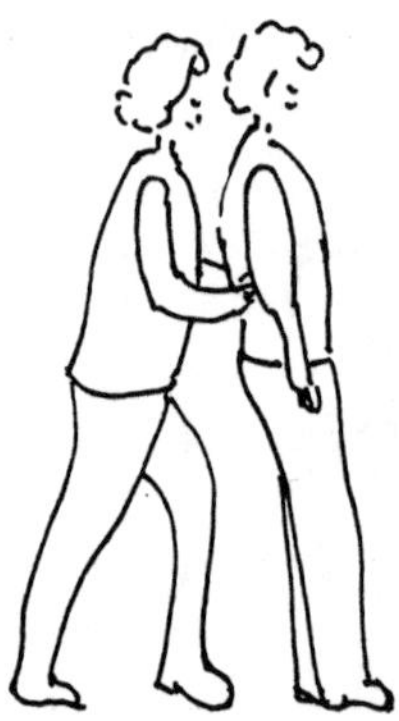

15.

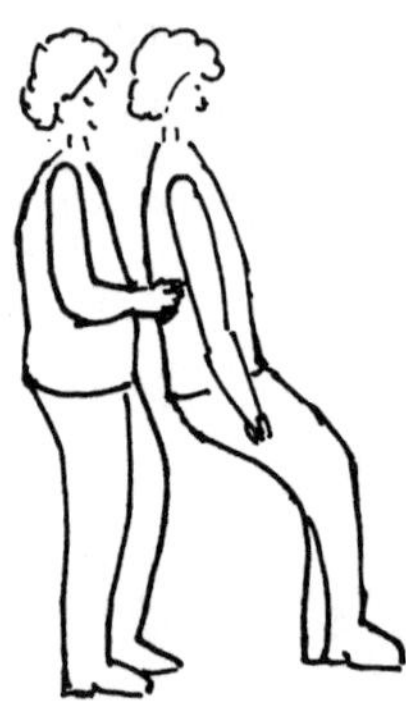

16.

Die aufgezeigten Partnerübungen lassen sich in vielseitiger Abwandlung und Erweiterung auf einen größeren Teilnehmerkreis übertragen. Wenn das Grundlegende der Übungen vermittelt und begriffen ist, wird in der Folge auch bei lebhafter Bewegung (z.B. im Sprung und Lauf) die Atmung ohne Überforderung zu ihrem Träger."

1.7.2 Gruppenschwingen

Die Gruppe der Übenden bildet einen Kreis. Wir machen einzeln einige gezielte Vorübungen, um dann besser in das gemeinsame Üben hineinzukommen.

Man beginnt mit dem Durchstrecken des ganzen Körpers (Räkeln), einer sehr individuellen Bewegungsform, in der Verspannungen spontan gelöst werden können, die auf jeden sehr belebend wirkt und die jeder ganz von alleine so gestaltet, wie es sein Körper benötigt.

Nach dieser unspezifischen, belebenden Bewegungsform soll jeder im Stand seine Aufrichtung wahrnehmen und die eigene Atembewegung beobachten, jedoch ohne sie zu beeinflussen. Dieses bewußte Aufnehmen des eigenen Befindens ist notwendig, um am Ende der Übung eine eventuelle Veränderung bewußt wahrnehmen zu können.

Die folgende Übung dient dem Bewußtwerden und Beleben der Füße, insbesondere der Fußsohlen. Das Spiel mit dem Tennisball, der mit verschiedenen Stellen der Fußsohle gegen den Boden gedrückt wird, hat drei verschiedene Wirkungen:

a. Verspannungen der Fußmuskulatur können leichter gelöst werden.

b. Mit Hilfe des Transsensus ("Über-sich-hinaus-Spüren") kann der Bodenkontakt erheblich intensiviert werden.

c. Über die Fußreflexzonen werden die Organe in ihrer Tätigkeit angeregt. Belebte (wache) Fußsohlen sind beim Schwingen von großer Wichtigkeit, da über ihnen die Bewegung stattfindet und sie als Basis (Drehpunkt) gleichermaßen stabil und flexibel sein müssen.

Durch die Hinwendung der Aufmerksamkeit auf die Vorderseite des eigenen Körpers, auf den Raum und das Gegenüber wird der Transsensus aktiviert. Eine vermehrte Durchblutung (wenn auch minimal) der vorderen Körperhälfte ist die Folge. Die Haltung, Aufrichtung verändert sich in Richtung auf einen aufgerichteten Brustkorb, eine Aufrichtung des Kopfes, auf eine Streckung der vorderen Leistenmuskulatur, so daß auch dort Raum für eine vergrößerte Atembewegung entsteht.

Durch die Wahrnehmung und Hinwendung zur rückwärtigen Körpergrenze und zum rückwärtigen Raum wird wiederum der Transsensus aktiviert. Eine vermehrte Durchblutung und somit Belebung der hinteren Körperhälfte wird gefördert. Die Atmung erweitert sich entschieden in den unteren Lungenbereichen, und die Aktivität der Zwerchfellschenkel wird erhöht. Daraus folgt eine intensivierte Kontraktion des Zwerchfells und somit eine vertiefte Einatmung.

Die Haltung, Aufrichtung verändert sich in Richtung auf

1. eine Streckung des Nackens (wichtig für die Aufhängung des Kehlkopfes)
2. ein mehr aufgerichtetes Becken, da Verspannungen im Kreuzbein-Lendenwirbelsäulen-Bereich allein schon durch das Hinspüren ausgeglichen werden können.

Die nächste Übung geschieht zunächst immer noch im Stand, allein durch die Vorstellung. Die Übenden sollen die zwei Punkte, Schwertfortsatz des Brustbeins und untere Lendenwirbelsäule, gedanklich verbinden. Es wird eine Diagonale gedacht, was im weiteren Übungsverlauf für eine Verbesserung der Atmung und Haltung von großer Wichtigkeit ist. Sie schafft die Verbindung zwischen vorderer und hinterer Körperhälfte.

Nun kann das Vor-Rück-Schwingen angesetzt werden, mit Hilfe der Vorstellung wird dabei der Weg entlang der Diagonalen mitverfolgt. Diese Vorstellung intensiviert die Bewegung und verdeutlicht das Ausgespannt-Sein zwischen diesen beiden Polen. Die Folge davon ist eine belebtere Atmung und eine echtere Aufrichtung.

Das Vor-Rück-Schwingen regt neben der belebenden Wirkung auf das Gamma-Nervensystem und dessen Folgen für die Aufrichtung besonders die vorderen und rückwärtigen Zwerchfellbereiche an. Gerade die zurückschwingende Bewegung bewirkt eine Dehnung der kräftigen Zwerchfellschenkel, was denselben einen größeren Raum für die Zusammenziehung bietet und somit eine vertiefte Einatmung zur Folge hat. In dieser Weise wirkt sich das Vor-Rück-Schwingen auf Atmung und Muskeltonus (Haltung,Aufrichtung) vielfältiger aus als das seitliche Schwingen.

Beim seitlichen Schwingen wird die Atmung in den Flanken eher bestärkt. Die Zwischenrippenmuskulatur wird durch die Dehnreize eutonisiert und belebt. Desgleichen wirkt sich diese Form des Schwingens auf die gesamte seitliche Aufrichtungsmuskulatur aus.

Diese Bewegungsform soll jeder der eigenen Atembewegung anpassen. Nach einer kurzen Phase des Vertrautwerdens mit dieser Bewegung soll die Ausatmung mit einem Strömungslaut hörbar gemacht werden. Dies gibt Aufschluß darüber, ob die Bewegung atemverbunden ausgeführt wird oder nicht. Gleichzeitig wird damit der Ausatmung mit Hilfe der Artikulationsenge ein Widerstand entgegengesetzt, der das Zwerchfell am schnellen Steigen hindert und somit die Ausatmung verlängert.

Wir halten es für geeignet, die Schwingebewegung im Zwerchfellrhythmus zu gestalten aufgrund seines aktivierenden, impulshaften Aspekts. Zugleich eignet er sich eher für die nachfolgenden Übungen als der Lungenrhythmus. Dies bedeutet: Die Ausatmung geschieht in der Phase des Vorschwingens,dabei hilft die Vorstellung, daß der Strömungslaut hinter dem sich dadurch aufrichtenden Brustbein entsteht. Die folgende Lösung, Pause der Atmung, kommt am vorne liegenden Umkehrpunkt. Die Einatmung erfolgt in der Phase des Rückschwungs. Die gedachte Diagonale begünstigt die Aufrichtung, da sie gleichermaßen den spannungsvollen Zug zwischen ihren beiden Polen benötigt. Mit Hilfe dieser Vorstellung wird der Übende daran gehindert, sich nach vorne oder nach hinten "sacken" zu lassen.

Die weiteren Übungen dienen als Überleitung zum Gruppenschwingen im Kreis. Sie erweitern das Bewußtsein des Schwingenden um die Wahrnehmung dessen, was die anderen machen. Ziel ist es, einen gemeinsamen Schwingerhythmus zu finden. Erst dann geschieht die Handfassung. Nun heißt es, nicht nur seinen eigenen Impulsen nachzugehen, sondern auch die Impulse der Nachbarn aufzunehmen, ohne dabei die eigenen Orientierungspunkte zu verlieren.

Während in vorangegangenen Übungen nur bis zu der eigenen Gleichgewichtsgrenze geschwungen wurde, kann nun aufgrund der Sicherheit bietenden Handfassung die Bewegung vergrößert und die Gleichgewichtsgrenze erweitert werden. Dabei entsteht beim Rückschwung das Phänomen der Kreisspannung. Durch sie wird über die starke Dehnung des Rückens der Raum für die Einatmung erweitert. Die Längung der Zwerchfellschenkel bedingt eine reflektorisch vertiefte Einatmung. Gleichzeitig setzt der Zug an den Armen einen stark atemanregenden Dehnreiz. Damit der Zug nicht fälschlicherweise ausgeglichen wird durch ein Hochziehen der Schultern (und somit Verspannung des gesamten Schulter-Hals-Bereichs), bieten wir an, im Moment des hintersten Rückschwungpunktes, also am Höhepunkt der Kreisspannung, die Ellenbogen in Richtung Hüfte an den Körper anzuziehen. Dadurch entsteht eine Entlastung des Schulter-Hals-Bereichs, die Kreisspannung kann individuell ausgeglichen werden, und die allgemeine Kreisspannung erfährt spürbar einen rückwärtigen Umkehrpunkt.

Auch beim anschließenden Vorschwung kann die eigene Gleichgewichtsgrenze überschritten werden, indem man sich mit den Händen Widerstand bietet. Es ist notwendig, in dieser Phase einen Halbklinger mit nachfolgendem Explosivlaut zu bilden. So geschieht in der Atmung nach Lösen des Explosives die abfedernde Pause. In der Schwingebewegung bedeutet dies ein Abfedern gegen den Widerstand der Kreisnachbarn. Die Intensität dieses Widerstands sollte weitgehend gleich sein sowie das Abfedern gleichzeitig, damit für den Kreis der Umkehrpunkt auf dem Höhepunkt des Vorschwingens deutlich wird. Die Schwingebewegung erfährt durch Anwendung dieser Widerstände eine starke Rhythmisierung. Dies, zusammen mit dem zusätzlichen Widerstand der schwingenden Stimme während der Bildung des Halbklingers, gedacht als von innen gegen das Brustbein gesprochen, bewirkt eine Belebung, Stärkung und Ordnung der Atmung, was sich wiederum positiv auf die Aufrichtung auswirkt.

In der nächsten Übung ersetzen wir das Abfedern gegen den Widerstand der Kreisnachbarn nach dem Vorschwung durch verschiedene Schrittfolgen in den Kreis hinein. Dabei werden Silben mit Halbklingern als Anlaut gesprochen, die nicht mit einem Explosivlaut enden. Besser eignen sich Vokale als Auslaut. Durch diese Bewegungsform wird die Ausatmung unterteilt und verlängert. Die Einatmung wird demzufolge intensiviert. Dies wird noch unterstützt durch das leichte Anheben des Beines am Umkehrpunkt der rückwärtigen Bewegung. Es bieten sich mehrere Schrittfolgen an, die man variieren kann. Hierbei ist es wichtig, daß beim hinteren Umkehrpunkt die Kreisspannung gleichmäßig eintritt, da sonst die Übung an Rhythmus und Ordnung verliert.

Die folgende Übung stellt eine Reduzierung der äußeren Bewegung dar bei gleichbleibender Intensität der inneren Atembewegung. Die Schrittfolge wird wieder kleiner, bis sich die Füße wieder angleichen und am Ende die schwingende Bewegung nach außen nicht mehr sichtbar ist. Für jeden einzelnen bietet sich nun die Möglichkeit nachzuspüren, ob sich die Atmung und Aufrichtung verändert haben.

2 Übungsformen

2.1 Leo Kofler: "Die Kunst des Atmens"

Clara Schlaffhorst und Hedwig Andersen fanden über die Ausführungen von Leo Kofler den Weg zur Atemarbeit. Sie besorgten die erste Übersetzung seines Buches "Die Kunst des Atmens" aus dem Amerikanischen ins Deutsche. Das war in Berlin im Jahre 1897.

In der Schule Schlaffhorst-Andersen werden auch heute noch Atemübungen nach Koflers Buch "Die Kunst des Atmens" praktiziert. Wegen der Bedeutung dieses Buches für die Arbeit Schlaffhorst-Andersen soll hier im folgenden das Vorwort zur zwanzigsten Auflage abgedruckt werden. Es wurde ausgeführt von Prof. Dr. Paul Vogler im Jahre 1951 und gibt Einblick in die Lebensarbeit von Clara Schlaffhorst und Hedwig Andersen.

Daran schließen sich Ausführungen an, die den Umgang mit Kofler-Übungen beschreiben, aber auch kritisch beleuchten.

"VORWORT ZUR ZWANZIGSTEN AUFLAGE

Als im Herbst 1950 Hedwig Andersen durch ihren Beauftragten, Freiherrn Schenk, an mich herantrat mit der Aufforderung, eine neue Auflage des Koflerschen Buches zu besorgen, habe ich zugestimmt, weil ich zutiefst von dem Wirken und dem Werk von Clara Schlaffhorst und Hedwig Andersen überzeugt bin.

Ich habe meine Aufgabe darin gesehen, den "Kofler", diesen ersten Ausgangspunkt der Schule Schlaffhorst-Andersen, in seiner ursprünglichen Klarheit bestehen zu lassen. Die Atemlehre Koflers ist unverändert geblieben, auch da, wo sie durch die Arbeit der Schule weiterentwickelt wurde. Die Wiedergabe ist bis in die letzten Einzelheiten getreu. Die Ursprünglichkeit des Ausdrucks ist voll gewahrt.

Während so die Atemlehre in der alten Form zur Darstellung kam, konnte eine zweite Aufgabe nur durch erhebliche Änderungen des früheren Textes gelöst werden. Kofler hatte seinem Leserkreis medizinisch-physiologische Begründungen mitgeben wollen. Hier mußten neuere wirklichkeitsnähere Vorstellungen eingefügt werden. Nicht nur, um der heutigen Ärztewelt gegenüber eine fundierte Begründung der Arbeit an der Atmung zu schaffen, sondern vor allen Dingen, um den Unterricht durch organische Vorstellungen zu stützen. Solche Vorstellungen zu geben ist die moderne Physiologie durchaus in der Lage.

Das Buch enthält die Hinzufügungen des medizinischen Bearbeiters in eckigen Klammern, und am Schluß ist eine Darstellung der nötigsten physiologischen Vorstellungen zum Verständnis dieses Gebietes im Zusammenhang gegeben. Wir sind überzeugt, daß Kofler erfreut gewesen wäre, wenn er mit heutigen Begriffen hätte arbeiten können. Daß ihm die Physiologie seiner Zeit, eine in starren Modellen denkende Wissenschaft im Primitivstadium, dazu nicht die Möglichkeit gab, ist nicht seine Schuld.

Es ist mir unmöglich, diese Arbeit Ostern 1951 abzuschließen, ohne den ferner stehenden Leser darauf hinzuweisen, wie die Dinge wirklich liegen. Die grenzenlose Bescheidenheit der beiden Frauen Schlaffhorst und Andersen darf nicht darüber hinwegtäuschen, daß es sich bei der Herausgabe dieses Buches um einen Akt von historischer (und grundsätzlicher) Bedeutung handelt, der die Ausgangspunkte der Schule sauber herausstellt. Auf dieser Grundlage nun basiert ein Lebenswerk der Erkenntnis, wie es einer Nation in Jahrhunderten nur wenige Male beschieden ist. Dies war nur möglich durch das Zusammentreffen zweier genialer Menschen, die alles opferten, um die Vorgänge der Atmung und der Stimme zu verstehen. Zweier Menschen, die ein Leben lang unermüdlich arbeitend von Erkenntnis zu Erkenntnis schritten. Da muß viel zusammenkommen: die sorgfältige Kleinarbeit im täglichen Unterricht durch alle Jahrzehnte; eine wagemutige Art zu forschen, wo die offizielle Phonetik und weitgehend auch die Physiologie vollständig im Stich ließen; das Genie, das dazu gehört, am Lebendigen zu forschen und sich dabei wieder einzig vom Lebendigen leiten zu lassen; Stimmen zu formen, die konkreten Menschen angehören, und dabei zum Überindividuellen vorzudringen - alles das sind Wesenszüge des echten Forschers.

Es ist hier nicht der Ort, auf das Werk von Schlaffhorst-Andersen auch nur in irgendeiner Hinsicht näher zu sprechen zu kommen. Die es wirklich kennen, wissen heute schon, daß Jahrzehnte vergehen werden, bevor die Erkenntnisse, die heute vorhanden sind, von den verschiedenen Fachgebieten aufgenommen sein werden. Dann wird man leichter als heute sehen können, was es bedeutet, daß es zwei Frauen vorbehalten blieb, solche Erkenntnisse am Lebendigen zu gewinnen. Man wird sie nach jeder Richtung ausmünzen, nach der Richtung der Erziehung, nach der Richtung der Gesangskunst, nach der medizinischen Brauchbarkeit. Aber einer geisteswissenschaftlichen Studie bleibt es vorbehalten, das einmal wirklich darzustellen, was hier geschehen ist, und ein Zeugnis davon abzulegen. Fräulein Ilse Krüger und Frau Dr. med. Paula Vogler habe ich für die Zusammenarbeit bei der Herausgabe dieser Schrift zu danken. Paula Vogler vor allem, weil sie mir während jahrzehntelanger Arbeit in der Medizin immer wieder die Zusammenhänge aufzeigt, wie sie sich aus der Arbeit der Schule Schlaffhorst-Andersen auch für die Medizin ergeben.

Berlin W 15, Ostern 1951 *Paul Vogler"*

2.1.1 Die Kofler-Übung I

Leo Kofler kam, nachdem er sein Berufsziel "Solosänger" aufgrund eigener Stimmprobleme aufgeben mußte, zu der Erkenntnis, daß es sehr oft die Atmung ist bzw. die Voraussetzung für die Atembewegungen, Beweglichkeit des Brustkorbs und Elastizität der Lungen, die unzureichend für die Anforderungen im Singen und Sprechen sind. Er begann mit physiologischen Studien und baute seine Methode schließlich auf dem Grundgesetz auf, daß ein voller Atem mit den vereinigten Atemmuskeln zu nehmen sei. Der Erfolg zeigte sich in einer Kräftigung der eigenen Stimme. Clara Schlaffhorst und Hedwig Andersen nahmen diese Übungen in ihre Arbeit mit auf.

Kofler: Übung I "Für die Übung der Einatmung

Tiefatmen mit den vereinigten Atemmuskeln

Nachdem man ausgeatmet und die Ruhepause abgewartet hat, läßt man die Luft durch die Nase einströmen. Man hält den Atem einige Sekunden an und läßt ihn dann mit einmal durch den weitgeöffneten Mund heraus.

Man achte genau darauf, daß die Ausdehnung des Leibes und der Brust nicht nacheinander, sondern gleichzeitig geschieht. Man erreicht dies am besten, wenn man sich vorstellt, man röche an einer Blume.

Beim Herauslassen des Atems geht die Ausdehnung des ganzen Rumpfes ebenso gleichzeitig wieder zurück. Der Atem darf nicht bis auf den letzten Rest ausgepreßt werden. Hier wie bei allen Einatmungsübungen gilt für die Ausatmung das Gesetz, daß mit dem allmählichen Abnehmen der Luftmenge das Zwerchfell entsprechend steigt."

Die Übung I von Kofler gehört zum ersten der drei Übungsabschnitte seines Werks und ist eine Übung für die Erlangung und Vertiefung der physiologisch richtigen Einatmung. Sie strebt im Kern die Tiefatmung mit den vereinten (original: vereinigten) Atmungsmuskeln an. Mit den vereinten Atmungsmuskeln ist die Costo-Abdominal-Atmung gemeint in Erweiterung zur Schlüsselbein- oder Hochatmung, zur Flanken- oder Rippen-(Costal-)Atmung und zur Zwerchfell-Bauchatmung (Abdominalatmung). Mit den drei letztgenannten Atemtypen ist nach Kofler der Sänger nicht in der Lage "eine vollendete Herrschaft über seinen Stimmapparat zu erlangen. Ein großer Teil der Lungen wird der Durchlüftung beraubt. Ihre Elastizität wird natürlich mit der Zeit vermindert."

Die Costo-Abdominal-Atmung ist eine Kombination der zwei letztgenannten Atemtypen. Kofler zählt das Zwerchfell, die Zwischenrippenmuskulatur und die Rippenheber (musculi scaleni) als die aktiven Muskeln auf, um den Brustraum zu erweitern und so zur Erweiterung des Einatems beizutragen.

Bei der Einatmung dehnt sich gleichzeitig mit der Zusammenziehung des Zwerchfells die Bauchwand nach außen. Die unteren fünf Rippenpaare werden herabgezogen, wobei die Zwischenrippenmuskulatur, die Bauchmuskeln und der quadratus lumborum dem Zwerchfell entgegenarbeiten und diese Rippenpaare nach außen ziehen und festhalten. So wird eine Einwärtsbewegung der unteren Rippen verhindert. Die Weitung der mittleren Brusthöhle ist größer als bei der Flankenatmung. Gleichzeitig mit der Zwerchfellzusammenziehung werden die oberen sieben Rippenpaare von der Zwischenrippenmuskulatur gehoben und nach außen gedrängt. So wird die Längenausdehnung des oberen Brustbereichs im Vergleich zur Hochatmung vergrößert.

Mit der Tiefatmung meint Kofler die Belüftung aller Lungenbereiche. Ebenso ist damit die gleichzeitige Ausdehnung des oberen Brust- und unteren Rumpfbereichs gemeint bei gleichzeitiger guter Zusammenziehung des Zwerchfells.

Die Übung soll mit der Ausatmung (z.B. auf f) beginnen, und die folgende Ruhepause soll abgewartet werden. Dies hat den Vorteil, daß der Einatemimpuls leichter aufgenommen werden kann. Das zweite wichtige Anliegen Koflers ist die unwillkürliche Einatmung, die mit dem bewußten Einsatz der vereinten Atmungsmuskulatur einen willkürlichen Anteil erhält. Wird die Willkürlichkeit an ein Vorstellungsbild geknüpft und außerdem der obige Einatmungsimpuls abgewartet, wird die Qualität der unwillkürlichen Einatmung wieder erreicht. Ein "Tiefgriff der Zwerchfellspannung bei der Einatmung" wird ermöglicht.

Die Einatmung soll durch die Nase geschehen mit den damit verbundenen Vorteilen wie Lufterwärmung, -reinigung, -befeuchtung, physiologische Enge, Riechfunktion u.a. Die Weitung von Leib und Brust soll nicht nacheinander, sondern gleichzeitig stattfinden. Dazu empfiehlt Kofler die Vorstellung, an einer Blume zu riechen.

Gleichzeitige Weitung heißt, "daß sich der ganze Körper von der obersten Rippe bis zum Unterleib gleichzeitig ausdehnt und die Lungen sich in allen Teilen füllen, jedoch ohne Überfüllung." Brustbein und Bauchdecke sollen sich also im gleichen Moment heben. Clara Schlaffhorst und Hedwig Andersen bezogen auch den Kreuz-Lenden-Bereich in ihre Arbeit mit ein, da hinten das Zwerchfell die größtmögliche Zusammenziehungsmöglichkeit besitzt. Da durch die Lendenwirbelsäule nach hinten eine geringere Ausdehnungsmöglichkeit besteht, findet die Weitung verstärkt in den Flanken statt. Die Weitung wirkt sich außerdem in einer Streckung der Lendenwirbelsäule aus ebenso wie der Brustwirbelsäule im oberen Bereich. Man kann also durchaus von einer "Rundumweite" unter Einbeziehung von Brustbein, Kreuz-Lenden-Bereich, Flanken und Bauch sprechen.

Nach abgeschlossener Einatmung soll der Atem "einige Sekunden" gehalten werden bei offener Stimme, um ihn dann auf einmal durch den "weitgeöffneten Mund" herauszulassen. Mit dem Beginn der Ausatmung soll die Brust ruhig gehalten werden, der Unterleib soll sich "sehr allmählich zusammenziehen", wobei die Zusammenziehung "bis zur Zwerchfellgegend" fortschreiten soll. Die Luft "darf nicht bis auf den letzten Rest ausgepreßt werden."

Die Anwendungsmöglichkeiten des oben Beschriebenen liegen sowohl im künstlerischen Bereich als auch im Gesundheitsbereich: Die Atemorgane werden gekräftigt, was Auswirkung hat auf die seelische und körperliche Stabilität des Menschen, ebenso wird positiv auf das vegetative Nervensystem eingewirkt. Die gesamte Wohlbefindlichkeit steigert sich.

2.1.2 Ausführung einer Kofler-Übung nach Schlaffhorst-Andersen

Original Kofler heißt vor allem, daß die Atemübungen ohne Bewegung ausgeführt werden, wobei die ersten drei Stellungen nach Kofler wie folgt festgelegt sind:

1. Liegen auf dem Rücken
2. Gerade stehen mit einem Stab in den Händen, wobei die Arme einmal vor dem Körper hängen, dann den Stab waagerecht mit gestreckten Armen über dem Kopf halten und zuletzt am Stab, welcher auf den Schultern ruht, hängen.
3. Stehen mit verschränkten Händen hinterm Rücken in der Taillengegend.

Wir wollen nicht original nach Kofler arbeiten, sondern mit Arm- und Beinbewegungen, Vorstellungsbildern, Auflegen der Hände auf den Körper etc.

Die statischen Körperhaltungen entsprechen nicht dem Haltungsideal unserer heutigen Zeit, sondern eben der Zeit des Erscheinungsjahres der ersten Auflage des Buches, 1897. Sie müssen "aufgelockert" bzw. sogar aufgehoben werden. Außerdem birgt ein Teil der Stellungen die Gefahr in sich, die Schultern hochzuziehen, starr und steif zu stehen - "man steht vollkommen gerade" - und die wenigen Bewegungsmöglichkeiten nicht atemverbunden und mechanisch auszuführen, wie "dann hebt man den Stock energisch in die Höhe", man legt den Stock "mit einer kräftigen Bewegung auf den Nacken" etc.

Um die Übung I von Kofler durchzuführen, sind folgende drei Hauptanliegen zu erarbeiten:

- die Tiefatmung mit den vereinten Atmungsmuskeln,
- die unwillkürliche Einatmung,
- die Gleichzeitigkeit der Ausdehnung von Brust und Leib bzw. "Rundumweite" von Brust-Leib-Kreuz-Lenden-Bereich.

Die Wahrnehmung der "Rundumweite" und auch die Kontrolle, ob die Ausdehnung in den verschiedenen Bereichen gleichzeitig geschieht, wird durch Auflegen einer Hand an das Brustbein und der anderen auf den Kreuz-Lenden-Bereich und / oder den Bauch (abwechselnd) erleichtert. Die Hand im Kreuz-Lenden-Bereich erleichtert die Bewußtseinslenkung in den Rücken.

Durch die obige Übung kann neben einer "Rundumweite" auch eine Tiefatmung unterstützt werden, da über die Hände das Bewußtsein sowohl in den oberen als auch in den unteren Rumpfbereich gelenkt wird. Eine mögliche Fehlerquelle liegt darin, daß durch das Händeauflegen die Schultern hochgezogen werden, vor allem durch die Hand im Kreuz-Lenden-Bereich. Wird der Kontakt zum hinteren Bereich mit dem Handrücken aufgenommen, muß sich der Arm weniger verdrehen, und so können sowohl der Arm als auch die Schulter frei hängen.

Die Atembewegung soll dabei vorrangig bei der Einatmung beobachtet werden, da es sich bei Übung I von Kofler um eine Einatemübung handelt. Die Einatmung wird dabei durch eine Vorstellung erleichtert: Kofler gibt vor, an einer Blume zu riechen (wobei sein Hauptanliegen dabei die gleichzeitige Ausdehnung des Leibes und der Brust ist). Wir empfinden die Vorstellung, "am Meeresstrand zu stehen und die salzige Meeresbrise einzuatmen", als intensiver, da der ganze Mensch von der Meereslandschaft umgeben ist zusätzlich zum

Duft, welcher von der Nase erfaßt wird. Dabei öffnen sich die Nasenflügel und die Luft kann einströmen.

Hier liegt eine mögliche Fehlerquelle darin, den Atem einzuziehen, wie es beim Riechen gerne gemacht wird. Bereits der Hinweis, "nur die Nase zu öffnen" (weite Nasenflügel), kann hilfreich sein, ebenso die Feststellung, daß "die ganze Luft vom Meeresgeruch gesättigt ist". So besteht keine Notwendigkeit, des Geruchs durch einen von der Nase erzeugten Sog habhaft zu werden.

Die unwillkürliche Einatmung wird außerdem durch die Verbindung mit einer atemzwingenden Bewegung unterstützt. Es soll nicht zuviel Luft aufgenommen werden, sich nicht vollgepumpt werden. Eine Bedrängnis darf nicht ein Wohlgefühl ablösen, sowie auch kein Schwindelgefühl auftreten darf. Bereits die Erläuterung, daß eine Tiefatmung mit den vereinten Atmungsmuskeln nicht ein quantitativ großes Luftvolumen voraussetzt, kann eine Überfüllung verhindern.

Um außerdem eine Überkonzentration auf die Einatmung zu verhindern, muß die eingeatmete Luft bei der Ausatmung genutzt und umgesetzt werden. Dies kann geschehen, indem der ausströmenden Luft ein leichter Widerstand in der Artikulation gesetzt wird, z.B. durch ein f oder andere Strömungskonsonanten. Dadurch wird die Lunge an einer zu schnellen Zusammenziehung gehindert. Sie zieht sich langsam und gleichmäßig zusammen, ebenso steigt das Zwerchfell langsam und gleichmäßig nach oben.

Die bei der Einatmung zugeführte Luft kann über das Hauchen wieder abgegeben werden. Dabei muß versucht werden, beim Luftabgeben die Weite in den Rippenbögen zu erhalten. Das Zwerchfell erhält ein höheres Streckvermögen, eine bessere Dehnfähigkeit. Die Luft soll möglichst langsam abgegeben werden, da die Luft dann um so wärmer aus der Lunge aufsteigt. Damit wird auch die Schonung der Stimmbänder gefördert, ebenso des Rachens. Die warm aufsteigende Luft ist ein Zeichen für das langsame Entweichen aus der Lunge. Diese langsame und gleichmäßige Lungenzusammenziehung erfordert eine gute Rückstellkraft der Lunge. Dadurch wird wiederum ein längerer Atembogen erzielt, d.h. die Qualität einer tiefen Einatmung kann bei der langsamen Ausatmung genutzt werden.

Eine mögliche Fehlerquelle liegt darin, bei der Bildung eines Artikulationswiderstandes zuviel Druck in den Artikulationsorganen aufzubauen. Beim Hauchen muß darauf geachtet werden, daß die Luft nicht angehalten wird, die Glottis muß offen bleiben. Es darf die Ausatmung auch nicht überzogen werden, d.h. es darf nicht zuviel Luft abgegeben werden. Ansonsten ist die Gefahr groß, daß durch den Sauerstoffmangel eine willkürliche Einatmung hervorgerufen wird und die Atempause wegfällt.

Die Atempause als Voraussetzung für die unwillkürliche Einatmung kann durch den Hinweis, nach der Ausatmung den Bauch zu lösen, erreicht werden. Die Erinnerung an die Atempause kann eine weitere Hilfe sein.

Die innere Atembewegung wird durch eine äußere Bewegung sichtbar gemacht: Mit der Einatmung heben sich beide Arme seitlich bis in die Waagerechte, bei der Ausatmung werden sie wieder gleichmäßig abgeführt. Dabei zeigen die geöffneten Handinnenflächen jeweils in die Bewegungsrichtung, d.h. bei der Aufwärtsbewegung nach oben (aufnehmende Geste), bei der Abwärtsbewegung nach unten. Bei der Öffnung der Handinnenflächen nach außen (bei hängenden Armen) bzw. nach oben (beim Armheben) nähern sich die Schulterblätter einander an und bewegen sich zurück. Der Schultergürtel weitet sich, und das Brustbein kann sich leichter aufrichten. Durch die Öffnung der Handinnenflächen nach unten beim Armsenken entsteht ein Gefühl, die Luft wegzudrängen und selber zu wachsen. Das Gefühl von der Weite der Landschaft (Vorstellungsbild) wird von dieser Geste verstärkt. Außerdem wird diese Armbewegung nach unten zu einer Widerstandsübung mit einem imaginären Widerstand. Dieser unterstützt die Verlängerung des Atembogens.

Die hebende Armbewegung ist eine atemzwingende Bewegung für die Einatmung: Die Zwischenrippenmuskulatur weitet den oberen Brustkorb, die Luft strömt von selbst in die Lungen. Eine mögliche Fehlerquelle liegt darin, die Arme zu heben, bevor der Impuls für die Einatmung kommt, so daß sich die Atmung der Bewegung unterordnet. Heben sich die Arme zu spät, eilen sie der Einatmung hinterher. Man muß also versuchen, genau den Augenblick zu erkennen, in dem die Einatmung einsetzt. Beide Arme sollen aus den Augenwinkeln sichtbar bleiben, sie sollen nicht zu weit nach hinten orientiert sein, sondern einen offenen Halbkreis nach vorne bilden. So wird eine Überdehnung der Muskulatur im Schultergelenk und -gürtel vermieden.

Um als Ergänzung zur Weitung des oberen Brustkorbs auch den unteren hinteren Bereich zu weiten, arbeiten wir auch mit den Beinen; das Gewicht wird auf das Standbein verlagert, das Spielbein wird mit der Einatmung gehoben, jedoch nicht so weit, daß der Oberschenkel sich in der Waagerechten befindet. Der Unterschenkel hängt locker nach unten bei beweglichem Kniegelenk. Mit der Ausatmung senkt sich das Bein wieder und stellt sich neben das Standbein in die Ausgangsstellung. Dann wechseln Spiel- und Standbein, und das andere Bein hebt sich.

Durch die Beinbewegung wird über den Iliopsoas-Muskel, welcher am Oberschenkel ansetzt, und über die Quadratus- und Psoasarcade, die mit dem Zwerchfell in Verbindung steht, das Zwerchfell gereizt und zu einer Senkung veranlaßt. Der Raum über dem Zwerchfell vergrößert sich. Durch "Ausbiegen" der Lendenwirbel wird zusätzlich nach hinten Raum geschaffen. Dabei ist wichtig, daß man durch Auflegen einer Hand die Rundung spüren kann, die im Kreuz-Lenden-Bereich auftritt.

Eine häufige Fehlerquelle liegt wie beim Armheben darin, daß die Beinbewegung nicht bzw. ungenau an der Atembewegung orientiert ist. Außerdem darf das Bein nicht zu hoch gehoben werden, um zu verhindern, daß die Bewegung nur noch mechanisch ist. Der Kreuz-Lenden-Bereich muß unbedingt in seiner Lebendigkeit bewahrt bleiben: Weder darf er beim Heben des Beines verkrampft werden noch die Lendenlordose verstärkt werden, anstatt sie durch eine Rundung momentan auszugleichen. Das Kippen des Beckens muß zugelassen werden.

Voraussetzung für das leichte Heben eines Beines ist eine gute Balance. Diese wird wiederum durch die gute Atemverbundenheit der Bewegung verbessert und dadurch, daß die Bewegung nicht zu groß ist und nicht losgelöst vom Rumpf geschieht. Dabei hilft die gedankliche Verbindung mit der Atmung, es wird eine Zentrierung des ganzen Körpers mit den Extremitäten zur Körpermitte erreicht.

Die kombinierte Ausführung der obigen Arm- und Beinbewegung bringt die gleichzeitige Ausdehnung von Brust, Leib und Kreuz-Lenden-Bereich automatisch mit sich. Die Weitung des oberen und unteren Bereichs entspricht der Tiefatmung, verknüpft mit einer guten Zwerchfellzusammenziehung.

Das Vorstellungsbild, welches im Zusammenhang mit der Einatmung beschrieben wurde, kann bereits während der isolierten Arm- und Beinbewegung benutzt werden. Die kombinierte Bewegung als Höhepunkt wird von der Vorstellung her verstärkt. Man kann sich die Weite des Meeres vorstellen, wobei man selbst auf einer hohen Düne steht. Es entsteht ein Gefühl ganzkörperlicher Weite.

2.2 *Atemhalten*

Der Begriff "Atemhalten" bedeutet ein Bewahren des Atems. Der Begriff beschreibt den Vorgang als Aktivität, als Leistung. Sie beruht darin, daß man die Lungen, sobald sie gefüllt sind, im ausgedehnten (= abgespannten) Zustand erhält, die entwickelte Einatemspannung einen Moment bewahrt. Der Atem wird "zurückgehalten", die Luftabgabe ist verzögert. Der Moment des Atemhaltens entspricht einem nicht "Entweichenlassen", nicht "Fließenlassen" des Atems.

Rhythmus ist dagegen etwas "Fließendes", das Ineinanderfließen der sich abwechselnden Atemphasen. Der natürliche Atemrhythmus ist wesentlicher Bestandteil - besser Grundlage - bei aller Atem-, Stimm- und Bewegungsarbeit nach Schlaffhorst-Andersen. Zu den zwei Phasen Zusammenziehung, Strekkung kommt die dritte Phase der Lockerheit hinzu. Die drei Atemphasen beinhalten das von Leo Kofler beschriebene "Halten des Atems" nicht.

Atemhalten bedeutet also ein willkürliches Eingreifen in den natürlichen Atemrhythmus. Mit dem bewußt eingesetzten Halten des Atems wird in den Rhythmus der Atmung zwischen Einatmung und Ausatmung eine zusätzliche Phase eingeflochten. Atemhalten wird so gesehen zur vierten Phase, die sich von der Höhe der Einatmung bis zum Beginn der Ausatmung spannt.

Ähnlich der natürlichen Atempause nach der Ausatmung findet auch in ihr ein Umkehrpunkt statt. Dem aktiven Aufrechterhalten der inspiratorisch wirkenden Elastizität der Thoraxwand und des Zwerchfells steht die exspiratorisch wirkende Elastizität der Lunge gegenüber.

Solange beide Pole gleich stark sind, heben sich ihre entgegengesetzten Kräfte auf; äußerlich wird nur scheinbar "Stillstand" sichtbar, bis sich im "Kampf" zwischen Ein- und Ausatemmuskulatur letztere durchsetzt.

Beim bewußt eingesetzten Atemhalten entspricht dies dem Punkt, an dem die Einatemspannung nicht mehr mit Leichtigkeit aufrechterhalten werden kann. Die Einatemmuskulatur, die durch die Phase des Spannungshaltens gekräftigt wurde, kann dann in der Phase der Ausatmung verstärkt wirksam werden. Darin liegt der Sinn für das Atemhalten nach der Einatmung.

Die in der Einatmung aufgebaute Zwerchfellspannung läßt nach der Haltephase nicht auf einmal los, sondern kann allmählich durch das langsam steigende

Zwerchfell abgespannt werden. Der Lunge, in ihrem Bestreben sich zusammenzuziehen, wird auf diese Weise ein Widerstand entgegengesetzt.

Diese aus dem Atemhalten resultierende Ausatemqualität ist von Bedeutung für die Gesangs- und Sprechkunst. Durch das "Halten des Atems" kann die Atemmuskulatur mitbefähigt werden, die Luftabgabe in Dauer und Spannungsqualität text- bzw. liedgemäß zu vollziehen.

In der Praxis wird bei der gestalteten Ausatmung häufig eine Diskrepanz zwischen gestalterischem Wollen einerseits und körperlichem Vermögen andererseits deutlich. Die in der Einatmung mehr oder weniger organisch aufgebaute Atemspannung kann oft nicht in der Phonation durchgetragen werden. Ein Teil der Luft entweicht häufig, noch bevor der Ton beginnt. Sichtbar wird der frühzeitige Spannungsverlust durch das Einsinken des Brustbeins, das Zusammenfallen des gesamten Brustkorbes während der Phonation.

Der Ton ist damit seiner natürlichen "Stütze" beraubt. Er wird nicht mehr von der Spannung der Atemmuskulatur getragen. Die aufströmende Ausatemluft drängt gegen die Stimmbänder. Die Möglichkeit feindosierter Luftabgabe und -bearbeitung im Klang geht verloren. Die Ausatmung ist folglich relativ kurz. Um den Atembogen dennoch text- bzw. liedgemäß vollziehen zu können, wird die Atemhilfsmuskulatur verstärkt eingesetzt, die Lungen wurden ausgepreßt. Auf diese Weise ausgeübt, wirkt sich der Sing- und Sprechvorgang sowohl auf die Gesundheit der beteiligten Organe, das Wohlbefinden des Sängers/Sprechers als auch auf den gestalterischen Ausdruck negativ aus.

Durch das "Zurückhalten des Atems" nach der Einatmung steht für die Ausatmung die Fülle des Luftstromes zur Verfügung. Es wird also keine Luft verschwendet. Die Einatemmuskulatur wird gekräftigt, auf ihre Aufgabe während der Phonation vorbereitet. Der Ton wird getragen, gewinnt an Qualität. Eine langsame, feindosierte Luftabgabe und -verarbeitung in Klang wird möglich. Es kann mehr Luft ausgeatmet werden, wodurch die folgende Einatmung vertieft wird. Die Lunge wird besser belüftet. Nach Leo Kofler ist das "Halten des Atems" nach einer tiefen Einatmung das Mittel, durch das die körperlichen Organe und ihre Funktionen (Blutkreislauf, Nerven, Lungen, Verdauung) genügend unterhalten und die geistigen Möglichkeiten vorteilhaft beeinflußt werden.

Daß Atemhalten mit Leben, dem Unterhalten körperlich-seelisch-geistiger Vorgänge, zu tun haben kann, wird an seiner "Naturform" deutlich sichtbar: Mit der Freude oder Überraschung beim Anblick von etwas Ungewöhnlichem, Schönem (Feuerwerk) entsteht eine vermehrte Einatemspannung. Das Staunen ist gleichzusetzen mit dem "Halten des Atems", dem Halten der Einatemspannung, dem Verweilen und Auskostenwollen dieses Momentes.

Dagegen grenzen sich die Gefahren beim bewußten Einsatz des Atemhaltens ab. Als Gefahren beim Halten des Atems sind zu nennen: daß die Luft zu lange zurückgehalten wird, daß der Atem gewaltsam gehalten wird, daß er gegen die geschlossenen Stimmbänder gedrängt wird, die Halsmuskulatur angestrengt und der Brustkorb starr weitgehalten wird. Der Atem wird in diesen Fällen gestaut. Die Muskulatur neigt anstelle einer Kräftigung zu Starrheit und Krampf.

Menschen, die zu dieser Atemform ohnehin neigen oder infolge einer Erkrankung (Asthma, Emphysem) zu Starrheit und Stau tendieren, sollten wegen der obengenannten Gefahren das "Halten des Atems" nicht erüben.

Voraussetzung für das gewinnbringende, lebendige, leichte "Halten des Atems" ist der zuvor organische Aufbau einer guten Einatemspannung. Das "Halten des Atems" als isolierte Leistung setzt sowohl ein ausgeprägtes Körperbewußtsein als auch einen geschulten Umgang mit dem Atem voraus. Andernfalls läuft besonders der Anfänger Gefahr, durch Stauung und Starrheit den Zweck der Übung zu verfehlen. Daher ist es sinnvoll, das Atemhalten in Zusammenhängen zu betrachten und aus dem Wissen darum zu entwickeln.

Den Übungsweg beginnt man mit einer atemrhythmischen Bewegung. Die Atmung soll zunächst in ihrem momentanen Rhythmus sowie ihrer Größe wahrgenommen werden. Die äußere Bewegung wird mit den Armen ausgeführt, da es günstig ist, die Bewegung von einem Körperteil ausführen zu lassen, dessen Muskulatur nicht von Halte- oder Aufrichtungsfunktion beansprucht ist. Die "äußere" soll die "innere" Bewegung nur darstellen, ihr in Tempo und Intensität entsprechen, sie nicht forcieren.

Mit der Einatmung öffnen sich die Hände. Mit zunehmender Atemgröße werden sie seitlich hochgeführt, mit der Ausatmung auf "f" werden die Arme gesenkt, in der Lockerheitsphase gelöst. Die Armbewegung unterstützt während der Einatmung die Lunge, Zwischenrippenmuskulatur und Rippenheber bei der Weitung. Zu dem sich senkenden Zwerchfell bildet sie eine Gegenbewegung, die zu einem Spannungszuwachs führen kann. Das geführte Absenken der Arme sowie der Widerstand für den Luftstrom unterstützen die langsame Zwerchfellabspannung. Die Einatemmuskulatur wird gekräftigt, die Einatemspannung kann langsam und organisch wachsen. Dadurch wird die Muskulatur für das Atemhalten vorbereitet, der organische Spannungsaufbau beugt der Gefahr von Starre und Stau vor.

Das Atemhalten wird in einen für unsere Arbeit grundlegenden Inhalt, den Atemrhythmus, eingegliedert, auf ihm entwickelt. Der langsame Aufbau ermöglicht bewußtes Erleben. Die aufgebaute Einatemspannung soll im nächsten Schritt einen Moment "gehalten" werden. Dafür bieten wir das "Halten der Arme" auf ihrem seitlich höchsten Punkt an. Es entspricht dem "Halten des Atems" auf der Höhe der Einatmung. Die entwickelte Koordination von Atmung und Bewegung wird zur Unterstützung des Atemhaltens genutzt. Das Atemhalten wird äußerlich "sichtbar" und damit bewußt gemacht.

Die Ausatmung erfolgt zunächst auf "f", um eine geführte, gründliche, langsame Luftabgabe zu unterstützen. Dann wird der Atem bei offenem Mund ausgehaucht.

Im weiteren Verlauf wird das "Halten des Atems" mit der Vorstellung des "Staunens beim Anblick eines imaginären Luftballons" verbunden. Das Bild belebt und unterstützt das Atemhalten durch die Ansprache einer neuen Ebene.

Bildentsprechend erfolgt die Lautäußerung auf die Vokale "a", "o". Eine geführte Armbewegung nach vorn-oben unterstützt das langsame Abspannen der aufgebauten, gehaltenen Einatemspannung. Die Qualität des Atemhaltens wird am Vokaleinsatz hörbar.

Entsprechend der Anspannungssteigerung wählen wir eine Verlängerung der Lautäußerung in Worten und Ausrufen. Die in der Einatmung entwickelte, durch das Halten gestärkte Atemspannung kommt so zur Anwendung.

2.3 Übungen zur Verbesserung der Atmung
(nach Aufzeichnungen von Lieselotte Leutiger)

Die im folgenden aufgezeichneten Atemübungen sollten nicht ohne Anleitung gemacht werden. Genauso wichtig ist es, sich grundsätzlich bestimmte Regeln zu merken, ohne die solche Übungen nie den gewünschten Erfolg haben können. Merken wir uns also:

Wichtiger als alle Atemübungen ist, im täglichen Leben folgende Fehler zu vermeiden: Schlechtes und schnelles Sprechen, Schnappen nach Luft, Luft anhalten, hastiges Bewegen usw.

Der Übende soll den Atem nicht kommandieren. Man kann nicht nach der Uhr sehen und schnell noch Atemübungen machen. Eine Übung richtig machen ist mehr wert als 10 Übungen in Eile. Zuerst muß man stille werden, den Blick nach innen wenden und sich auf die Atmung einstellen. Man kann nicht mechanisch üben, nicht zu viele Übungen hintereinander machen und nicht immer dieselben Übungen.

Wir beachten:
Nicht "ich" atme, sondern "es" atmet in mir. Ehrfurcht haben vor den Beziehungen, die zwischen "Atem und Seele" und "Atem und Leben" bestehen!

Vor der Übung nicht Luft durch den Mund einschnappen oder sonst schnell Luft holen und den natürlichen Ablauf stören!

Die Ausatmung nicht heftig beginnen lassen, nicht zum Schluß stärker werden und die Lunge auspressen wollen!

Bei der Ausatmung nicht zusammenfallen (das Zwerchfell streckt sich!). Bei der Einatmung nicht sich hochrecken, die Schultern hochziehen und die Brust absichtlich weiten oder hörbar Luft einziehen (Zwerchfell zieht sich zusammen!)!

2.3.1 Atemübungen

1. Die Arme während der Einatmung seitlich hochnehmen (Handflächen nach außen drehen), mit der Ausatmung auf demselben Wege wieder zurückführen, Handflächen nach innen drehen und in der Pause die Arme lösen.

2. Die Arme begleiten bzw. vollziehen die Zwerchfellbewegung nach, also - Zusammenziehung - Streckung - Lockerheit; genauer: Arme werden während der Einatmung an den Körper herangezogen, bei der Ausatmung vom Körper weggestreckt und ruhen in der Lockerheitsphase auf den Oberschenkeln. Die Bewegung kann nach oben, zur Seite und nach vorne durchgeführt werden. Die Ausatmung sollte über einen Strömungslaut hörbar gemacht werden. Bei der Durchführung der Übung mit den Beinen muß vom Stand ausgegangen werden.

3. Aufrecht sitzen, mit der Ausatmung in die Rumpfbeuge gehen, bei der Einatmung die Arme bis in die Fingerspitzen strecken und sie beim Aufrichten hochnehmen; Arme seitlich mit einer Ausatmung auf "ha" abführen.

2.3.2 Lockerungsübungen

1. Mit der Einatmung hebt man einen Arm, legt ihn in den Nacken und streicht diesen dann mit der Ausatmung aus.

2. Man legt den Kopf in den Nacken und erreicht durch seitliches Hin- und Herbewegen des Kopfes eine Nackenmassage.

3. Den Kopf langsam kreisen, gelegentlich dabei die Richtung wechseln (weiteratmen!).

4. Die Arme seitlich am Körper hängen lassen. Die linke Hand schiebt sich in die rechte Achselhöhle und bewegt den locker hängenden Arm. Anschließend mit der Hand unter dem Arm herstreichen, ihn dabei bis zur Schulterhöhe hochheben und entspannt auf den Schoß fallen lassen. Dasselbe mit dem anderen Arm.

5. Aufrecht sitzen, mit lockeren Armen die Beine gegeneinander bewegen. Füße auf dem Boden lassen.

6. Man greift mit beiden Händen unter das Knie, hebt das Bein hoch, läßt es schwer in den Händen hängen und anschließend wieder auf den Boden fallen.

2.3.3 Zungenübungen

1. Zunge im schnellen Wechsel raus- und reinstrecken; mit und ohne Stimmeinsatz.

2. Zunge vom rechten zum linken Mundwinkel bewegen.

3. Zunge soweit wie möglich nach unten strecken. Zunge soweit wie möglich nach oben strecken, wobei sie sich vom Unterkiefer lösen muß.

4. Zunge auf den Lippen kreisen lassen.

5. Zunge in geschlossenem Mund zwischen Lippen und Zähnen kreisen lassen.

6. Zunge rausstrecken und in spitze und breite Form bringen.

7. Zunge rollen und drehen.

2.3.4 Kieferübungen

1. Den Kiefer in fließender Bewegung langsam öffnen und schließen.

2. Unterkiefer vor- und zurückschieben.

3. Weiche Kaubewegungen.

4. Mit dem Kiefer kreisen (Richtung wechseln).

5. Den geöffneten Kiefer von rechts nach links bewegen, dabei auch das Tempo steigern.

6. Mit Hilfe der Hände den Kiefer passiv herunterstreichen. Eine Ausatmung dazuzunehmen bietet sich an.

7. Mit der Einatmung an der Nase entlang und über die Stirn streichen, dann den Kiefer passiv öffnen und auf "ha" ausatmen.

2.3.5 Nasenübungen

1. Ein Nasenloch zuhalten, das andere während der Ein- und Ausatmung leicht beklopfen.

2. Die Nase mit den Fingerspitzen massieren.

3. Ein Nasenloch zuhalten, durch das andere kräftig ausatmen; Einatmung durch beide Nasenlöcher kommen lassen.

2.3.6 Übungen im Liegen

1. Entspannt auf dem Rücken liegen. Einen Arm nach außen drehen und mit dem Unterarm einen weiten Kreis beschreiben. Während der Arm abwärts geführt wird, auf "pf" ausatmen.

2. Die gleiche Übung mit dem anderen Arm, dann mit beiden Armen gleichzeitig.

3. Entspannt auf dem Rücken liegen. Ein Bein nach außen drehen, mit der Einatmung anwinkeln und mit der Ausatmung strecken. Dabei den Fuß über den Boden abwärts gleiten lassen.

4. Die gleiche Übung mit dem anderen Bein, dann beide Beine gleichzeitig.

5. Arm- und Beinbewegung zusammen.

2.3.7 Rückenübungen

1. Mit der Rückenmitte (Kreuzlendenbereich) an die Wand lehnen, Füße etwas abstellen, Knie locker lassen, Schultern und Arme locker hängen lassen, dann ausatmen auf "sch".... (nicht zusammensinken, denn das Zwerchfell streckt sich!). Die Einatmung in der Rückenmitte an der Wand wahrnehmen; ausseufzen auf "ha"....

2. Dieselbe Haltung wie bei 1., Füße etwas weiter auseinanderstellen, ruhig von rechts nach links schwingen, wobei die Rückenmitte sanft massiert wird (wie beim Eisbären); Knie ganz locker lassen.

3. Dieselbe Haltung wie bei 2. Bei jedem Schwingen kurzes "pf" nach rechts und links. Dazwischen ganz kleine Einatmung (schnuppern). Nach 3-4 Malen, wenn ein Einatmungsbedürfnis besteht, stehenbleiben und die Einatmungskraft in die Rückenmitte gehenlassen.

4. Mit dem Rücken an der Wand herunterrutschen a) mit Einatmung oder b) mit Ausatmung.
Dann die Beine sanft gegen die Erde stemmen und sich gegen den Widerstand der Wand wiederaufrichten a) mit Ausatmung oder b) mit Einatmung (oder umgekehrte Reihenfolge: b, a)

5. Mit dem Gesicht zur Wand stehen, die Handflächen in Schulterhöhe an die Wand legen, die Arme gestreckt lassen, wie ein Baumstamm gerade nach vorn schwingen und ausatmen auf "sch".... Ellenbogen nicht nach außen drehen! Dann sanft von der Wand abdrücken, gegen einen wirklichen oder gedachten Widerstand in Rückenmitte zurückschwingen, während die Luft einströmt.

6. Frei stehen, ausatmen auf "sch"...., leichte Rumpfbeuge nach vorn, die Hände klopfen mit lockerem Handgelenk leicht an die Rückenmitte. Bei der Einatmung unten bleiben, stärker klopfen, ausatmen auf "ha"...., aufhören mit Klopfen. Bei der nächsten Einatmung langsam aufrichten, die Hände gleiten in die Flankengegend.

7. Wieder frei stehen, ausatmen auf "fff"...., während die rechte Hand die linke obere Lungenspitze leise und locker klopft. Bei der Einatmung stärker klopfen. Ausatmen auf "ha"...., die Hand liegen lassen und die Bewegung in der Lungenspitze fühlen. Dasselbe mit der linken Hand und der rechten Lungenspitze.
Diese Übung 7 stets zum Schluß der Übungen ausführen, um eine Hochatmung zu vermeiden. Über der Fußmitte stehen und nicht auf den Fersen.

2.4 Manuelle Hilfen

Zu den manuellen Hilfen bei Atembehandlungen zählen: Atemvibrationen, Klopfen, Streichen, Spüren, taktile Wahrnehmung.

Diese Möglichkeiten der Arbeit an Spannkraft und Elastizität der Atemmuskulatur ergeben sich aus der Ansprechbarkeit der vegetativen Atemsteuerung durch äußere Reize.

Durch den direkten Körperkontakt können Durchblutung und Stoffwechsel verbessert und Muskulatur gelöst oder gekräftigt werden. Diesem Bereich ist auch die taktile Wahrnehmung der eigenen Atmung zuzuordnen.

Die Wirkung richtet sich jeweils nach der Atemphase, in der der Reiz gesetzt wird. So kann z.B. ein auf die Rippen ausgeübter federnder Druck das Nachgeben des Brustkorbes in der Ausatmung fördern (Elastizität). Zum Ansprechen der Einatmungsmuskulatur sind die Faktoren Dehnung und Widerstand von großer Bedeutung. Hier lassen sich zwei Prinzipien beobachten:

1. Je stärker ein Muskel vorgedehnt wird, desto größer ist der Reiz zur Zusammenziehung dieses Muskels.

2. Durch eine Dehnung kann die Weitung des Brustkorbs erfolgen, die reflektorisch das Einströmen von Luft zur Folge hat.

Wird z.B. durch Widerstand der Rippenrand eingeengt, so ist eine größere Zwerchfellaktivität in der Einatmung erforderlich, um diese Kraft zu überwinden. So hat jeglicher dem Körper gesetzte Widerstand eine Tonuserhöhung der Gesamtmuskulatur zur Folge, wodurch ein Einatemreiz gesetzt wird.

Obwohl Atemvibrationen Einflußnahmen des Atemlehrers sind, die den Übenden passiv lassen, sind sie von großer Wirkung für den Muskeltonus. Die Hand des Atemlehrers vibriert die Muskulatur des Brustraums, und zwar so, daß sich die Vibrationen so leicht wie möglich fortsetzen können. Behutsames Vorgehen und Einfühlungsvermögen ist hier wichtig.

"Das sogenannte "Klopfen" der Lunge wird bei richtiger Ausführung sehr wohltuend empfunden. Es muß sich den verschiedenen Konstitutionen anpassen. Die Stärke des Anschlags hängt davon ab, und immer fordert es lockere, durchlässige Arme. Die Bewegung darf nicht an der Schulter blockiert sein, sie läuft durch bis zur Mitte. Die Handflächen treffen die Lungen in elastischer Federung, damit diese die Vibration willig aufnehmen. Ein harter Schlag verschließt ihre Aufnahmebereitschaft. Eine Vorstellung kann helfen: Das Klopfen darf die Luft zwischen der Handfläche und ihrem Anschlag nicht zerdrücken. Während der Ausatmung klopft der Partner Brust und Rücken nur sehr sacht. Am eindringlichsten wird die Übung, wenn sich der Oberkörper bei beginnender Einatmung leicht vorneigt. Diesmal werden nur Rücken und Seiten, soweit die Lunge reicht, in rascher Folge beklopft bis zum Wiederaufrichten mit der Ausatmung", so Ilse Krüger.

2.5 *Hilfsmittel*

Schwingegurt, Deuserband, Reifen, Atemringe, Seil, Ball und Luftballon sind Hilfsmittel, die in der Atem- und Stimmarbeit mit Erfolg eingesetzt werden.

2.5.1 Der Ball als Medium in der Atem- und Stimmarbeit kann zur Verdeutlichung der Innenbewegung gut genutzt werden. Er bietet sich als spielerisches Element an, wodurch die Bewegungen einen konkreten Außenbezug und Anreiz zum lustvollen Tun erhalten. Läßt man sich neugierig und spielerisch auf den Ball ein und erspürt, welche Bewegungen er in verschiedenen Situationen verlangt, so paßt sich der Körper dieser Bewegung allmählich an, die Bewegung kommt in einen physiologischen Ablauf. Dore Jacobs bezeichnet dies als "Lernen vom Ding". H. Medau schreibt: "Durch sinnvollen Gebrauch des beweglichen Gerätes können wir besonders gut das freudebetonte Üben anregen"... und "Das Handgerät hilft, die Bewegung zu vollenden." Somit kann der Ball durch seine runde Form und seine Elastizität einerseits das Rollende, Fließende, Fliegende und andererseits das Springende, Federnde, Impulshafte gut verdeutlichen. Schnelle Reaktionen und Impulse lassen sich im Ballspiel ebenso erfahren und erüben wie elastisches Nachgeben und Ausschwingen.

Wenn man sich auf die jeweilige Bewegungsform des Balles bewußt spürend einläßt, so wird man nicht nur eine Anpassung der Muskulatur, sondern auch eine Anpassung der Atmung an die Bewegung feststellen können. Stimmlich hörbar gemacht, würde sich dies z.B. beim Ballprellen eher in impulshaften Silben äußern, beim Ballrollen eher in fließenden Silben. Das Impulshafte ordnen wir dem Zwerchfell als aktivem, zupackendem Atemmuskel zu, das Fließende der Lunge als passivem, abgebendem Organ. Somit kann man den Ball in der Stimmarbeit zur Verdeutlichung, Unterstützung und Unterscheidung von Explosiven und Strömungskonsonanten einsetzen.

Für die Atemarbeit ist der Ball noch in einer weiteren Eigenschaft gut zu nutzen. Dadurch, daß er klar erkennbar und mitverfolgbar seinen Weg zurücklegt, stellt er als Bindeglied den Bezug zur Umwelt bzw. zum Partner her. Durch diesen Bezug nach außen vergrößert sich der sogenannte haptische Raum, d.h. der körpereigene Raum wird nach außen erweitert, man spürt über sich selbst hinaus (Transsensus).

Das Gamma-Nervensystem wird dadurch gereizt; es sendet Impulse zu den Muskeln, die eine Spannungsregulierung erfahren. Außerdem werden die Wahrnehmungsfähigkeit und Reaktionsfähigkeit gefördert, denn es bedarf jedes Mal einer erneuten Spannungseinstellung im Körper, um den Ball in der gewünschten Art und Weise zu fangen bzw. zu werfen. Der Umgang mit dem Ball wird um so besser gelingen, je mehr man sich dem Spiel überlassen kann. Der Körper reagiert dann sozusagen instinktmäßig richtig, wobei die innere und äußere Bewegung in einem ausgewogenen Verhältnis zueinander stehen.

Zusammengefaßt läßt sich sagen: der Ball dient der Spannungsregulierung und Atemraumerweiterung, er unterstützt den rhythmischen Ablauf einer Bewegung und kann Lungen- und Zwerchfelltätigkeit während der Stimmgebung nach außen hin verdeutlichen.

2.5.2 Als gutes Hilfsmittel für die Atemerziehung durch Bewegung bietet sich der Luftballon an. Sein ausgeprägtes Eigenleben, vor allem seine sensible Störbarkeit, fordern heraus. Der Charakter des Luftballons entspricht dem Leichten und Luftigen. Im Bereich der Atmung kommen dem als Äquivalent das Luftige und Fließende der Lungenfunktion nahe.

Als Bewegungsform entspricht dem Luftballon wie auch der Lunge eher die fließende Linie als die impulshafte abfedernde Bewegung. Im Umgang fordert der Luftballon eine einfühlsame, ruhige, auf das Tun gesammelte Bewegung. Hektische Bewegung durch Unachtsamkeit registriert er feinfühlig mit Irritationen im Bewegungsfluß. Das Leichte und Fließende der Bewegung geht auf diese Weise verloren. Die vom Luftballon geforderte gesammelte Wachheit in der Bewegung hat eine allgemeinordnende und in diesem Sinne regenerierende Wirkung zur Folge, die sich auch im Bereich der Atmung auswirken kann.

Besondere Ansprüche stellt der Luftballon an die Auffangbewegung. Dem fließenden Charakter der Bewegung des Ballons kann nur entsprochen werden, wenn das Auffangen von einem elastischen Nachgeben begleitet wird. Dieses Nachgeben fordert spannkräftige Elastizität der Bewegungsmuskulatur im gelösten Tun. Das setzt eine gute Tonisierung der Muskulatur voraus. Jede Verhärtung oder Schlaffheit wirkt sich hier störend aus. In dem Maße, in dem es gelingt, im Umgang mit dem Ballon von diesem zu lernen und sich dessen Bewegungsqualitäten anzunähern,werden sich auch Fehlspannungen lösen.

Als Sensibilisierungsübung sollen sich die Übenden gegenseitig mit dem Luftballon abrollen und jeder für sich auf diese Weise Kontakt mit dem Ballon aufnehmen. Der spannungsausgleichende Effekt, den das gleichmäßige Abrollen hervorruft, soll sich positiv auf nachfolgende andere Übungen auswirken, wenn zielgerichtete Bewegungen mit dem Ballon angestrebt werden. Die Übenden sollen den Ballon einem Partner zurollen, indem sie ihn mit dem Fuß antippen. Das Bewegen des Ballons mit dem Fuß erfordert Wachheit im Fuß und fördert dadurch den Bodenkontakt, der im Umgang mit dem Luftballon leicht verlorengehen kann, da der Ballon in seiner Bewegungsrichtung nach oben vom Boden wegstrebt.

Wegen der großen Störbarkeit des Luftballons erfordert die Übung die Fähigkeit zu ausgewogener Dosierung des Krafteinsatzes mit dem jeweils aktiven Bein. Bei zu großem Einsatz hebt der Ballon vom Boden ab, bei zu geringem Krafteinsatz erreicht er den Partner nicht. Sowohl der Partnerbezug als auch das Binden der Übung an die Atmung können das Gelingen der Übung erleichtern. Der Atemrhythmus soll deutlich zu erkennen sein: ausholen mit dem Bein in der Einatmung, rollenlassen des Ballons während der Ausatmung, dabei Verlängerung der Ausatmung auf einen Strömungslaut, bis der Ballon angekommen ist, Pause im Nachschauen.

Auf das spannkräftige Nachgeben beim Auffangen des Ballons bis in die Beine muß geachtet werden. Das gelingt zunehmend besser, wenn sich Verspannungen im Leibraum, im Beckenbereich und in den Beinen lösen - die Voraussetzung für eine verbesserte Zwerchfellbewegung.

Um Verspannungen zu vermeiden, können die Übenden zwischendurch ein Bein anwinkeln und mit dem Knie den Ballon "auftaktig" nach oben bewegen. Beim Beobachten der eigenen Atembewegung erleben sie, daß bei jeder Bewegung des Knies gegen den Ballon automatisch der Atem einströmt.

2.5.3 Wenn hier vom Seil die Rede ist, handelt es sich um ein im Kreis geschlossenes Seil, dessen Umfang ca. 6 m groß ist. Das Seil findet Verwendung bei schwingenden und kreisenden Übungen, wie sie im Kapitel 1.7.2 als Gruppenübungen beschrieben sind. Was in diesem Kapitel über schwingende Bewegungen einer im Kreis stehenden Gruppe durch das Fassen der Hände erreicht werden soll, kann auch durch das Fassen aller im Kreis befindlichen Übenden an ein Seil erreicht werden. Wenn die Übenden bereits eine gewisse Atemkraft aufgebaut haben, fällt es ihnen leichter, Fehlspannungen am Seil auszugleichen. Die Arbeit mit dem Seil als Widerstand bietet folgende Vorteile:

- In einer Gruppe, die sich noch nicht so gut kennt, bietet das Seil mehr Spielraum für den einzelnen, im Gegensatz zu Übungen mit einem Partner. Es bietet größere Distanz zum Partner.

- Es gibt die Möglichkeit der Wechselbeziehung zwischen dem Aufbau der eigenen Atemkraft und der Gesamtspannung am Seil. Man kann die Kreisfläche als große, gemeinsame Zwerchfellfläche denken; dadurch kann ein stärkeres Gefühl von Wachheit und Lebendigkeit entstehen.

- Das Seil als elastischer Widerstand verhilft zu einer Verlängerung der Ausatmung, Vertiefung der Einatmung.

2.5.4 Atemringe, das sind zwei Ringe, wie sie als Griffe für Taschen Verwendung finden, die dann mit einer Kordel verbunden sind, die im Mittelpunkt eine Schleife hat und damit angehängt werden kann. Solche Atemringe, die Anka Schulze mit Erfolg eingeführt und verwendet hat, haben sich bei aller Anspruchslosigkeit als gute Helfer erwiesen, wenn sie auch den einfühlsamen Partner nicht ersetzen können. An einem zuverlässigen Haken oder Knauf aufgehängt, ermöglichen sie eine Reihe von Bewegungen, ähnlich den Partnerübungen im Vor- und Zurückschwingen, in der Beuge usw.; Variationen entwickeln sich beim Üben meist ganz selbstverständlich.

2.5.5 Solches gilt auch für den "Schwingegurt" von Frau Asta Maria Hild-Gempf. Durch seine elastische Federung und mühelose Beweglichkeit unterstützt er die unwillkürliche Atmung.

"Die Mitte ist ein breites und nicht dehnbares Stück Gurt, an das sich die beiden Federarme anschließen. Sie erscheinen in der Ruhestellung gerümpft und können bis zur vollen Streckung der Jutehülle gedehnt werden. An den beiden Enden befinden sich kräftige Handschlaufen aus gutem Hanfseil. Damit man den Schwingegurt in der Mitte befestigen kann, ist dort eine kleine Schlaufe für einen Riemen angebracht. Jeder Gurt wird mit 2 Lederriemen und 2 Hanfschnüren geliefert. Zum Üben muß der Schwingegurt sicher befestigt sein. Im Freien eignen sich dafür die Bäume am besten, die festverwurzelt in der Erde stehen. Meistens wird man jedoch im Raum üben, wofür jetzt hölzerne Hakenleisten entwickelt wurden, die sich sehr gut bewährt haben.

Der Schwingegurt wird entweder in der Mitte befestigt und zum Üben an beiden Schlaufen erfaßt, oder er wird mit den beiden Handschlaufen ebenfalls mit jeweils einem Riemen an den beiden Hakenleisten befestigt. In diesem Fall ist der Mittelgurt für die Übungen bereit. Die zu wählende Höhe ergibt sich aus den Übungen und der Körpergröße des Übenden", so Cornelius.

Der Schwingegurt gibt dem Alleinübenden die Möglichkeit, Schwingeübungen durchzuführen, ähnlich wie sie in den Abschnitten über Partner- und Gruppenschwingen (1.7.1 und 1.7.2) beschrieben wurden.

2.6 *Übungshilfen*

2.6.1 Vorstellungshilfen

Arbeitsfeld der Schule Schlaffhorst-Andersen ist die Wahrnehmung, das Erleben und die Veränderung von Atem-, Stimm-und Sprechfunktionen, mit dem Ziel der vollen Entfaltung vorhandener Anlagen und der Beseitigung von Atem-, Stimm- und Sprechfehlern. Stimme und Sprache müssen sich in Belastungsproben beweisen, Übungssprache wird in Spontansprache umgesetzt. Im Widerspruch dazu kann überbetontes Leistungsdenken stehen und damit verbunden die übertriebene Konzentration auf Fehler und Schwächen.

Ein unentbehrliches methodisches Mittel zur Verbesserung von Atem-, Stimm-, Sprech- und Bewegungsfunktionen ist der Einsatz von Vorstellungshilfen. Diese haben nun innerhalb dieses Konfliktfeldes eine große Wirksamkeit. Voraussetzung für den Erfolg wird immer auch die Schulung der Phantasie sein, welche wiederum durch häufige Inanspruchnahme trainiert werden kann. Die Begründung für die psychosomatische Wirksamkeit von Vorstellungen liegt in der Funktion des Gamma-Nervensystems mit seinem Zentrum im Hypothalamus, das u.a. für die Qualität der gesamtmenschlichen Bewegungsabläufe zuständig ist.

Der psychische Aspekt wurde von C.G.Jung erforscht. Für ihn ist die schöpferische Aktivität der Seele eine bildschaffende Kraft. Sie besitzt imaginative Fähigkeit (Einbildungskraft), die sich nicht nur auf das individuelle psychische Geschehen beschränkt, sondern auch das "kollektive Unbewußte" umfaßt. Letzteres bildet eine allgemeine seelische Grundlage überpersönlicher Natur, in dem die "Archetypen" (Urbilder) erlebt werden können. Es handelt sich dabei um "vererbte Möglichkeiten von Vorstellungen".

Der Wert von "Fiktionen" (Vorstellungen) bei der Atem- und Stimmschulung liegt vornehmlich in der Ablenkung vom Ablauf der Funktionen der Stimmuskulatur. Zieht doch eine zu starke Konzentration auf die im allgemeinen unbewußt ablaufenden Funktionen eine überhöhte psychosomatische Spannungslage nach sich, welche eine ungünstige Ausgangslage für die sprachliche Äußerung bedeutet. Nie der eigenen Stimme zuhören, nie auf den Sprechvorgang selbst achten! Dieses Prinzip sollte man beherzigen, wenngleich es in der Therapie selbstverständlich in dieser Absolutheit nicht anwendbar ist.

Betrachten wir den Aspekt "Ablenkung" anhand eines Beispiels aus der Unterrichtspraxis der Schule Schlaffhorst-Andersen: Die Vorstellung, das zu äußernde Wort würde aus der Körpermitte heraus gesprochen, lenkt vom Kehlkopf ab und kann die gesamtkörperliche Beteiligung beim Sprechvorgang begünstigen. Ebenso lenkt die Vorstellung optimaler physiologischer Verhältnisse von Schwächen und Fehlern ab und zieht eine Veränderung in Richtung der Vorstellung nach sich: z.B. Tiefstehen des Kehlkopfes, Weite im Ansatzrohr, Schwingen der Stimme im Brustraum, "lange Stimme" usw. Solche Vorstellungen sind unkompliziert und von jedem leicht nachvollziehbar. Schon mit diesen wenigen Vorstellungen wird der Schüler durchaus einsichtsvoller an das Üben herangehen.

In diesem Rahmen können nur einzelne, willkürlich herausgegriffene Beispiele angeführt werden. Die Vorstellung von der Stimme als schwingendem Band mag am besten das innere Gleichgewicht herstellen - eine Vorstellung, die den Schüler auf eine Grundform der Natur und ihr Gesetz hinweist. Auf derselben Ebene liegen die folgenden Vergleiche. Die Formen sind Vorstellungen nach dem Natur-Philosophen Daquee. Clara Schlaffhorst sieht das Zwerchfell als Fläche, die Lunge als Kegel, das Gehirn als Kristall, die Klangsäule als Stab, die roten Blutkörperchen als Kugeln, die Luftfunktion als Schraube.

Solche Vorstellungen lassen den Schüler über das Bewußtsein daran mitarbeiten, diese Grundformen im Innern wiederzufinden bzw. wiederherzustellen.

Verwiesen werden soll in diesem Zusammenhang auf das "Sprachquadrat" (siehe auch 2.6.2). Hier handelt es sich um die bestimmte Anordnung der Vokale in der Form einen Quadrates, entweder gezeichnet auf einer Fläche (Papier, Tafel, Fußboden) oder in der Vorstellung übertragen auf den menschlichen Körper.

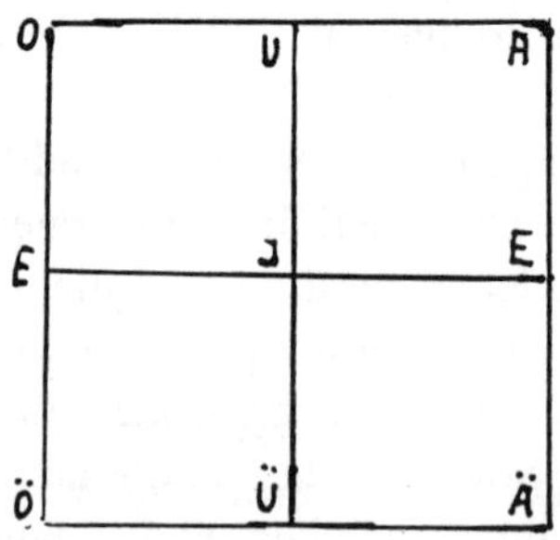

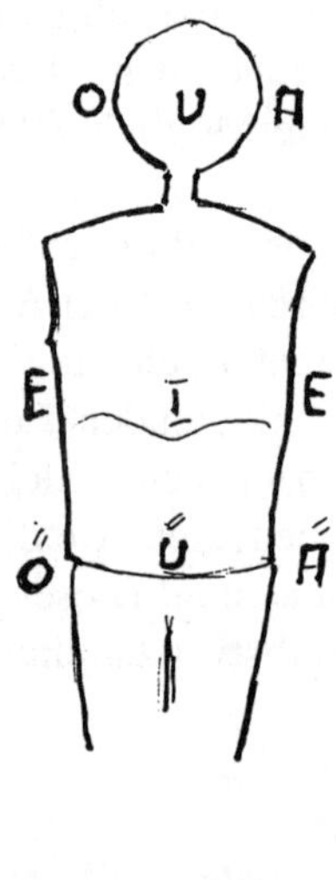

Nicht zu verwechseln ist das Sprachquadrat mit anderen Methoden, bei denen die Laute dort lokalisiert werden, wo sie nachweislich in den Organen des Körpers die meisten Stimmschwingungen auslösen. Die Anordnung der Vokale beim Sprachquadrat basiert auf Erkenntnissen und Vorstellungen von Clara Schlaffhorst. Aber auch ohne das erlebnismäßige Nachvollziehen des Erkenntnismodells hat die langjährige Praxis in der Schule Schlaffhorst-Andersen nachweisbare Erfolge aufzeigen können.

Im Rahmen dieser Arbeit soll nur auf das körperliche Schauen eingegangen werden. Nach dem zuvor abgebildeten Schema werden die Vokale an den entsprechenden Stellen im Körper geschaut, zunächst einzeln, dann in Wörtern und später anhand von Sätzen und literarischen Texten.

Ein weiterer Übungsschritt ist, Verbindungslinien zu ziehen von einem Vokal zum anderen. Auch dieser Übungsschritt findet in der Vorstellung statt.

Der Einsatz des Sprachquadrates dient u.a. der Ablenkung vom Sprechvorgang, anwendbar unter anderem bei Redeflußstörungen. Begünstigt wird das langsame und gebundene Sprechen. Für den Vokalklang bedeutet dieses Mittel mehr Raum, Dichte und Resonanz, für das Sprechen stärkere gesamtkörperliche Beteiligung; für die Sprache ist das Resultat ein verinnerlichter Sprechausdruck.

Die bisher angeführten Beispiele dienen, wie schon erwähnt, einerseits der Ablenkung und andererseits der Verbesserung der Funktionen, d.h. sie werden auch eingesetzt, wo keine Ablenkung nötig ist. Eine verbesserte Belüftung der Nasenräume findet statt bei der Vorstellung: "an einer Blume riechen" oder auch bei der Vorstellung: "die Luft streicht an der oberen Nasenwand entlang". Da die Riechrezeptoren im oberen Bereich der Nasengänge liegen, ergibt sich auch eine Vertiefung der Atmung.

Die Erfahrung mit dem Einsatz von Vorstellungshilfen hat gezeigt, daß wiederholt vollzogene Vorstellungen sich einschleifen und zu einem Reflex werden. "Ideen wollen sich verkörpern", so Gertrude Schümann. Im Laufe der Übungszeit genügt ein kurzes "Drandenken", um die gewünschte Reaktion zu erreichen.

Ein anderer Anwendungsbereich für Vorstellungshilfen bietet sich bei der Bewältigung des Problems, physiologische Sprechfunktionen auch in Belastungssituationen, z.B. in psychischen Erregungszuständen aufrechtzuerhalten. Wir wissen, daß Affekte eine gesetzmäßige Veränderung in den bei der Stimmgebung beteiligten Organen nach sich ziehen. So ergibt z.B. seelischer

Schmerz starke muskuläre Gespanntheit, faukale Enge, Kopfregister und Überluft.

Im Sprechunterricht geht es auch darum, stimmliche und sprecherische Verhaltensweisen unter extremen, der realen personalen Situation angeglichenen Verhältnissen zu erproben.

Da nur in den seltensten Fällen eine reale Situation Grundlage der Übung sein kann, bietet sich im Unterricht die Vorstellung einer Situation als Hilfsmittel an.

Literarische Texte geben die Gelegenheit, sich auch in ungewohnte Situationen einzufühlen und somit die eigenen Handlungsmöglichkeiten zu erweitern.

Im Gruppenunterricht kann unter anderem das darstellende Spiel in allen seinen Formen herangezogen werden, welches ebenso ohne entsprechende Assoziationen nicht auskommt. Horst Gundermann weist auf die zunehmende Bedeutung des Rollenspiels bei der Behandlung von Stimmstörungen hin und hält das Spielen von Situationen für eine gute Möglichkeit, um neue Stimmuster zu erwerben und in alltagsähnlichen Situationen zu festigen.

Um zu verdeutlichen, daß es sich bei Hilfsvorstellungen im zuletzt aufgezeigten Sinne um Erinnerungen von etwas irgendwann einmal real Wahrgenommenem oder Erlebtem handelt, soll Grotowski zitiert werden: "Erinnerungen sind immer körperliche Reaktionen. Unsere Haut konnte nicht vergessen, unsere Augen haben nicht vergessen. Den einmal gehörten Klang haben wir immer noch im Ohr, - Sie müssen eine konkrete Handlung ausführen, keine Bewegung machen wie etwa eine ungenaue Streichelei, sondern Sie müssen beispielsweise eine Katze streicheln. Keine abstrakte Katze, sondern eine, die Sie gesehen haben, die Sie kennen. Eine Katze, die einen eigenen Namen trägt - von mir aus "Napoleon". Und diese spezielle Katze streicheln Sie jetzt. Das verstehe ich unter Assoziation."

Diese Ausführungen zeigen uns, daß Vorstellungen stets gesamtkörperlich in Erscheinung treten, nicht nur im Gehirn lokalisiert sind. Sie bleiben nicht im "intellektuellen Bereich", sondern gehen in tiefere unbewußte Schichten des Menschen und beeinflussen den Körper auch von der psychischen Seite her.

Die Arbeit mit Hilfsvorstellungen in der Schule Schlaffhorst-Andersen hat ergeben, was auch bei Grotowski ausgedrückt wird: Vorstellungen dürfen nur aus dem Erfahrungsschatz des jeweiligen Schülers genommen werden und müssen so konkret wie möglich sein. Um Körper und Stimme durchlässig zu machen, genügt es z.B. nicht zu sagen: "Stell Dir vor, Du seist traurig". Es muß eine ganz bestimmte Situation, die eine starke Erinnerung hinterlassen hat, gefunden werden und eine ganz konkrete innere oder äußere Handlung vollzogen werden.

So ist der Einsatz von Vorstellungshilfen in starkem Maße abhängig vom pädagogischen Geschick, Einfühlungsvermögen, von Intuition, Phantasie und Präsenz des Lehrers und der intensiven und aktiven Mitarbeit des Schülers bzw. der sich daraus ergebenden Wechselbeziehungen.

Die bisherigen Ausführungen verdeutlichen, daß Vorstellungshilfen nicht nur ein methodisches Mittel sind zur Korrektur von Atem-, Stimm- und Sprechfunktionen, sondern die Möglichkeit bieten zur tiefgreifenden Persönlichkeitsentfaltung bzw. -veränderung, die die Korrektur von Atem-, Stimm- und Sprechfunktionen ermöglicht. Daraus ergibt sich ganz selbstverständlich der vorsichtige Umgang mit diesem methodischen Mittel.

Zusammenfassend sei gesagt: Es gibt Klang-, Geräusch-, Ton-, Gefühls-, Symbol- und Bildvorstellungen. Sie werden eingesetzt:

- als Ablenkung vom Sprechvorgang,
- zur Verbesserung von Funktionen,
- zum Erreichen einer gesamtkörperlichen Beteiligung beim Sprechakt,
- zum Wachrufen von Emotionen,
- zum Überwinden von Affekt-Blockaden,
- zum Einbeziehen des kollektiven Unbewußten in den Entwicklungsprozeß,
- zum Hervorrufen von Belastungssituationen,
- zur Verbesserung der ästhetischen und sozialen Kommunikation.

Physiologische Funktionen, Emotionen, Affekte, erlebte Situationen, Symbole aus dem Bereich der Urbilder und Bilder bzw. Klänge, die der Realität adäquat sind, dienen als Material, aus dem der Lehrer entsprechend seiner Zielvorstellung und der personalen biographischen und momentanen Situation des Schülers die Hilfsvorstellungen auswählt.

2.6.2 Das Sprachquadrat

"Das Sprachquadrat stellt sich dar als ein Zusammenwirken von bedeutungsvollen Inhalten, wesenhaften Bezogenheiten und persönlichkeitsbildenden Kräften - und auf der anderen Seite aus rein sprachtechnischen Zusammenhängen.

Clara Schlaffhorst erkannte in ihrer Arbeit an den Atem- und Stimmfunktionen des Menschen, daß sich die Entwicklung der Stimme und die Entwicklung menschlicher Verhaltensweisen gegenseitig bedingen, d.h., daß durch die Entwicklung der Stimm- und Atemfunktionen der Reifungsprozeß des Menschen gefördert werden kann", so Heidi Noodt.

Im Mittelpunkt des Quadrats finden wir das "I". Es steht für "Ich". Von hier aus gibt es Verbindungen zu Begriffen wie, Gott, Odem, Natur, Blut, Individualität, Es und Selbst, aber auch Krankheit, Kind, Kunst.

Diese drei letzteren Begriffe waren für Clara Schlaffhorst "die drei großen K" und von großer Bedeutung. Hier stellten sich Wege zur menschlichen Reifung dar. Clara Schlaffhorst sah diese Wege - den therapeutischen, den pädagogischen und den künstlerischen Weg - zur Gesundung und Reifung des Menschen in Verbindung mit ihrer Arbeit an Atem- und Stimmfunktionen.

Die Laute des Sprachquadrats, das zum praktischen Üben verwendet werden kann, entstammen den obengenannten Begriffen. Die untere Reihe ergibt sich aus der Verbindung der jeweils untereinanderstehenden Laute: aus O und E wird unten Ö, aus U und I Ü und aus A und E Ä:

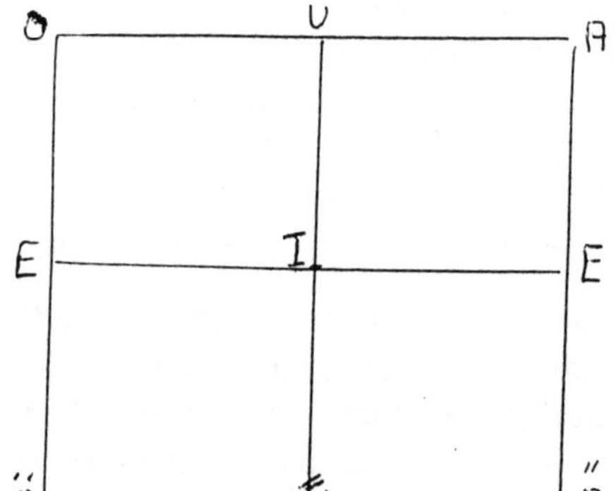

Gertrude Schümann schreibt: "Das Sprachquadrat ist das Endergebnis einer Reihe von Erlebnissen und Erkenntnissen von Clara Schlaffhorst, deren Entwicklungsweg heute kaum noch wiederholbar ist. Es geht bei dieser Aufzeichnung nur darum, das Ergebnis selbst und die Hilfen, die es anbietet, aufzuzeigen.

Da die Übungsregeln des Sprachquadrates sich auf sichtbare und hörbare Vorgänge beziehen, ist es verhältnismäßig leicht, sie mit Worten erkennbar zu machen. Schwieriger ist es schon, von den Dingen etwas auszusagen, die innerlich durch das Üben angeregt werden und deren unsichtbare Veränderungen sich unserem Bewußtsein oft entziehen. Doch ehe der Versuch gemacht wird, von den Wirkungen zu sprechen, soll zuvor der praktisch-methodische Ablauf der Übungsweisen aufgezeigt werden.

1. Vorstehende Anordnung der Vokale zeichnet man auf einen größeren Bogen und lege ihn auf den Tisch, vor welchem der Übende sitzt. Der die Übung Vermittelnde setze sich an die linke Seite des Schülers und lege seine rechte Hand in dessen linke Flanke, um die Atmung des Übenden besser beachten zu können.

Bei Kindern als auch bei Erwachsenen erwähne man anfangs nichts von der Atmung. Man lasse sie zuerst nur die Buchstaben lesen, damit die verschiedenen Vokale im Bewußtsein aufgenommen werden. Dann bitte man sie, den Arm zu heben, wobei die Finger sich leicht und unverkrampft zur Faust anziehen. Beim Niederfallen der Hand auf einen der Vokale wird derselbe laut ausgesprochen. Die Wahl des Lautes bleibt dem Schüler selbst überlassen.

Wahrscheinlich wird es sich ganz von selbst dahin entwickeln, daß beim Heben des Armes die Luft einströmt, daß beim Niederlassen ausgeatmet wird, dafür bürgt schon das Aussprechen des Lautes. Sollte die Einatmung geräuschvoll durch den Mund eingezogen werden, so genügt der Hinweis, die Lippen zu schließen.

Am Anfang sollte in einer Ausatmung nur ein Vokal gesprochen werden. Wenn das nicht geschieht, muß man darauf achten, daß der Arm etwas höher gehoben wird, dabei kann eine Einatmung kaum umgangen werden. Nach dem Zeigen und Aussprechen eines Vokales kann der Arm eine Weile, d.h. einige Atemabläufe ruhend liegen bleiben. In dieser Zeit hat der Übende Muße, sich in Gedanken auf einen neuen Vokal vorzubereiten. Erst wenn ihm diese Übungsweise ganz vertraut ist, kann der Ablauf fließender sein, so daß bei der dem Aussprechen folgenden Einatmung der Arm gleich wieder gehoben werden kann.

Mit der Zeit wird der Schüler auch ein Bewußtsein dafür bekommen, daß beim Armheben die Luft einströmt, Luft, die notwendig ist, um einen neuen Vokal zu sprechen.

Obgleich von dem zukünftigen Redestrom hier erst nur ein Tropfen vorhanden ist, sollte sich das Gehirn schon bei dieser kleinsten Einheit unserer Sprache, selbst bei einem einzigen Laut, daran gewöhnen, erst die Luftaufnahme zuzulassen, ehe es das Gedachte an der Stimme laut werden läßt.

2. Wenn alle Vokale gezeigt und gesprochen wurden, verbinde man sie mit einem selbstgewählten Konsonanten oder Klinger, z.B. ka - pu - ro - me - ti - bä - rü - nö.

3. Man lasse den Übenden möglichst selbst Worte finden, in denen einer der aufgezeichneten Vokale enthalten ist, z.B. Dach - Kuh - Loch - See - Ziel - hör - früh - spät - Herz.

Bei dem letzten Wort sehen wir in der Schriftsprache ein e, hören aber ein ä. Übt man mit Kindern, deren Schreibweise noch nicht gefestigt ist, sollte man es so zeigen lassen, wie das Kind das Wort geschrieben sieht. Wer aber durch das Unterschiedliche des Sicht- und Hörbaren nicht mehr verwirrt werden kann, zeige den Laut, den er hört, in diesem Falle das ä. Wer kein einsilbiges Wort findet, kann auch zweisilbige verwenden, z.B. Rasen - suchen - Ofen - Regen - Spiele - Säbel - Frühling - Töne.

o	u	a
e	i	e
ö	ü	ä

Der Vokal der Endsilbe wird noch nicht gezeigt, die Hauptsache ist nur, daß der gewünschte Laut in der Hauptsilbe enthalten ist.

Auch bei diesem Üben bleibt die Bewegung des Armes die gleiche wie bisher. Man kann die Faust getrost auch einmal heftig aufschlagen lassen, unter Umständen ist es bei mancherlei Aggressionen eine wohltuende Lösung.

Diese Vorübungen dienen dazu, die Lage der Vokale im Gehirn zu erfassen und die Einatmung vor dem Aussprechen derselben nicht zu vergessen.

4. Es folgen jetzt kurze Sätze. Entweder spricht man sie dem Übenden vor oder - was noch ratsamer ist - läßt ihn selbst welche finden. Z.B. Ich suche dich. - So geh nur hin. - Die Blumen blühn. End- oder Vorsilben werden noch nicht gezeigt, Doppellaute sind noch zu vermeiden.

Zuerst wird man gut tun, vor jedem neuen Vokal noch den Arm zu heben, um Zeit zum Einatmen zu haben und auch zum ruhigen Bedenken des nächsten Lautes. "Der V Wagen V rollt V. (V = Einatmungszeichen) Das Ziel jedoch ist, diese Sätze in einer Ausatmung zu sprechen. Das Armheben gleicht dann eher einem von Vokal zu Vokal geführten flachen Bogen (B) und nicht mehr einer senkrecht verlaufenden Linie (A), wie sie anfangs zur Unterstützung und dann auch zur Erinnerung an die Einatmung notwendig war.

(A)

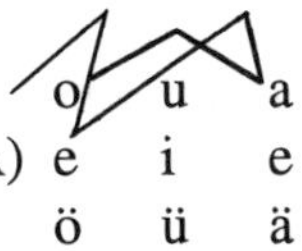

Der V Wagen V rollt V.

(B)

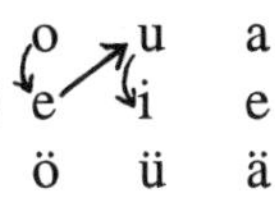

So geh nur hin.

5. Bei der nächsten Aufgabe wird die Hand nicht mehr von der Vorlage abgehoben, sondern man zieht von einem Vokal zum anderen eine Verbindungslinie. Wird diese verbindende Bewegung nun durch Arm und Hand vollzogen, bleiben die Linien natürlich unsichtbar. Reizvoller ist es, auf einem anderen Papier sich das Sprachquadrat noch einmal aufzuzeichnen, einen Stift in die Hand zu nehmen und nun in der Reihenfolge, die der Satz anzeigt, von Vokal zu Vokal zu ziehen.

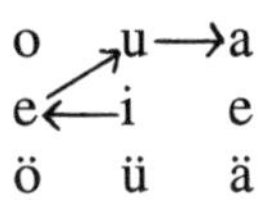

Ich gehe zum Wald.

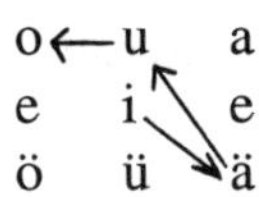

Wir sprechen uns noch.

Die Endsilben werden auch jetzt noch nicht mitgezeigt.

6. Bei Doppellauten, die ja aus zwei Lauten bestehen, werden auch zwei Punkte im Quadrat bezeichnet. Um zu wissen, welche es sind, muß man erst klarstellen, mit welchem Laut sie an-, mit welchem sie ausklingen.
Bei "ei - ai" sieht man als ersten Laut ein "e" oder "a". Bei beiden ist als Anlaut untrüglich ein "a" zu hören. Als zweiten Laut schreibt man ein "i". In der deutschen Hochsprache jedoch wird ein "e" als Auslaut angegeben (ae = ei,ai). Aus stimmbildnerischen Gründen, die hier nicht näher erörtert werden sollen, ist es noch günstiger, statt auf "e" auf "ä" auslauten zu lassen (aä = ei,ai). Daher wird der Doppellaut "ei, ai" im Sprachquadrat mit "a - ä" bezeichnet.
Auch bei eu, äu gibt es verschiedene Aussagen. Als Anlaut liest man "e" oder "ä", hört aber ein offenes "o". Der Auslaut ist in beiden Fällen in der Schrift ein "u". Über den Anlaut bestehen wohl keine Meinungsverschiedenheiten. Als Auslaut gibt Julius Hey ein "ü" an, wenn dem "eu, äu" kein Endsilben-"e" folgt (Freude, Häute); folgt ein Endsilben-"e", so wird der Auslaut zum "ä" umgefärbt (Feuer, Schläue). Frau Martienßen-Lohmann läßt als Auslaut ein "ö" bilden. Auch aus stimmbildnerischen Gründen wurde "ü" bzw. "ä" dem "o" vorgezogen (oü - oä = eu, äu).
Bei dem Doppellaut "au" liest und hört man den Anlaut "a". In der deutschen Hochsprache wird "o" als Auslaut angegeben. Der Stimmuskel erhält eine noch größere Geschmeidigkeit, wenn man über das "o" noch zum "u" hin auslauten

läßt. Um im Sprachquadrat nicht drei Vokale für einen Doppellaut zu beanspruchen, gleitet man beim Zeigen gleich vom "a" zum "u" herüber (au = au).

Beim Üben der Doppellaute am Sprachquadrat gilt dasselbe, was schon beim "e-ä" gesagt wurde: Man vermeide bei kleineren Kindern die Verwirrung, die die Unterschiedlichkeit des optischen und akustischen Schriftbildes hervorrufen könnte. Aus diesem Grund lasse man das Zeigen der Auslaute noch fort. Bei "ei" und "eu - äu" hingegen müßte man wohl - sofern es in der Schule noch nicht geschehen ist - das Verständnis dafür wecken, daß es Laute gibt, die nicht so ausgesprochen werden, wie die Schrift es anzeigt, und man müßte nun darauf hinweisen, daß im Sprachquadrat der Laut so gezeigt wird, wie man ihn hört.

A) In der Aufzeichnung eines kleineren Kindes.

B) In der Aufzeichung eines in der Rechtschreibung sicheren Menschen.

A) 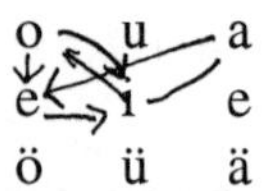

Die Eule sitzt auf der Eiche.
o a

B) 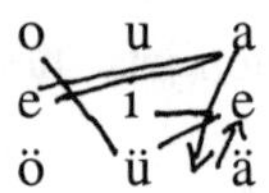

Die Eule sitzt auf der Eiche.
ou aä

Bei der Aufzeichnung B) sind schon alle Silben, auch die Endsilben, mitgezeichnet worden.

7. Die Anordnung der verschiedenen Vor- und Endsilben auf dem Sprachquadrat hat keine bedeutsamen Hintergründe. Es ist nur eine bestimmte Regelung aufgestellt worden, durch welche das Ohr zum Unterscheiden der verschiedenen Schattierungen der Endsilben erzogen wird. Alle Vor- und Endsilben, denen kein Konsonant folgt, werden mit dem "e" auf der rechten Seite des Quadrates verbunden.

Z.B.

ge-spielt
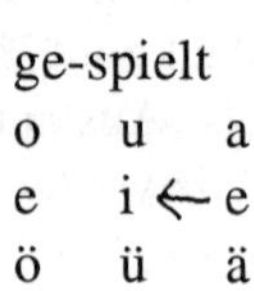

be-dacht
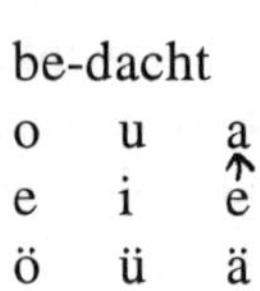

We-ge
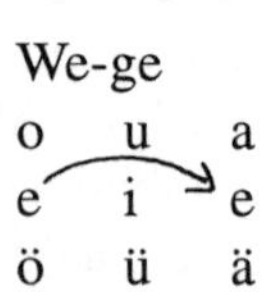

trä-ge
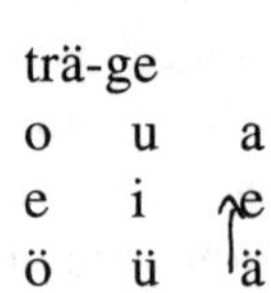

Folgt dem Vor- und Endsilben-"e" ein Konsonant, so lautet es wie "ä" und wird auch als "ä" gezeigt.

Z.B.

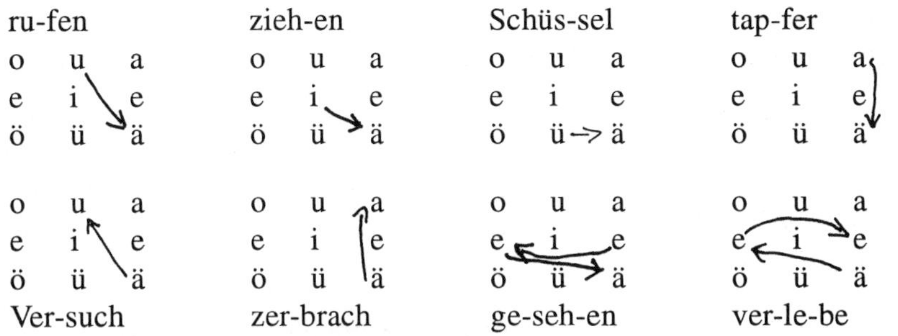

Bei den letzten beiden Beispielen sind die verschiedenen "e" in einem Wort zusammengefaßt und aufgezeichnet worden. Das "e" einer Hauptsilbe, seh-en, geh-et, wird immer links gezeigt. Auch bei einsilbigen Worten, wie z.B. der, wer, natürlich auch bei den Hauptworten See, Reh, Meer usw., wird stets das linksseitige "e" bezeichnet.

Zum Schluß dieser Übungsanweisung sei noch einmal darauf aufmerksam gemacht, daß alle Vokale erst dann gezeigt werden sollten, wenn man sicher ist, daß der akustisch wahrnehmbare Laut nicht mehr auf die Schreibweise übertragen wird.

Alle Vögel sind schon da,
Alle Vögel, alle.
Welch ein Singen, Musiziern,
Pfeifen, Zwitschern, Tiriliern,
Frühling will nun einmarschiern,
Kommt mit Sang und Schalle.

8. Wenn Auge und Hand den gewünschten Vokal immer sicherer und schneller finden können, mute man dieses Spiel auch den Füßen zu.

Sollte der Übende die Lage der Vokale noch nicht im Gedächtnis haben, stelle man die Aufzeichnung des Sprachquadrates etwa in Schulterhöhe vor ihm auf. Er muß nun versuchen, diese quadratische Fläche auf den Fußboden zu übertragen, und sich auch vorstellen, wo die einzelnen Vokale ihren Platz haben. Wird er beim Üben in der Bestimmung der Vokale unsicher, so kann er sich dank der vor seinen Augen stehenden Tafel leicht zurechtfinden. Bei wiederholtem Üben wird das Gedächtnis so gestärkt, daß das Vorbild überflüssig wird. Es hat sich nicht als günstig erwiesen, die Buchstaben auf den Fußboden zu schreiben oder beschriebene Plättchen hinzulegen. Der Kopf ist dann immer nach unten geneigt, wodurch das Stimminstrument heruntergedrückt wird. Die Haltung bleibe aufrecht. Die Füsse müssen blind, d.h. vom inneren Auge geführt, ihren Weg finden.

a) Es wird ganz einfach begonnen. Der Schüler wählt einen Vokal, z.B. "u", hebt wie zum Schritt das rechte Bein und setzt es beim Aussprechen des Vokales auf den Punkt seiner erschauten quadratischen Fläche auf dem Fußboden, der ihm vom Anschauen auf dem Vorbild für eben diesen Laut vertraut geworden ist. Das linke Bein setzt sich dann neben das rechte.

l oder r in () heißt, daß der linke oder rechte Fuß als Schlußschritt herangeholt wird, also keinen neuen Vokal anzeigt. Zuerst wird die neue Aufgabe alle Aufmerksamkeit beanspruchen. Dann aber sollte, sofern es nicht schon selbst wahrgenommen wurde, darauf hingewiesen werden, daß auch das Bein wie vorher der Arm in Verbindung mit der Atmung angehoben wird. Jetzt kann man alle Vokale erst auf dem Fußboden aufsuchen. Jedesmal beginnt der rechte Fuß, und der linke setzt sich zum Schlußschritt daneben. Das schafft eine Ruhepause für die Atmung und gibt die Möglichkeit, sich für die nächste Aufgabe zu sammeln, und sei es nur für einen neuen Vokal auf einem neuen Platz.

b) Übt man die Doppellaute erst alleine, z.B. "ei, ai", so beginnt zum Anlaut "a" wieder der rechte Fuß, während der linke gleich zum "ä" weiterschreitet. Dann wird der rechte Fuß zum Schlußschritt herangeholt.

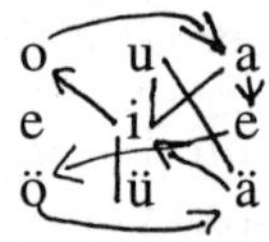

c) Es folgen jetzt Sätze, die erst so kurz wie möglich sein sollten und dann nach und nach beliebig verlängert werden können.

1. Der Hund bellt.
   r l r(l)
2. Die Sonne scheint.
   r l r lr(l)
3. Das Wasser ist kalt.
   r l r l r(l)
4. Du warst so gut zu uns.
   r l r l r l
5. Der starke Zug stört uns sehr.
   r l r l r l r(l)
6. Am Abend fliegen die Vögel ins Nest.
   r l r l r l r l r l(r)

Beim Schreiten der Sätze ist folgendes zu beachten: Das Gesicht bleibt dem auf dem Fußboden vorgestellten Sprachquadrat so zugewandt wie bei der sitzenden Haltung, als der Arm die Vokale bezeichnete.

. u .
. . .
. . .

Es wird mit dem rechten Fuß begonnen. Am Ende des Satzes wird der freie Fuß zum Schlußschritt herangeholt. Ist die Vokalfolge wie im 4. Satz, so ist das Aufsetzen zum letzten "u" schon als Schlußschritt anzusehen.

Kommen in aufeinanderfolgenden Silben die gleichen Vokale vor, wie z.B. im 3.Satz (Das Wasser...), so wird der zweite Vokal mit dem jeweils folgenden Fuß noch einmal bezeichnet. Beim Schreiten der Texte wird es je nach der Lage der Vokale oft mehr ein Vor- und Rückschwingen, ein andermal mehr ein seitliches Hin- und Herüberschwingen der Beine sein.

Bei diesem Übersetzen gilt die Regel, daß das Bein vor dem Knie seitlich herüberschwingt und nicht hinter der Kniekehle (4. Satz).

Daß beim Schreiten von Vokal zu Vokal der quadratische Raum nicht in selben Maßverhältnissen eingehalten werden kann, wie er auf dem Vorbild aufgezeichnet wurde, versteht sich von selbst.

Spricht und schreitet man Sätze, die inhaltlich miteinander verbunden sind (Prosa, Gedichte), so kann der Schlußschritt am Ende eines Satzes fortfallen. Das kann nach eigenem Ermessen geregelt werden.

Da die Bewegung der Beine mehr Zeit und Kraft beansprucht als die der Arme, wird beim Schreiten und Sprechen auch öfter geatmet werden müssen. Man kann es darum auch nur bei ganz kurzen Sätzen erreichen, daß sie in einer Ausatmung gesprochen werden. Das Gehirn müßte dem inneren Auge und den Beinen schon sehr fließende Anweisungen geben, um auch längere Sätze ohne Zwischenatmung sprechen zu können. Man sollte es nie erzwingen. Der Übende wird es hoffentlich selbst merken, was seinen Organen und Nerven entspricht, und da zum Einatmen unterbrechen, wo es notwendig wird.

9. Je öfter man das Sprachquadrat übt, sei es mit der Hand auf dem Papier oder durch Schreiten auf dem Fußboden, je mehr wird die Lage der Vokale sich dem Gedächtnis einprägen, so daß sich nun eine neue Übungsweise anschließen kann. Während man die Worte laut spricht, verfolge man die von Vokal zu Vokal führenden Linien mit dem inneren Auge. Man erschaut also im Geist schrittweise denselben Weg, den man bisher mit den Gliedmaßen bezeichnet hat.

10. Die nächste Übung geht noch einen Schritt weiter. Zu dem innerlichen Schauen der von Vokal zu Vokal führenden Linien kommt noch das innere Hören der Worte, das bedeutet, daß sie nur stumm gedacht werden. Hierbei ist jedoch sehr zu beachten, daß das stumme Denken sich nur bei der Ausatmung vollziehen darf. Die Einatmung bleibt - genau wie beim lauten Sprechen - von Wortgedanken befreit.

11. Der Fluß der Rede wird natürlich durch das Mitschauen der Vokale im Sprachquadrat gemindert. Das gehört zur Übung, aber es ist niemals das Ziel, beim Lesen oder Sprechen die Vokale im Quadrat zu schauen. Dennoch hat es manchem gefallen, beim fließenden Sprechen hie und da einen Vokal wie im Fluge mit dem inneren Auge wahrzunehmen. Man bemüht sich nicht darum, und es gibt überhaupt keine Regel dafür, so daß man gar nicht einmal sagen kann, daß es immer die betonten Silben sind, die "ins Auge fallen". Es bleibt unbestimmbar.

12. Zum Schluß folgt noch ein Bild des Sprachquadrates, auf welchem auch die Einatmung durch Linien gekennzeichnet wurde. Wenn die Luft einströmt, bewegt sich die Hand zu dem über dem Quadrat liegenden Sammelpunkt der Linien, kommt beim Aussprechen des Wortes zu dem betreffenden Vokal, verfolgt in nun bekannter Weise den Ablauf der Laute und kehrt, wenn die Einatmung notwendig wird, wieder zum oberen Punkt zurück. Dann beginnt das Spiel von neuem".

2.6.3 Tonleiterkreis

Zu den wichtigen Vorstellungshilfen bei der Arbeitsweise Schlaffhorst-Andersen gehört die Vorstellung von einem "Tonleiterkreis" auf das Zwerchfell projektiert und von einer sogenannten "Septime", deren Tonstufen ihren Sitz an der Stimme haben. Als Vorstellungshilfe und Übungsweg haben diese Begriffe ihren hohen Wert, wenngleich sie sachlich jeder Grundlage entbehren oder mindestens nicht nachzuweisen sind.

Die Arbeit mit dem Tonleiterkreis ergibt eine kreisende Übung. Durch die Vorstellung einer Tonleiter, d.h. eines Höherwerdens der Töne, würde die Tendenz unterstützt, daß der Kehlkopf beim Höherwerden der Töne steigt, sich dadurch die Spannung der Stimme unphysiologisch erhöht und der Raum des Ansatzrohres, der wichtig für die Resonanzerzeugung ist, sich verkleinert.

Arbeit mit dem Tonleiterkreis kann dem entgegenwirken. Hier werden die Töne gedanklich auf die Zwerchfellebene verlagert:

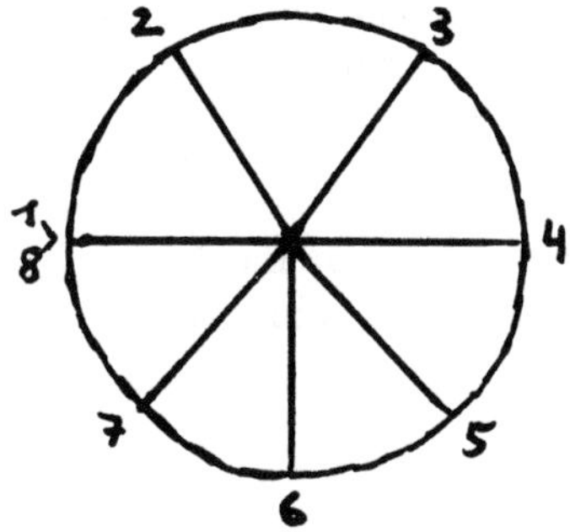

Auf der hinteren Hälfte des Zwerchfells sollen sich also mehr Töne als auf der vorderen befinden. Dies sind aber zugleich die helleren (höheren) Töne, wobei die Tendenz des Kehlkopfes "hochzurutschen" am größten ist. Durch die Projektion dieser Töne auf den hinteren Rand des Zwerchfells, der die größte Muskelmasse besitzt und gleichzeitig tiefer liegt als der vordere Teil, kann dieser Tendenz entgegengewirkt werden. Durch das Hinlenken der Aufmerksamkeit, das Verinnerlichen dieses Bildes, wird das Zwerchfell in seiner Stützfunktion gestärkt. Zugleich entsprechen kreisende Übungen dem Blutkreislauf und wirken daher durchblutungsfördernd und belebend auf das Zwerchfell. Man kann zunächst, vom Mittelpunkt ausgehend und nach jedem Ton dorthin zurückkehrend, den Kreis auf einem aufgemalten Bild abfahren, später das Bild innerlich schauen. Durch Beachten von Nachhauch und unwillkürlicher Einatmung ist auch die Atmung beteiligt.

Je nach Vitalität und Bewegungsbedürfnis läßt sich der Tonleiterkreis auch mit Kreisbewegungen der äußeren Muskulatur unterstützen. Später kann man dann die Tonleiter auf einen Atem um das Zwerchfell kreisen lassen.

2.6.4 Eine wichtige rhythmische Übung ist die Arbeit an der physiologischen Septime von g^1 - f^2. Nach Clara Schlaffhorst ist in der Septime, die auch durch die Doppelspirale symbolisiert wird, das rhythmische Prinzip an der Stimme verwirklicht, und zwar werden die beiden Endtöne g und f der Zusammenziehung, a und e der Lockerheit, h, c, d der Streckung zugeordnet. Dadurch ergibt sich die Möglichkeit, Stimme und Atmung über die Septime zu rhythmisieren, d.h. in die physiologisch richtige Funktion zu führen.

Hierzu ist allerdings große Konzentration nötig, die nicht jeder Mensch in jedem Augenblick aufbringen kann. Hierbei bietet sich die Verbindung mit dem Lautrhythmus des Zwerchfells an, weil dadurch eine Verankerung mit der Atmung möglich ist:

u = Zusammenziehung (Husten)
i = Streckung (Niesen)
a = Lockerheit (Lachen)

Die verminderte Septime ist ein dissonantes Intervall, welches nach Auflösung zur Tonika strebt. Die Arbeit mit der Septime kann auch hierdurch spannungsaufbauend wirken. Zugleich birgt die Septime den Gefühlsausdruck des Unerlöstseins, auch des Strebens zur Erlösung hin, so daß dem Schüler die Möglichkeit gegeben wird, dies über die Septimenarbeit zu erfahren.

Der Rhythmus hat seine Entsprechung in der rhythmischen Atembewegung Einatmung - Ausatmung - Pause. Zugleich hat die Arbeit an der Septime daher starke Wirkung auf die Atmung, so daß oft Tiefatmungen damit ausgelöst werden können. Durch den rhythmischen Charakter bietet sie sich für die Erarbeitung der saugenden und fließenden Funktion an.

Nach Gertrude Schümann gibt es: "schwingende und rhythmische Septimeübungen". Da ist zuerst das einfache Hin- und Herschwingen vom Ton g oder gis bis Ton f, dann g h d f, der Dominantseptakkord, der sich nach C-Dur auflöst; gis h d f, der verminderte Septakkord, der nach a-Moll aufgelöst wird; g a h c d e f, das ist die einfache stufenweise Schwingung. Man kann sich vorstellen, man säße in einer Schaukel. Wiederholt man die Übung öfter, wird es vielleicht auch schon möglich sein, sich diese Schwingungen im Halsraum vorzustellen, so als schwänge es an der Stimme vom Dunklen ins Helle (vom Tiefen ins Hohe).

Verstärkt sich diese Empfindung, so wird man sich auch vorstellen können, wie sich die Stimmlippen zum Nachhauch öffnen und bei der Einatmung immer weiter aufgehen. Der musculus crico-arytaeoideus posterior, kurz posticus genannt, öffnet die Stimmbänder. Ohne seine Tätigkeit könnte keine Luft in die Lungen eindringen. Es ist darum gut, auch diesen Muskel im Bewußtsein zu erfassen. Selbstverständlich funktioniert er auch ohne unser Wissen, aber die Erfahrung hat gezeigt, daß die geistige Vorstellung einer Funktion diese wesentlich unterstützt. Die Einatmung kann sehr viel intensiver werden, Hochatmungen verschwinden. Die schwingenden Septimeübungen haben nicht nur stufenweise Abläufe, sie bewegen sich auch in verschiedenen Intervallen, doch werden stets die Grenzen g oder gis und f beachtet.

2.7 *Die Atemschriftzeichen, G. Schümann*

"Ihre Entstehung

Es ist eine oft bestätigte Erfahrung, daß das geschriebene Wort selten ausreicht, wenn es sich darum handelt, Fähigkeiten in einem Menschen zu wecken, zu entwickeln und auszubilden. Es bedarf der Stimme und aller Sinne eines Nächsten, um durch Wort und Hand zu leiten und zu überprüfen.

Wohl aber ist es möglich, aus einer Schrift Anstoß zum eigenen Forschen zu gewinnen, so wie Clara Schlaffhorst und Hedwig Andersen, angeregt nur durch das Lesen des Buches von Leo Kofler "Die Kunst des Atmens", gar eine Schule für Atmung und Stimme zu gründen vermochten.

Obgleich bei einem Austausch von Mensch zu Mensch dem Wort der Vorrang zu geben wäre, sollte man nicht vergessen, daß die Schrift der Mittler bleibt, wenn das Wort uns nicht mehr erreicht.

Die Schriftzeichen, von welchen hier die Rede sein wird, verdeutlichen nicht die dem Großhirn begreiflichen Begriffe. Aus dem Pulsschlag des Herzens und dem Rhythmus der Atmung entstanden, wurden sie Bild gewordene Schriftzeichen der sich äußernden "Natur in uns". (Schlaffhorst-Andersen)

Wie kam es zu ihrer Entstehung?

Bei der Forschungsarbeit an Atmung und Stimme hatten Clara Schlaffhorst und Hedwig Andersen erfahren, daß Bewegungen eine fast unerläßliche Unterstützung für Atemübungen sind.

Es entwickelten sich:

1. Die kreisende Bewegung. Ihre innerleibliche Entsprechung findet sich im Strömen des Blutes (Herz - Pulsschlag). Ihr Hauptmerkmal ist der einseitig gerichtete Ablauf.

2. Die schwingende Pause. Sie ist zweiseitig gerichtet, ihr Merkmal ist die Umkehr. Im leiblichen entspricht ihr die ein- und ausschwingende Luft und das Hin- und Herschwingen der sieben Töne an der Stimme. (Schlaffhorst)

3. Die rhythmische Bewegung. Sie ist aus dem dreiteiligen Atemrhythmus hervorgegangen, wie er sich z.B. im Zwerchfell abspielt:

Einatmung	=	Anspannung des Zwerchfellmuskels (Zentripetale Kraft)
Ausatmung	=	Abspannung des Zwerchfells (Zentrifugale Kraft)
Ruhepause	=	Lockerheit des Zwerchfells (Zwischen zentripetaler und zentrifugaler Kraft schwebend)

Die rhythmische Bewegung wird durch die sich wandelnde Form bestimmt, welcher Muskulatur und Organe durch den Wechsel von Ein- und Ausatmung und Ruhepause unterworfen sind.

Alle Bewegungen wurden mit einzelnen Gliedmaßen als auch mit dem ganzen Körper ausgeführt und - wie schon erwähnt - zur Anregung der Atmung benötigt oder mit ihr verbunden.

Als Sinnbild für diese Bewegungen zeichnete Clara Schlaffhorst uns oft den Kreis, die Linie und das Dreieck an die Tafel (Abb.1). Diese nebeneinanderstehenden Zeichen habe ich oft angeschaut und gedacht: Diese drei Bewegungen - das Kreisen des Blutes, das Schwingen der Lüfte, der dreifache Rhythmus der Atmung - dies alles vollzieht sich ja in einem Organismus. Sollte es nicht ein Bild geben können, in welchem sich alle diese Lebensvorgänge, so gegensätzlich sie im Bild auch erscheinen, sinnbildlich vereinen lassen? In meinem bewußten Denken allein konnte ich solch eine Lösung nicht finden.

Es muß wohl erst eine Krisensituation entstehen, in welcher die Seele - zu unbewußtem Schaffen aufgerufen - in Verbindung mit bewußtem Erkennen selbst Hilfen entwickelt, um geistig-seelische Störungen zu überwinden, selbst wenn sie schon in den somatischen Bereich übergreifen.

Man schrieb Oktober 1948, als mir einfiel, daß Clara Schlaffhorst gesagt hatte: 'Schmerzen sind stehengebliebenes Leben.' Das bewahrheitete sich gewiß bei allen schmerzhaften Zuständen, welche durch Stauungsdruck entstanden sind.

Wie aber aus einem Stillstand herauskommen, wenn physische Schwäche und psychische Depression gleicherweise jeglichen Impuls lähmen, wenn selbst die Stimme lustlos ist, daß auch von ihr keine Regenerationsmöglichkeit zu erwarten ist?

Alle seit jahrzehnten bekannten Wege

Kreisen - Schwingen - Rhythmus - Atmen - Tönen

wurden in der bisher geübten Weise abgelehnt. Es mußte etwas gefunden werden, was wohl mit den bekannten Übungen in Verbindung stand, dennoch aber dem erschöpften Zustand entsprach.

Der Wunsch, solch einen Tiefstand zu überwinden, ruft Abwehrkräfte auf, die aus uns unbewußten Quellen entspringen. So entstand die Idee, sich um die schmerzenden Stellen kreisende Bewegungen einzubilden. Dabei wurde ich gewahr, daß der Antrieb zu dem innerlich geschauten, sich immer wiederholenden Kreisschwung stets mit dem Herzschlag zusammenfiel.

Es mag jeder schon erfahren haben, daß die Bewegungen des Großhirns erst im Schlaf zur Ruhe kommen. In wachem Zustande laufen hinter der Stirne die Gedanken unaufhörlich weiter, und in solch erschöpftem und bedrängtem Zustand sind sie selten erfreulich.

Das Schauen eines sich bewegenden Bildes ist ohne Mitarbeit des Großhirns - das innere Auge wird ja von dort her geleitet - gar nicht denkbar. Ist es willens, sich dem Schauen einer geordneten Bewegungsform zuzuwenden, wird es von destruktivem, den Organismus störendem oder gar zerstörendem Denken abgelenkt, und anstatt gesetzmäßig innerleibliche Abläufe zu zersetzen, dient es ihrem Aufbau.

Nach kurzer Zeit des inneren Schauens wurde damals der fast stehende Atem durch ein hörbar ruckartiges Einziehen der Luft aufgeschreckt, und erstaunt fragte ich mich, ob diese Reaktion auf die innere Bewegungsvorstellung zurückzuführen sei.

Als aber nach wiederholtem Schauen stets neue, stets tiefere Atemimpulse geweckt wurden, konnte an dem Zusammenhang zwischen einer nur innerlich eingebildeten Bewegung und den vorher geschilderten Reaktionen kein Zweifel mehr bestehen.

Dann aber geschah es, daß ich den Kreisschwung nur mit großer Mühe aufrechterhalten konnte. Wenn ich mit dem inneren Auge die Linie verfolgte, kam ich über den ersten Ansatz zum Aufschwung kaum hinaus, es mußte erst die Einatmung abgewartet werden, um mit der folgenden Ausatmung, gewissermaßen von ihrer Luftbewegung angetrieben, die Linie innerlich ein kleines Stück weiter zu verfolgen. Es sah dann etwa so aus (Abb.2). Da dachte ich, wenn der Aufstieg so schwer fällt, könnte man doch versuchen, die absteigende Linie zu schauen, also so (Abb.3). Es ist schwer wiederzugeben, was mich bewegte, als ich es in der anderen Richtung versuchte. Kurz - ich empfand, daß es mir nicht entsprach und kehrte wieder zu dem aufsteigenden Linienablauf zurück.

Ich hatte nun erkannt, daß zwei Kreisrichtungen möglich sind: eine, die aufsteigend eine Schwere zu überwinden hat, und eine andere, leicht und schwerelos niederkommend (Abb.4). Außerdem hatte ich auch erfahren, daß es zwei Antriebe zur selbst nur innerlich geschauten Bewegung geben kann: den Pulsschlag des Herzens und den Impuls der Atmung.

Als Schüler der Schule Schlaffhorst-Andersen hatten wir gelernt, eine Übung nicht zu wiederholen, wenn durch sie eine vertiefte Einatmung bewirkt wurde. Jede vertiefte Einatmung bedeutet eine Steigerung der Lebenskraft. Wird diesem veränderten Zustand die alte Übung angeboten, so entspricht sie nicht mehr der neu gewonnenen Leistungsmöglichkeit. Jede Mechanisierung von Übungen hat wohl darin ihre Ursache, daß von außen her Altes angeboten wird, ohne zu merken, daß es innerlich schon einen anderen Stand eingenommen hat. Dadurch wird auch erklärlich, daß die vorher hilfreiche Übung nun wirkungslos geworden ist. Der durch vertiefte Einatmung gesteigerten Lebenskraft muß auch ein gesteigerter Übungsinhalt angeboten werden. Wiederholungen haben nur so lange ihre Berechtigung, als sich noch nicht die gewünschte Veränderung angezeigt hat.

Da nun schon erfahren war, daß auch das innere Schauen des Kreisbildes zu vertieften Atembewegungen geführt hatte, wird es erklärlich, daß sich neue, steigernde Linienbewegungen finden mußten, die dem inneren Wachsen auch neue Forderungen entgegenstellten.

Die Steigerung der Zahlen von 1 zu 2 zu 3 erscheint verständlich. Dem einseitig gerichteten Kreislauf würde also nun der zweiseitig gerichtete Ablauf der schwingenden Bewegung folgen müssen. Es wäre darum dieser Linienablauf, das Hin und Her (Abb.5), in Frage gekommen.

Da aber im Verlauf vieler Jahre die Erfahrung gewonnen war, daß eine gerade Linie dem Kreisen des Blutes widersprach, war es jetzt klar, daß in keinem neuen Bild das Wesentliche des Kreisens verlorengehen dürfte, sollte je ein Bild gefunden werden, welches alle drei Bewegungsabläufe beinhaltet.

Wie aber sollte ein Weg gefunden werden, der die Vereinigung zweier so gegensätzlicher Bilder zum Ziele hat? Das wußte ich selbstverständlich nicht. Mir war nur klar geworden, daß jedes Bild etwas von seiner Eigenart aufgeben müsse. So entstand die Ellipse, die wohl zwei Pole aufweist, aber beide Pole werden noch von einer einseitig gerichteten Linie kreisend umschwungen (Abb.6).

Das 1. Bild kreiste um einen Punkt (Abb.7). Im 2. Bild sind auf der oberen Hälfte der Peripherie zwei Pole vermerkt, welche elliptisch verbunden werden. Der Bewegungsablauf vollzieht sich im Wechsel von Kreis - Ellipse - Kreis - Ellipse ... (Abb.8).

Die Steigerung von 2 und 3, wie sie sich von der schwingenden zur rhythmischen Bewegung vollzieht, mag wohl den Anstoß gegeben haben, der Peripherie einen 3. Punkt hinzuzufügen, durch den eine zweite und dritte Ellipse möglich wurden.

Der Bewegungsablauf des 3. Bildes: Kreis - erste Ellipse - Kreis - zweite Ellipse - Kreis - erste ...

Beim 4. Bild erweitert sich der Wechsel zwischen Kreis und drei Ellipsen. Die beiden ersten Ellipsen sind noch zur Hälfte mit dem Kreisbild verbunden, während die dritte sich von ihm ablöst und frei im Raum schwebt. Sie schafft die Grundbedingung für die Zykloide um drei Punkte. Dies 5. Bild ist das erste Zeichen, welches frei aus dem Kreis heraustritt (Abb.9).

Es war für mich überraschend festzustellen, daß bei der Umkreisung dieses räumlich sich dreifach darstellenden Bildes zeitlich nur zwei Werte erfahren wurden. Verband man die Punkte allerdings mit geraden Linien, war die Dreiteiligkeit der Zeit gewahrt, so wie es der Atemrhythmus benötigte (Abb.10). Sollte man zu den geraden Linien zurückkehren? Das hätte das Finden eines neuen Bildes wiederum ausgeschlossen.

Da kam mir plötzlich der ganz logische Einfall: Wenn drei Punkte zwei Kreisschwünge ermöglichen, müßten vier drei ergeben können. Kurz entschlossen fügte ich auf der unteren Kreishälte den 4. Punkt auf der Peripherie hinzu, und jetzt schienen das kreisende Gesetz des Blutes als auch der dreiteilige Rhythmus der Atmung in einem Bild vereint zu sein. Aber das Bild des Schwingens fehlte noch.

1	2	3
Ausatmen	Nachschwingen	Einatmen
pf	^	v

Nachträglich wurde dann das Bild eingefügt, in welchem sich der Kreis mit den vier Ellipsen abwechselt (Abb.11).

Fünf Monate etwa übte ich diese sieben kreisenden Bilder mit Atem- und Stimmübungen verbunden. Da erst fing es an, mir langweilig zu werden, immer nach ein und derselben Seite herumzukreisen. So kreiste ich also eine Weile rechts, dann wieder eine Weile links herum. Schließlich konnte ich es nicht ertragen, auch nur zweimal dieselbe Seite zu wiederholen. Als ich das neue Bild, das 8., dann aufzeichnete, sah ich, daß es oben offen blieb, offen bleiben mußte, weil die Linie ja nicht in einer Richtung weiterlief, sondern umkehrte. Damit war das Wesentliche der schwingenden Bewegung nun nicht nur wie im 2. Bild in zwei Polen angedeutet, sondern zum ersten Mal im Linienverlauf sichtbar erkenntlich. Die beim 3. Bewegungsimpuls ausschwingende Linie könnte bis ins Unendliche verlängert werden, ehe sie wieder zurückschwingt. Mit ihr kann sich auch die Zeit der Einatmung verlängern. Sie ist nicht mehr wie im 7. Bild an das Bewegungsgesetz der kreisenden Schwungbetonungen gebunden. Das der Musik entsprechende gleichbleibende Taktmaß ist unterbrochen (Abb.12).

Neun Monate hatte ich diese 8 Bilder in Verbindung mit Atem und Stimme geübt. Da schwand plötzlich jegliche Lust, innerlich einen kreisenden Schwung zu schauen, geschweige denn, ihn auf dem Papier zu zeichnen. Alles, was ich bisher geübt hatte, erschien mir sinn- und wertlos.

Doch als Schüler der Schule Schlaffhorst-Andersen hatten wir wiederum gelernt: 'Wenn ihr meint, zu schwach zu sein, um ein Glied zu bewegen, wenn ihr selbst den Willen nicht mehr aufbringt, etwas zu tun, wenn ihr also aus eigener Kraft solch einen "toten Punkt" scheinbar nicht überwinden könnt, dann erinnert euch des Atems, der jeden Augenblick aus- und einströmt, und versucht, die Kraft zur Bewegung aus der Spannkraft des Zwerchfells zu gewinnen. Z.B. hebt den Arm in Verbindung mit der Einatmung, legt ihn bei der Ausatmung nieder und laßt ihn ruhn.'

Hierbei aber möchte ich nicht versäumen zu bemerken, daß nicht alleine der Luft und dem Zwerchfell die Fähigkeit zur äußeren Bewegung zu verdanken ist. Man bedenke, daß auch während des sogenannten "toten Punktes" der Mensch geatmet hatte. Erst das Wort, der Hinweis, wie man das luftige Element nützen könne, dann das bewußte Erkennen desselben und schließlich die Bereitschaft, sich seiner zu bedienen - dies alles erst vermochte oder vermag immer noch "tote Punkte" zu überwinden.

Hieran erinnerte ich mich; schaute, von einem Mittelpunkt ausgehend, wie die Ausatmungsluft sich in einer geraden Linie abzeichnete, bis einer der vier Punkte des letzten Bildes erreicht war. Dort verharrte die Bewegung, bis die Einatmung einsetzte und mit ihr wieder die Linie zum Mittelpunkt zurückgezogen, fast zurückgesogen wurde. Das wiederholte sich nach allen vier Himmelsrichtungen. Aufgezeichnet wird es der dreiteilige Lebensrhythmus der Atmung, an kein Taktmaß gebunden, frei und immer in dem Zeitmaß ablaufend, wie es von Natur aus angezeigt ist. Es ist das erste Zeichen, dessen Linien vom Mittelpunkt ausgehen und wieder zu ihm zurückführen. Trotz der geraden Linien bleibt der Kreislauf durch die Strahlenfolge bewahrt.

Diese vollkommen an den Rhythmus der Atmung angeschlossene Linienführung übte ich drei Tage. Dann fing es an, während der Wartezeit am Außenpunkt so lange herumzukreisen, bis die Einatmung einsetzte und mit ihr wieder die Linie zum Mittelpunkt zurückgeführt wurde (Abb.13).

Alle Bilder waren bisher nur innerlich schauend entstanden und später erst aufgezeichnet worden. Jetzt aber mußte ich zum Stift greifen und auf dem Papier versuchen, aus den geraden Linien und dem Kreisen eine Verbindung zu schaffen.

Zuerst wurden aus den geraden Linien runde Bögen. Aber ich empfand immer noch ein Stocken im Ablauf, welches ich nicht aufzuheben wußte. Plötzlich war es mir, als müsse der Vierstrahl sich so wenden, daß zwei Linien nach oben, zwei nach unten zeigten. Alsdann nahm ich einen großen Bogen, ließ der Hand freien Lauf, und als ich hinschaute, sah ich das Bild, in welchem sich alle drei Bewegungsweisen vereint hatten.

Die rhythmische Bewegung wird nicht alleine durch die Zahl von drei Kreisen, sondern vor allem durch die unterschiedliche Länge dieser drei Bögen gekennzeichnet.

Der Vierstrahl war das 9. Bild. Das 10. ist später dem oben gefundenen vorangestellt worden (Abb.14).

Inzwischen hatte ich schon mit anderen Menschen zeichnend geübt und dabei entdeckt, daß beim Kreisen ganz andere Betonungen sichtbar wurden, als ich sie erlebt hatte (Abb.15).

Zuerst meinte ich, daß es falsche Betonungen seien und wollte es schon verbessern. Dann aber wurde ich stutzig und erkannte, daß jeder - sowie auch ich - aus einer ihm gemäßen Notwendigkeit so und nicht anders betonen mußte. Jeder Betonungsschwung ist nur ein Teil des Ganzen. Erst die vier verschiedenen Möglichkeiten ergeben das ganze Bild.

Als nun das 11. Bild gefunden war und ich erkannt hatte, daß die runden Bögen nur Teile eines Kreises waren, fing es mich an zu interessieren, welche Teile des Grundkreises es wohl waren (Abb. 16).

Die Tatsache, daß die Teile, die im Grundkreis in der oberen Bildhälfte liegen, im 11. Bild unten, die anderen hingegen, die im Grundkreis unten waren, im 11. Bild aber oben erschienen, erstaunte mich. Ich fand, daß man die alte Ordnung wieder herstellen sollte, und hatte Lust, das Obere durch das Untere, das Untere durch das Obere zu ergänzen (Abb. 17).

Mit diesem neuen 12. Bild wußte ich zuerst nichts anzufangen, und ich meinte, es wäre nun zum Anschauen da. Es waren vier Schwungbetonungen, von denen drei nach außen, die vierte zum Mittelpunkt zurücklief. Was hatte das noch mit dem dreiteiligen Rhythmus zu tun?

Plötzlich ging mir ein Licht auf, und ich erkannte, daß dies ein Symbol für die durch Sprachlaute geformte rhythmische Ausatmung sei, wie wir sie z.B. im Zwerchfell in den drei Naturlauten u i a kannten.

Zusammenziehung = u, Streckung = i, Lockerheit = a

Bei diesem Bilde fallen der 1., 3. und 4. Kreisschwung zusammen, während bei allen anderen Bildern bisher jede Linie einzeln sichtbar war.

Wie es kam, daß um die Weihnachtszeit (1950) ein Stern um diese Kreise entstand, weiß ich nicht mehr zu sagen. Es war wohl einfach ein Spiel der Hand, und dieses Bild war wirklich nur anzuschauen. Erst später sah ich, daß die Linien, die man von Spitze zu Spitze ziehen konnte, jeweils durch den Mittelpunkt eines der drei Kreise als auch durch den allgemeinen Mittelpunkt führten.

So entstand als 13. Bild der Sechsstrahl, der in seinem Bewegungsablauf dem Vierstrahl gleicht. (Abb. 18)

Wie entstand das letzte, das 14. Bild? Wie kam es zu den kreisenden Dreiecken? Dazu muß man wissen, daß Clara Schlaffhorst die Lunge einem Kegel verglich.

Als Bild der ausatmenden Lunge zeichnete sie das Dreieck mit der Spitze nach oben, für die einatmende kehrte sie es um. (Abb. 19)

Wenn ein Mensch beim Sprechen oder Singen eine zu starke Lungenentleerung hatte, pflegte sie zu sagen: 'Stellen Sie sich vor, daß der Kegel sich beim Tönen umkehrt.'

So stellte sie dem zu starken Vergehen das Bild der Lebensbewahrung entgegen.

Im Sechsstrahl können die Linien ins Unendliche ausströmen, und wenn in uns jenes starke Verfließen der Lebenskraft ist, kann ihr Schauen zu einer Gefahr werden.

Der umgekehrte Kegel! Plötzlich stand er vor meinem inneren Auge! (Abb. 20)

Als ich den Ablauf dieses Zeichnens zum erstenmal innerlich schaute, rief der Richtungswechsel, durch welchen ein Innenraum abgeschlossen wurde, ein ungeheures Aufbegehren in mir wach, so daß ich es am selben Tage nicht noch einmal ertragen konnte.

Doch nach und nach gewöhnte sich die Lunge an diese heilsame Bedrängnis, so daß ich nun im Bild alle Räume schließen konnte. Noch nie hatte ich die Wirkung einer geistigen Einbildungskraft so spontan, so gewaltig erlebt wie beim Entstehen dieses letzten Bildes (Abb. 21).

Es wäre wünschenswert, wenn diese Schriftzeichen auch von Mensch zu Mensch übermittelt würden. Wer sie aber kennt und sie handelnd tätigt, dem werden sie zeitweise das Wort eines anderen ersetzen können. Ihre Sprache hat die Fähigkeit, Ungeordnetes zu ordnen, Auseinanderfallendes zusammenzuhalten, fast ehe wir uns selbst dessen bewußt geworden sind.

Was schreibt Wolfgang Grözinger in seinem Buch: (1952)

'Kinder kritzeln, zeichnen, malen.

Fragt man sich, welche Züge das Gesicht der klassischen griechischen Ornamentik bestimmten, was ihr einen Vorrang vor allen anderen Zierformen gab, so wird man ihre Bedeutung vor allem darin erblicken, daß hier der Mensch das Maß der Architektur auch im Ornament geworden ist. Während der moderne Mensch im Wetteifer mit Kamera und Rechenmaschine sieht und denkt, wobei er seinen Körper die Rolle eines Stativs spielen läßt, vergaß der Grieche nie, daß er Physis war, lebende, beseelte, atmende Natur, daß sein Herz taktmäßig schlug, daß seine Brust sich rhythmisch hob und senkte, während er baute und konstruierte.

Hätte er vergessen über den Lehren der Geometrie und der Proportion, so hätte ihn seine Ornamentik an diese Wahrheit erinnert, denn sie war ja nichts anderes als die Projektion dieses pulsierenden, atmenden und schreitenden Lebens auf Baukörper und Fläche. ... Denn Ornament, "Kosmos", heißt ja nichts anderes als Ordnung. Die griechische Zier gipfelt daher in der Atemfigur, dem Akroterion, das hoch auf dem Tempel als Sinnbild des göttlichen Pneuma ragt.'"

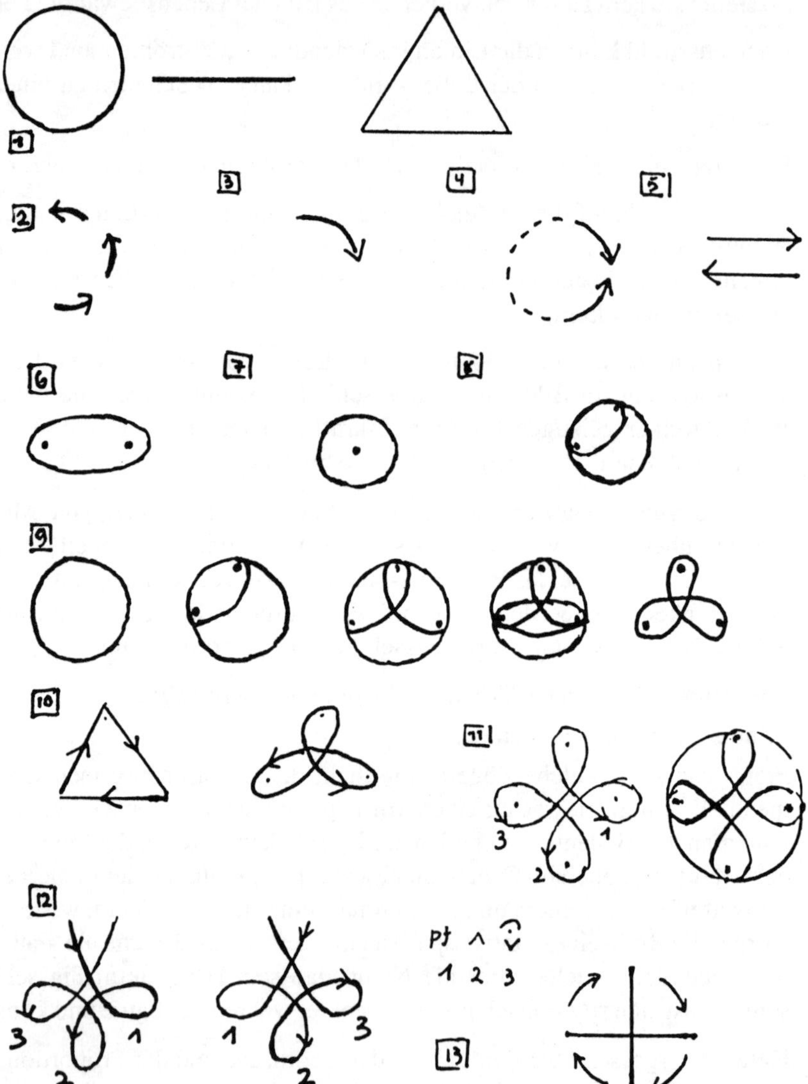

14

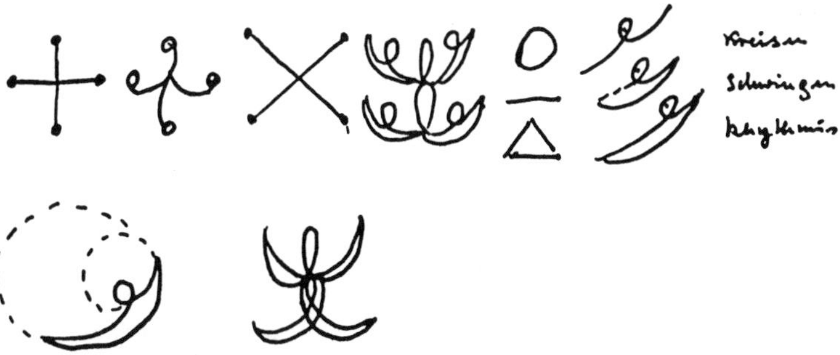

15

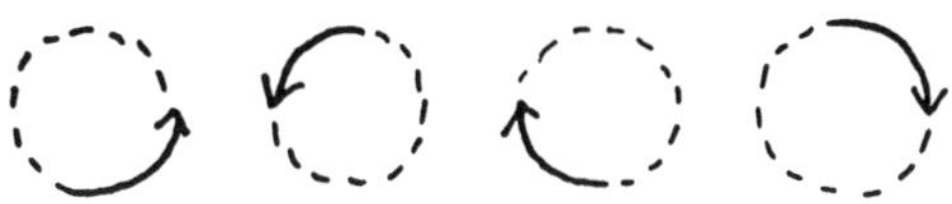

16

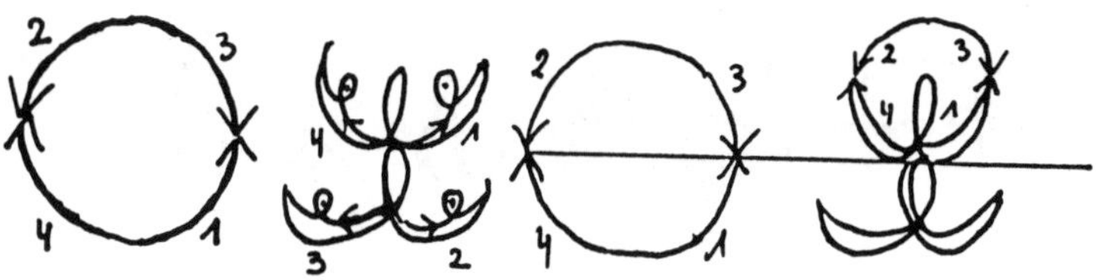

17

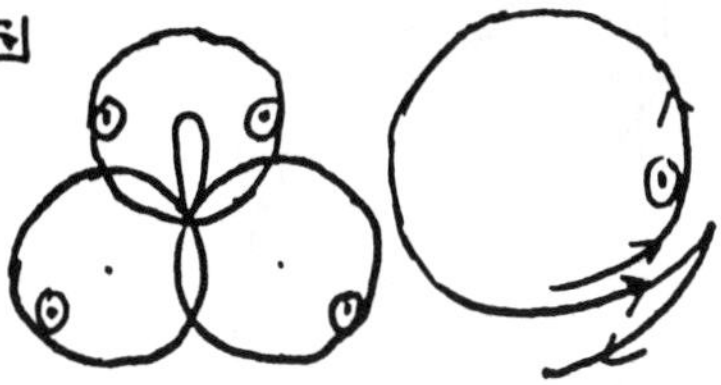

18

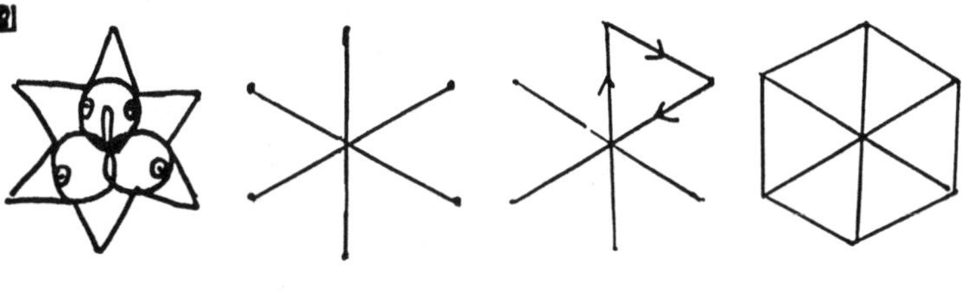

19

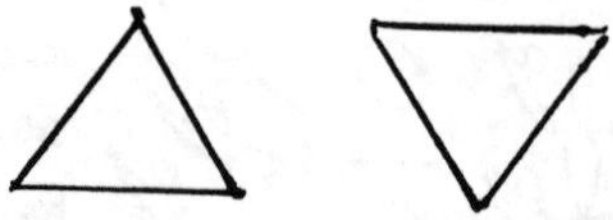

20

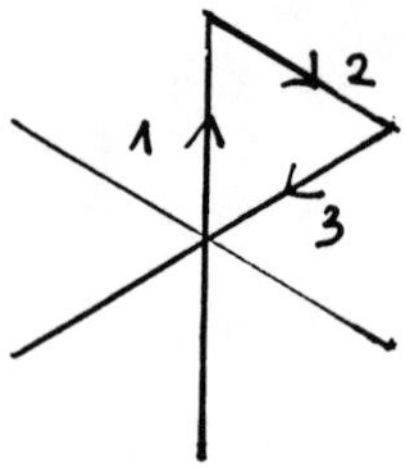

1. = ausatmen

2. = Begrenzung der Ausatmung

3 = einatmen

21

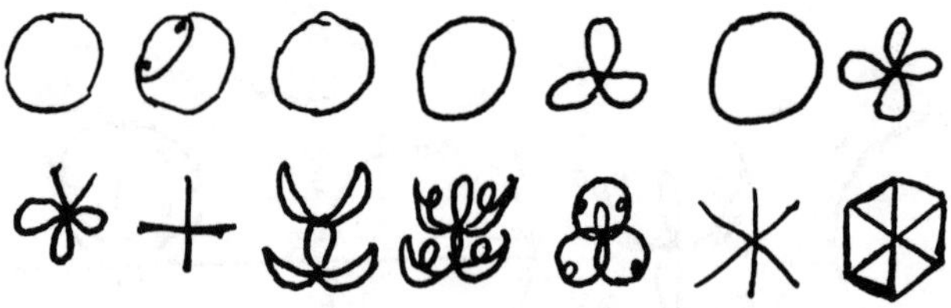

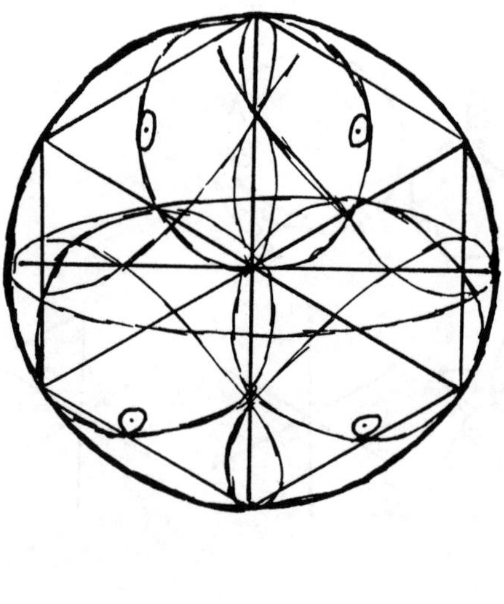

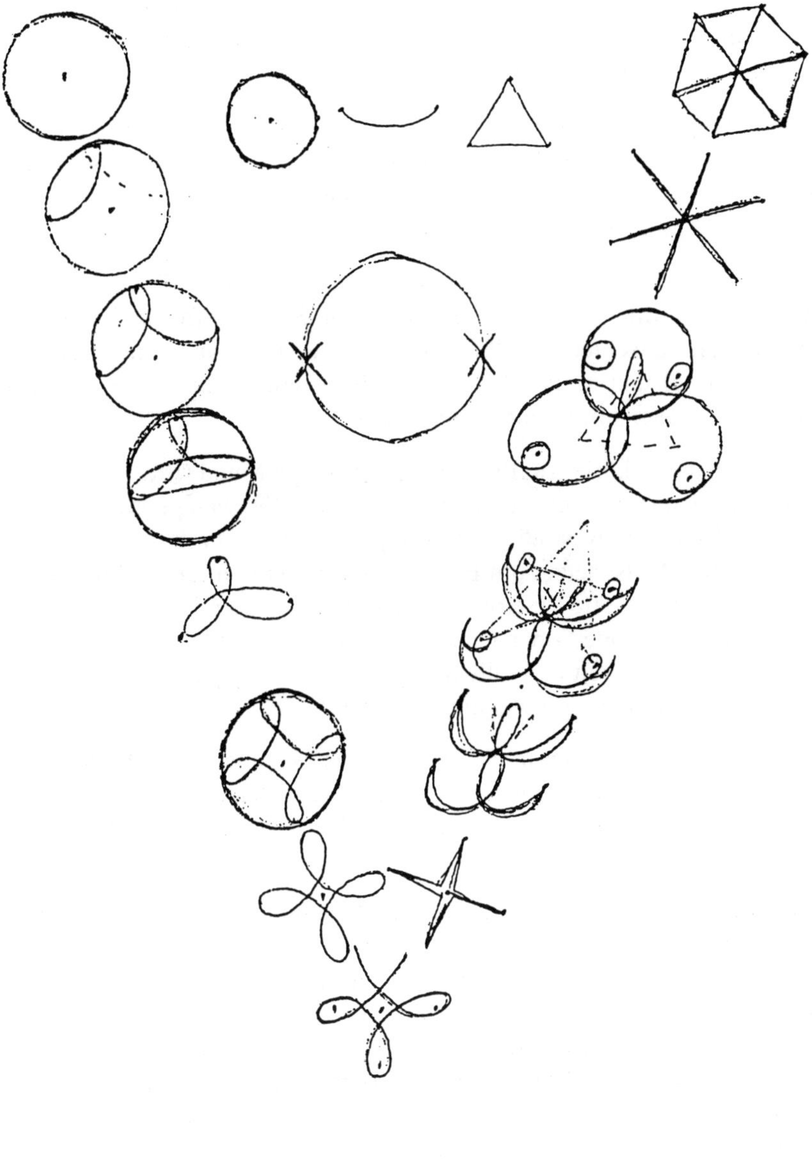

2.8 *Verarbeiten affektiver Vorgänge durch die Stimme*

Naturgegebene Möglichkeiten, Eindrücke oder Zustände zu verarbeiten, sind uns durch Erziehung leider weitgehend verlorengegangen. Das Bewußtwerden solcher Entwicklung ist Voraussetzung dafür, daß diese natürlichen Reaktionen, die ein gestörtes Gleichgewicht wiederherstellen können, wieder zur rechten Zeit zur Geltung kommen können.

Zu diesen Vorgängen gehören Seufzen, Gähnen und Schreien. Man kann bewußt solche natürlichen Reaktionen zur Geltung kommen lassen. Beim Erwachen am Morgen oder bei einer Ermüdung im Tagesverlauf kann das Gähnen natürliche Atemimpulse geben.

Es ist eine Reaktion des Organismus, der nach intensiverer Sauerstoffzufuhr verlangt. Gähnen tritt automatisch bei Müdigkeit, Sauerstoffmangel, z.B. durch den Aufenthalt in schlecht gelüfteten Räumen, oder auch nach geistiger Konzentration auf und immer dann, wenn die Atemleistung längere Zeit nur eine minimale Sauerstoffzufuhr ermöglicht hat.

Gähnen ist ein unwillkürlich auftretender Impuls. Der Mund wird weit geöffnet, wobei kurz Luft aufgenommen wird, die bei unverändert weit geöffnetem Mund gehalten und dann teils stoßweise - in jedem Fall sehr intensiv - wieder abgegeben wird. Meist setzt zum Ende hin die Stimme mit ein. Dem Gähnen folgt eine erneute vertiefte Einatmung. Man fühlt sich befreit, freier. Durch das weite Öffnen des Mundes - der Kiefer wird gesenkt - und durch die vertiefte Atembewegung tritt auch eine allgemeine Muskelentspannung ein, die noch durch eine Räkelbewegung unterstützt werden kann.

Diese sollte gar nicht unterdrückt werden, sie ist eine große Hilfe für die Atmung, und der damit verbundene Spannungsausgleich ergibt schneller als irgendein anderes Mittel eine Erfrischung oder Regeneration für den Menschen.

Oft wiederholt sich das Gähnverlangen mehrfach hintereinander und kann sehr ansteckend wirken. Durch weites Öffnen des Mundes kann man selbst den Gähnimpuls wecken. Es dient dann als intensive Atemübung. Auch kann Gähnen infolge von Bewegungs-, Sprech- oder Singeübungen auftreten und ist immer ein Zeichen dafür, daß die Atmung angeregt ist und daß der Organismus sich regenerieren möchte. Darum sollte man einen Gähnimpuls eigentlich nicht unterdrücken und ruhig auch in Gesellschaft - hinter vorgehaltener Hand - mal herzhaft gähnen.

Seufzen tut nur allzu gut, wenn wir eine Belastung empfinden. Also kann man auch ruhig einmal tief aufseufzen, wenn man sich belastet fühlt. Die mit dem Seufzen erfolgte Ausatmung zieht bald eine natürliche vertiefte Einatmung nach sich und richtet - wie jede gute Einatmung - wieder auf. Man gewinnt wieder Haltung, und diese Haltung erleichtert die Situation.

Seufzen ist eine naturgegebene unwillkürliche Möglichkeit, gestörtes Gleichgewicht zwischen Körper und Seele wiederherzustellen.

Man baut psychische Spannungen durch Atem- und Stimmeinsatz ab. Dem Seufzen geht eine tiefe Einatmung voraus, die in einer langen, ungeführten Ausatmung mit unkontrolliertem Stimmeinsatz endet. Die Lunge kommt zu intensiver Zusammenziehung, das Zwerchfell steigt passiv, der Brustkorb, d.h. die Zwischenrippenmuskulatur, gibt nach, man fühlt sich erleichtert.

Hier werden die leib-seelischen Zusammenhänge in uns besonders deutlich. Bei einer guten leib-seelischen Verbindung wird alles lebensvoller, natürlich und unwillkürlich. Unwillkürlich das bedeutet, daß die oft verlorengegangene vegetative Steuerung wieder Vorrang vor dem Willen bekommt. "Natur in uns" kann zu Wort kommen.

Zur wesentlichen affektiven Verarbeitung von Eindrücken gehört der Schrei. Schreien ist nun gar nicht mehr vornehm, und doch sollte die natürlichste Möglichkeit, Erlebnisse zu verarbeiten, nicht vergessen werden. Der unterdrückte Schrei führt sofort in die Verkrampfung. Der Schrei könnte die Verkrampfung lösen. Die durch Verkrampfung unterdrückte Atmung wird durch die vom Ton begleitete und dadurch auch gesteuerte, oft deutlich verlängerte Ausatmung wieder angeregt. Ausgeglichenheit und Ruhe kann nur bei ruhiger Atmung vorhanden sein. Gestörte Atmung ist immer Verkrampfung, Willkür und Unruhe.

3 Begriffe nach Schlaffhorst-Andersen

3.1 Tiefgriff - Lebensatem

Unter Tiefgriff verstand Clara Schlaffhorst eine intensive Einatmungsbewegung des Zwerchfells, d.h. nicht nur ein tieferes Sich-Senken, sondern auch eine intensivere Muskelaktivität. Die ganze Zwerchfellfläche spannt und senkt sich. Hervorgerufen wird diese Tief- oder Vollatmung durch den Einsatz der Stimme, die zur Verlängerung der Ausatmung zwingt und so zu mächtigen Einatmungsimpulsen führt.

Im Unterschied dazu steht der Begriff Lebensatem. Mit Lebensatem bezeichnete Clara Schlaffhorst den "Normal"- oder Ruheatem, der nicht durch Stimmeinsatz oder äußere Bewegung beeinflußt ist. Dieser Atem ist bei jedem Menschen zu jeder Zeit, in jeder Situation unterschiedlich, er ist keiner Norm unterlegen und durch Übungen nicht zu beeinflussen. Wichtig ist jedoch, daß auch der Lebensatem rhythmischen Abläufen unterliegt und neben Zusammenziehung und Streckung des Zwerchfells und der Lunge auch die Pause zuläßt.

3.2 Einteilung der Vokale nach Clara Schlaffhorst

Naturlaute - Urlaute - Kulturlaute - Primärlaut

Clara Schlaffhorst unterteilte die Vokale der deutschen Sprache in verschiedene Gruppen. Sie nannte
"u, i, a" Naturlaute,
"u, i, a" Urlaute,
"e, o" Kulturlaute oder Menschenlaute,
den Umlaut "ä" Primärlaut. Diese Einteilung ist für uns heute so nicht mehr einzusehen.

Wenn diese Aufteilung in diesem Zusammenhang trotzdem ein Kapitel einnimmt, dann darum, weil sie sich als Übungsmaterial mit den Vorstellungen, die damit verbunden werden sollen, nach wie vor außerordentlich gut eignet.

3.2.1 Die Bezeichnung Naturlaute leitet Clara Schlaffhorst von Grundfunktionen der Atemmuskulatur beim Husten, Niesen und Lachen ab. Die Laute "u, i, a" werden beim Husten, Niesen und Lachen nicht willkürlich gebildet (gemacht), sondern geschehen unwillkürlich, von Natur aus. Gertrude Schümann stellt sie sich als "atmende Funktionen" vor und aufgrund ihrer verschiedenen rhythmischen Phasen dynamisch. Die drei Phasen des Rhythmus zeichnen sich wesentlich ab:

Husten - u - Zusammenziehung im Zwerchfell

Niesen - i - Streckung im Zwerchfell

Lachen - a - Lockerheit im Zwerchfell,

auch wenn das Zwerchfell in der Gesamttendenz steigt (Ausatmung).

Dazu Anka Schulze: "Der Naturlaut will nichts ausdrücken, weder Gefühle noch Vorstellungen, geistig wahrgenommene Merkmale, er ist einfach die Antwort der Atem-Muskulatur auf irgendeinen Reiz, der den Ablauf der rhythmischen Atembewegung stört und damit das Leben bedroht, und er versucht, durch ihren kräftigen Einsatz die Störungen zu beseitigen. Beispiele: Die Lungentätigkeit ist gehemmt durch Schleim oder durch Staubteilchen, die besonders bei der Mundatmung zu tief kommen: Da setzt die Zwerchfellmuskulatur mit ruckartigen Zusammenziehungen (Spannungen) ein (=Husten) und sucht das Störende hinauszuschaffen; man hört, auch ohne Artikulation, ein dumpfes "u".

Oder: die Nasenschleimhäute sind gereizt durch Sonnenbestrahlung o.a. (z.B. Kalt-Warm-Wechsel); eine fortlaufende Zusammenziehung der Schleimhäute von der Nase bis zum Unterleib läßt die Atmung stocken. Da löst eine kräftige Abspannung des Zwerchfells im Niesen, bei der sich sogar manchmal der ganze Körper vorbeugt, diese Stockung auf, die Atmung geht weiter. Als Laut entstand ein Hatschi-"i". Daß auch im Lachen, das bei ungezwungener Haltung ein "a" ertönen läßt, die Zwerchfell-Muskulatur beteiligt ist, und zwar in der Lockerheit (Spiel zwischen Spannung und Abspannung), sagt schon der Volksmund: 'Zwerchfellerschütterndes Lachen'. Daß Lachen nicht immer ein Ausdruck von Lustigkeit ist, zeigt uns folgendes Beispiel: Es ist vorgekommen, daß nahe Angehörige von Verstorbenen am offenen Grabe plötzlich lachen müssen. Der Atmungsablauf ist außer durch psychische Belastung, nämlich durch vieles Weinen und durch zu große Zusammenziehung der Lunge gefährdet. Das Zwerchfell sucht durch spontanen Einsatz die nötige Dehnung zu erreichen.

'Der Laut ist die Hergabe der Kraft an das Hörbare', sagte Clara Schlaffhorst."

Der übende Umgang mit "u, i" und "a" als Naturlaute bewirkt eine Intensivierung und Kräftigung der Atemmuskulatur, insbesondere des Zwerchfells, und der Atemhilfsmuskulatur, die sich auf den Einsatz der Stimme auswirkt. Durch den Rhythmus, dem diese Naturlaute unterliegen, wird die Atem- und Stimmuskulatur und entsprechend die Tonerzeugung beeinflußt. Auch wenn man weiß, daß bei den natürlichen Funktionen des Hustens, Niesens und Lachens keine reinen Vokale gebildet werden, so können diese Funktionen als Vorstellungsbilder zur Erübung der Laute sehr hilfreich sein.

An den Funktionen der Naturlaute "u, i, a" wird man immer dann arbeiten, wenn es gilt, die Atemmuskulatur für die Phonation zu aktivieren und rhythmisch dynamische Elemente zu verstärken.

Dazu Anka Schulze: "Wenn wir in unserer weiteren Betrachtung von den drei Naturlauten "u-i-a" ausgehen, so haben wir die Möglichkeit, durch ihren richtigen Ansatz die lebensrhythmische Funktion des Hauptatmungsmuskels - des Zwerchfells - zu beeinflussen, zu schulen, zu kräftigen. U = Zusammenziehung, Spannung, I = Streckung, Abspannung, A = Spiel zwischen Spannung und Abspannung, Lockerheit. Wie sehr das zur Förderung der gesamten Kräfte des Kreislaufs, weiter zu einer Grundlage für eine schwingende Stimme und für ein klares, ausdrucksvolles Sprechen führt, ist an anderer Stelle schon gesagt oder wird in folgenden Abschnitten herausgestellt werden."

3.2.2 Die Bezeichnung Urlaute beschreibt im Gegensatz zu den Naturlauten keine Atemfunktionen. Als Urlaut soll das "u" vom Gefühl des Hungers, das "i" von Liebe abgeleitet sein, Liebe als Triebhaftes im Menschen. Die von Clara Schlaffhorst als Urlaute bezeichneten Laute drücken somit Gefühlswerte aus, es handelt sich um emotionale Äußerungen.

Die Urlaute sind untereinander nicht rhythmisch oder dynamisch zu differenzieren. Der übende Umgang mit den Lauten "u, i" als Urlaut erscheint relevant, wenn die Anteile der emotionalen Kräfte des Menschen im Ton nicht ausreichend vorhanden sind. Anschluß der Leibräume und -organe als Resonanzräume, Strömendes im Ton kann bei der Vorstellung "u, i" vorrangig erübt werden.

Später hat Anka Schulze die Urlaute noch durch das "a", den Laut des Behagens, erweitert. Dazu Anka Schulze: "Urgefühle sind: Hunger, Liebe, Behagen.

Hunger = nötig zur Erhaltung des Individuums (fehlt er, so ist der Anreiz zur Nahrungsaufnahme nicht da);

Liebe = Urtrieb zur Erhaltung der Art;
Behagen = Gelöstsein aller Spannungen, die nötige Ruhe vor neuem Einsatz.

Der Urlaut gibt nun den unmittelbaren Ausdruck solcher Urgefühle. Die Äußerung der Urgefühle im Laut geht von organischen Bewegungen aus, die vom vegetativen (autonomen) Nervensystem innerviert werden (z.B. Hunger = Zusammenziehung im Gewebe des Darmtractus.)."

Schümann sieht das "ä" - als Ausdruck des Schmerzes - als dritten Urlaut. Dazu Gertrude Schümann: "Die Äußerungen des Schmerzes sind jedoch an dieselben tiefen Kraftquellen gebunden. In diesem Sinne ergibt sich aus meiner Erfahrung für diese drei Laute doch eine gewisse Gleichwertigkeit. Ur-Gefühle, seien es nun Schmerzens-, Hunger- oder Liebesgefühle, sind in ihrer Erlebnisstärke also gleichwertig, gleich stark. Das Besondere an der Lautfolge der Urlaute - im Gegensatz zu den Naturlauten - wäre die für jeden Vokal gleiche Überzeugungs- und Stoßkraft. Zwar sollte jeder einzelne Laut abschwellen können, damit der Stimmklang nicht starr wird, aber in der Tonerzeugung der beiden folgenden Laute müßte wieder der erneute akzentuierte Stimmklang hörbar werden."

3.2.3 Schlaffhorst und Andersen bezeichneten die Vokale "o" und "e" als Kultur- oder Menschenlaute. Im Gegensatz zu den Naturlauten sind beide Laute nicht im Zusammenhang mit Naturfunktionen / Atemfunktionen gesehen. Sie werden beim "e" anderen Empfindungen; wie Sehnen, Sehnsucht usw., zugeordnet oder beim "o" Geistigem in Gott, fromm.

3.2.4 Das "ä" trägt bei Clara Schlaffhorst die Bezeichnung Primärlaut. Diese Bezeichnung muß in Zusammenhang gesehen werden mit der Bezeichnung Primärzug. Damit meinte Schlaffhorst die Verbindung von Mund - Magen - Darm und sah entwicklungsgeschichtlich hier Zusammenhänge.

Das "ä" als Primärlaut zu erüben bedeutet, an der Weitstellung aller für Resonanzen zur Verfügung stehenden Räume zu arbeiten. Im Ansatzrohr muß die Zunge locker und der Rachenraum weit sein, ebenso sollten Speiseröhre und Leibräume angeschlossen werden.

3.3 Nachhauch

Nachhauch bedeutet, daß am Ende des Tones noch ein wenig Luft, die nicht mehr in Schwingung versetzt wird und somit nicht hörbar wird, aus der Lunge abgegeben wird.

Beim Sprechen wird - je nach Laut unterschiedlich - eine Engstelle im Ansatzrohr gebildet, die der Ausatemluft einen Widerstand entgegensetzt (Ausnahme: der Hauchlaut "h", der Laut und Nachhauch zugleich ist). Beim Nachhauch wird diese Engstelle geöffnet, die Stimmlippen sind geöffnet, und die Luft kann nun ungehindert ausströmen.

"Sollte dieser Nachhauch am Ende einer Phrase nicht mehr möglich sein, so sind Lauterzeugung und -bildung nicht in Ordnung gewesen. Der Nachhauch ist der Prüfstein für die vorangegangene Leistung", so Gertrude Schümann.

Kommt aber nach dem Sprechen der Nachhauch, so kann sich dann auch die äußere und innere Atemmuskulatur lösen - Pause - und erneut zur Einatmung bereit sein.

Für das Zwerchfell bedeutet der Nachhauch ein besseres Ausschwingen der steigenden Bewegung, das dann zu einer besseren, d.h. intensiveren Zusammenziehung und damit zu einer tieferen Einatmung führt. Ein harter Stimmabsatz wird vermieden und damit die Voraussetzung für einen weichen Stimmeinsatz geschaffen.

Der Nachhauch ist bei allen Lauten erwünscht. Nach den Klingern "m, n" und "ng" entweicht die ausströmende Luft ausschließlich durch die Nase, bei den anderen Lauten durch Mund und Nase. Besondere Bedeutung hat der Nachhauch am Ende eines Phonationsbogens, da die nachfolgende Einatmung durch ihn eine Vorbereitung erfährt.

Um die Möglichkeit des Luftabgebens am Ende der Phonation zu üben, eignen sich besonders gut die Explosivlaute (p,t,k). Die bei der Verschlußphase dieser Laute gestaute Luft entweicht nach der Lösung des Verschlusses und kann besonders gut als Nachhauch empfunden werden.

3.4 Lautkraft

C.Schlaffhorst verstand unter Lautkraft die hörbar gewordene Kraft der Einatmungsmuskulatur. Das bedeutet Einsatz des Zwerchfells und das Bewahren der Zwerchfellspannung beim Vorgang der Tonerzeugung. Lautkraft hat nichts mit Lautstärke zu tun. Auch der leiseste Ton kann mit Lautkraft gebildet werden, d.h. einen guten Tonkern besitzen. Voraussetzung für gute Lautkraft in der

Tonerzeugung ist eine gute Atemspannung. Die Leibmuskulatur muß locker sein, und der Leib muß als Resonanzraum zur Verfügung stehen.

Wichtig ist eine gute Einatmung, bei der das Zwerchfell sich intensiv senken konnte. Diese Einatmungsspannung dient als Voraussetzung für die Spannung der Atemmuskulatur bei der Phonation.

Der Einatmungsvorgang ist also Grundlage für das Sprechen mit Lautkraft. Da das Zwerchfell, unser Hauptatemmuskel, seine kräftigsten Schenkel im Kreuz-Lenden-Bereich hat, sind Übungen zur Anregung und Vertiefung der Atmung in diesem Bereich besonders wirksam. Durch die Spannkraft des Zwerchfells ist die Voraussetzung für eine geführte, langsame Abspannung gegeben. Kommt es also zu einer "Spannungskonzentration" in der Einatmung, kann auch die Ausatmung in einer kraftvollen Abspannung vor sich gehen. Unter kraftvoll ist eine elastische Bewegung zu verstehen, die noch von den Einatmungskräften mitgetragen wird (inspiratorische Impulse während der Ausatmung); diese sind an der Dehnung des Brustkorbs, der Flanken und des Bauchs sichtbar und spürbar.

Durch das Einsetzen der Stimme wird der Ausatemmuskulatur ein Widerstand entgegengesetzt; sie erfährt dadurch eine intensive Abspannung. Der mit Lautkraft gesprochene Laut hört sich an, als würde er direkt aus der Körpermitte, "aus dem Zwerchfell kommen", so Mathilde Weber. Er braucht sowohl "Kern" (Zugriff) als auch Schwingung. Er ist tragfähig (durchschlagskräftig) und schwingungsreich (resonanzvoll).

Die Explosivlaute wirken sich aufgrund ihrer auf Zwerchfell und Lunge zurückfedernden Wirkung aktivierend auf die Lautkraft aus.

Man soll ein Gefühl bekommen für die entstehende Weite während der Einatmung (Dehnung im Flanken- und Bauchraum) und diesen Raum für die Lautgebung nutzen.

"Zupackende" Bewegungen mit den Händen sollen dazu verhelfen, den Laut richtig zu "greifen". Dadurch kann die Zwerchfellfunktion derart unterstützt werden, daß die Silben nicht herausgestoßen werden. Durch das Voransetzen des Strömungslautes "sch" vor den Explosivlaut findet eine Bündelung (Intensivierung) der "Spannung" statt und damit die Voraussetzung für eine intensive Rückfederung.

3.5 *Impulskraft*

Impuls bedeutet Anregung, Antrieb, Anstoß zu Bewegungen, auch der Atmungsorgane. Impulskraft kann unterschiedlich begründet sein und das Atemzentrum erreichen. Es gibt verschiedene Impulskräfte.

Die Impulskraft des Vegetativen, der natürlich, vom Blut angeregte Impuls, liegt im CO_2-Gehalt des Blutes begründet, d.h., wenn sich zu wenig O_2 im Blut befindet, der Sauerstoffgehalt des Blutes ergänzt werden muß, senden die Meßrezeptoren des Blutes Impulse an das Atemzentrum in der medulla oblongata (verlängertes Rückenmark). Nun wird das Zwerchfell durch den nervus phrenicus innerviert: Es kommt zu einer Senkung des Zwerchfells, also zur Einatmung. Clara Schlaffhorst spricht hier vom "Blutimpuls". Dieser Blutimpuls kann in einem Bewegungs-, Atem- oder Stimmimpuls begründet sein. Innere und äußere Reize, wie Druck-, Temperatur-, Dehnungs- oder Bewegungsreize, sind Anregungsmöglichkeiten (Impulse), Gähnen und Seufzen als Selbsthilfen des Körpers ebenso wie Stimmeinsatz können als Impuls die Atmung anregen.

3.6 *Luft unter der Zunge*

C. Schlaffhorst verstand unter dem Begriff "Luft unter der Zunge" eine Übung zur Einatmung, nämlich das Hochstellen der Zunge (L-Stellung) bei der Einatmung. Es bewirkt Tiefstand des Kehlkopfs, Weite im Ansatzrohr, besonders im Rachenraum (Gähnstellung), durch die der Anschluß der Leibräume beim Singen und Sprechen begünstigt wird. Durch das Einströmen der Luft unter der Zunge werden Mundspeicheldrüsen und Drüsen der Mundschleimhäute angeregt. Das kann Auswirkungen auf die gesamte Schleimhautaktivität haben.

Zu beachten ist, daß die Luft locker einströmen soll, gleichzeitig auch durch die Nase. Bei verspannten Artikulationsorganen dient das Hochstellen der Zunge bei der Einatmung der allgemeinen Entspannung.

Nützlich ist das Einatmen mit hochgestellter Zunge beim Singen oder Sprechen, wenn nicht viel Zeit für die Einatmung zur Verfügung steht, um das "Schnappen" zu vermeiden. Schnelles Luftholen ist nur nach Lockerlassen der Leib- und Atemmuskulatur möglich, sonst kann die Luft nur oberflächlich eingezogen werden, und schnelles Nachatmen ist notwendig.

Der von C. Schlaffhorst geprägte Begriff "Luft unter der Zunge" sollte nicht verwechselt werden mit dem Hinweis "Luft unter die Zunge", wenn es darum geht, beim Sprechen oder Singen die Zunge nicht zu fest im Mund liegen zu lassen!

3.7 Leibanschluß

Der Begriff Leibanschluß bezeichnet die Schwingungsfähigkeit und die sich daraus ergebende klangverstärkende Wirkung des gesamten Bauch-Beckenraumes. Dadurch wird der Raum unterhalb des Brustkorbs bzw. unterhalb des Zwerchfells als Resonanzraum bewußt in die Tonerzeugung einbezogen.

Wesentliche Voraussetzung dafür ist der Eutonus der inneren Muskulatur (Magen und Darm) und der äußeren quergestreiften Muskulatur. Die Tonusregulation dieser Muskulatur ist neben anderen Faktoren durch das gesamte Atemgeschehen beeinflußt.

In bezug auf den Leibanschluß erscheinen folgende Kriterien einer physiologischen Atemfunktion besonders wichtig:

1) Der unwillkürliche Einatemimpuls
2) Der Ansatz der Einatembewegung. Er sollte vom Körpermittelpunkt ausgehen.
3) Die Ausbreitung der Einatemdehnung nach unten ins Becken und nach oben bis in die Lungenspitzen (Costo-Abdominal-Atmung).
4) Das gute Lösen der Bauchmuskulatur in der Atempause.
5) Die Fähigkeit zur kraftvoll geführten Abspannung. D.h.: Die Einatemmuskulatur sollte in der Lage sein, die in der Einatmungsphase aufgebaute Spannungskonzentration während der Phonation fein dosiert zu lösen. Dabei ist neben der Zwischenrippenmuskel- und Zwerchfellinnervation auch die eutonische Regulation der Bauchdecke von Bedeutung. Sie setzt so bei der Phonation den Bauchorganen einen der Zwerchfellspannung entsprechenden Widerstand entgegen. Dadurch wird ein Einsinken der Körpermitte und forciertes Steigen des Zwerchfells verhindert.

A.Schulze spricht von "einem tief im Becken ansetzenden Strombett, dessen Ufer von den Körperwandungen gebildet werden. Diese Ufer dürfen nicht zusammengeschoben werden, sondern sollen während der Phonation in einer elastisch federnden Weite bleiben." So bildet sich ein tief ansetzender und voller Ausatemstrom.

Eine physiologisch richtige Atemfunktion nimmt dadurch in zweierlei Weise Einfluß auf den Leibanschluß:

1) Durch den Eutonus der Bauchmuskulatur (gleichzeitig Atemmuskulatur) wird der Leibraum mit seinen Organen gelöst und besser durchblutet und die Bauchwand schwingungsfähig, was beides der Resonanz zugute kommt.
2) Erst eine physiologisch richtige Atemführung gewährleistet eine optimale Stimmlippenschwingung, die ihrerseits Voraussetzung zur Ausnutzung vorhandener Resonanzräume ist.

So wird deutlich, daß die Arbeit am Leibanschluß gleichzeitig Arbeit am tönenden Raum und Arbeit am Atem sein muß.

Folgende Laute eignen sich besonders, den Leib in seiner Schwingungsfähigkeit und damit seiner tonisierenden Wirkung auch auf die umgebenden Atemmuskeln anzusprechen:
1) Das "l": Die Zunge streckt sich hoch gegen den oberen Zahndamm; es entsteht ein weiter Raum im Schlund; eventueller Druck auf den Kehldeckel kann verschwinden; der Eingang zur Speiseröhre kann sich öffnen ("Speiseröhrenritzenstimme") und dadurch die Tonschwingung über die Speiseröhre und den Magen in den Leibraum fortpflanzen.
2) Das "m" und "ng": Das wohlige Kauen bei gleichzeitiger Phonation dieser Klinger bringt Assoziationen von leiblichen Genüssen und spricht so die Magen-Darmregion an. Dabei löst sich die feste Kiefermuskulatur, die Sprechstimmlage sinkt, was wiederum die dunklen Resonanzen fordert und fördert.
3) Das "ä": Der Kiefer ist locker gestreckt, die Zunge weit vorn; so erschließt es ähnlich dem "l" auch die "Speiseröhrenritzenstimme".
4) Das "u" und "o": Als dunkle Vokale erschließen sie vor allem die tiefen Resonanzen. Das "u" (Naturlaut und Urlaut) hat von den Vokalen die stärkste Einatemtendenz.
5) Die Diphthonge: Über die "lange Stimme" fördern sie die dunklen Resonanzen.

Die Klinger eignen sich besonders, um über das Spüren von Vibrationen und Schwingungen ein Gefühl für den Leibraum zu erarbeiten. Diese Empfindungsarbeit braucht jedoch Gelassenheit und eine Atmosphäre, in der Sammlung möglich ist. Dabei wird hauptsächlich ein gleichmäßiges Strömen des Atems angesprochen. (Lunge und Zwerchfell sind tendenziell in Lockerheit.) Dies kann unter Umständen zu stark in eine gesamtkörperliche Abspannung führen. Das "u, o, l" und "ä" impulshaft eingesetzt, können dieser Gefahr durch Spannungsaufbau in der Atemmuskulatur entgegenwirken. Es gilt also, am ausgewogenen Verhältnis von Tonkern und Tonschwingung zu arbeiten.

3.8 Tönung

Tönung ist nach C. Schlaffhorst "die Durchdringung des gesamten Organismus mit den Schwingungen der Stimme". Die durch die Stimmlippenschwingungen hervorgerufenen Schwingungen breiten sich in den sub- und supraglottischen Lufträumen aus und übertragen sich auf das Gewebe (auf Knochen, Muskulatur usw.) günstigstenfalls des ganzen Körpers.

C. Schlaffhorst sah das als "Klangzylinder, der vom Leib durch die Brust bis in den Kopf geht und alles mitschwingen läßt." Es erfolgt eine Tonisierung des Körpers von zentral nach peripher. Die Schwingungen können sich hierbei am besten auf die Lufträume und die Knochen von Kopf und Brustkorb übertragen. Je besser der Körper von den Schwingungen der Stimme durchdrungen werden kann, also der Körperinnenraum zum Klangraum wird, desto besser kann sich der Stimmklang auch auf den Außenraum übertragen und diesen ausfüllen.

Optimale Atemführung, volle Ausnutzung der Resonanz, eine gute Haltung und der Eutonus der Muskulatur sind sowohl Voraussetzung für gute Tönung als auch Folge solcher Übung. Hier finden wir die Wechselwirkung der Übungen beispielhaft verwirklicht.

Zur Entstehung der Tönung sollte die Luft so an die Stimmbänder herangeführt werden, daß diese zu einer freien, unbelasteten Schwingung kommen können. Das langsame und geführte Abspannen des Zwerchfells ist ausgesprochen wichtig für eine solche dosierte Führung der Luft. Der Brustkorb soll während der Stimmgebung möglichst aufgerichtet bleiben, d.h. während der Ausatmung tendenziell die Einatemstellung aufrechterhalten.

Zur Entstehung von Tönung soll alle Luft zu Klang verarbeitet werden. Senkt sich das Zwerchfell optimal, öffnet sich auch die Glottis weit; je optimaler diese Öffnung, um so optimaler ist der nachfolgende Stimmbandschluß.

Eine gute Tönung bedeutet eine volle Ausnutzung der Resonanz. Hierzu ein Zitat von J. Wendler / W. Seidner: "Jedes schwingungsfähige System hat eine charakteristische Eigenfrequenz, die durch seine physikalischen Eigenschaften bestimmt ist. Wenn auf ein solches System eine Schwingung in dieser Eigenfrequenz einwirkt, so wird es zum Mitschwingen, zur Resonanz, angeregt. Alle luftgefüllten Räume können auf diese Weise als Resonatoren wirken."

Das Ansatzrohr wirkt beim Singen und Sprechen als Resonator. Der Primärklang des Kehlkopfes wird durch eine Formveränderung, die sich beim Artikulationsvorgang ergibt, resonatorisch umgeformt. Veränderungen des Ansatzrohres kommen durch Bewegungen von Unterkiefer, Zungenkörper und -spitze und Gaumensegel zustande.

Optimale Ausnutzung der Gegebenheiten im Ansatzrohr sowie resonanzfördernde Vorstellungsbilder sind für das Zustandekommen von Tönung wesentlich.

Eine freie und aufrechte Haltung ist ebenso wichtig für eine gute Tönung. Der Brustkorb sollte aufgerichtet sein, die Schultern locker (die Füße parallel in Hüftbreite stehen). In dieser im Gleichgewicht ruhenden Haltung kann sich eine ungestörte Atembewegung vollziehen.

4 Die Sprech- und Singstimme aus der Sicht von Schlaffhorst-Andersen

4.1 Die Stimme

Sprechen und Singen ist ein gesamtkörperliches Geschehen, Ausdruck von Seele, Körper und Geist. Der Atem ist das verbindende und tragende Element. Ein optimales Zusammenspiel aller an der Phonation beteiligten Organe ist Voraussetzung aller Gestaltung. Ist das Zusammenspiel unausgewogen, führt dies unweigerlich zu einseitiger Belastung bestimmter Bereiche: zum Einsetzen nicht zum Sprechen benötigter Muskulatur (Hilfsmuskulatur), zu schneller Ermüdung, zur Verringerung des Stimmumfangs, der Modulationsfähigkeit und der Schwingungsfähigkeit der Stimme, zu verhauchter Tongebung, mangelnder Lautkraft usw.

Am Sprechvorgang sind vor allem beteiligt: Atemmuskulatur, Stimme und Artikulation. Lungenelastizität, Gesamtkörpertonus und Resonanzräume geben der Stimme Klangraum und Schwingungsfähigkeit. Sie alle stehen in z.T. reflektorischem Zusammenhang, d.h. die physiologisch richtige oder falsche "Funktion" eines dieser Bereiche hat direkte Auswirkungen auf die anderen, die kompensierend reagieren müssen. Mangelnde Atemkraft (Fehlspannung der Atemmuskulatur) z.B. verlangt bei gleichen Anforderungen ein Kompensieren durch die Stimme und die Atemhilfsmuskulatur. Es entstehen Fehlkreisläufe, die sich rasch einschleifen und eine Überspannung in der überlasteten Muskulatur, entsprechend Unterspannung und Erschlaffung der nicht genutzten Muskulatur zur Folge haben. Das physiologisch richtige Zusammenspiel der beteiligten Organe hat hingegen regenerierende Wirkung auf den gesamten Organismus.

Die Schwingungsfähigkeit einer Stimme hängt von den organischen Voraussetzungen der Stimmlippen und ihrem Spannungszustand ab, der sich seinerseits aus einem differenzierten Zusammenspiel von Atem- und Kehlkopfmuskulatur ergibt und in enger Wechselbeziehung zum Druck des Ausatmungsstromes steht.

Eine wesentliche Bedingung für eine gute Tongebung ist eine günstige Aufhängung des Kehlkopfes. Der Kehlkopf bildet den unteren Rand des Ansatzrohres. Er kann von seiner Aufhängemuskulatur nach oben zum Zungengrund oder nach unten zum Schlüsselbein gezogen werden. Er sollte, um Raum zu gewinnen, eine mittlere bis tiefe Stellung einnehmen. Dazu kommt, daß durch die Stellung des Kehlkopfes auch die der Zunge beeinflußt wird und umgekehrt. So kommt es zu einem Zueinanderstreben beider Organe, was den Schlund- und Rachenraum erheblich verengt.

Die Kehlkopfstellung wird stark von der Stellung des Zwerchfells beeinflußt. So sind beide gleichzeitig in höherer oder tieferer Stellung. Durch Beachtung des unwillkürlichen Einatemimpulses kann man zur Zwerchfellaktivität (also zur Senkung) und damit zur Tiefstellung des Kehlkopfes beitragen.

Wesentlich für die Schwingungsfülle des Stimmklangs ist das Mitschwingen der Randkante, der weichen, verschieblichen Schleimhaut, die die Stimmlippen überzieht und während der Phonation in Wellenbewegungen über sie hinwegläuft. Die Randkante ist leichter und beweglicher als die träge Masse der Stimmlippe. Die Bewegungen von Stimmlippe und Randkante verlaufen deshalb nicht synchron.

Bei der Schwingung wölbt sich in der Anblasephase zuerst die Schleimhaut nach oben, dann erst öffnen sich die Stimmlippen und folgen der Bewegung der Schleimhaut. Voraussetzungen für die Randkantenschwingungen sind eine gesunde, bewegliche Schleimhaut und, wie oben erwähnt, ein guter Spannungszustand der Stimmlippen. Eine Hyperfunktion verhindert Randkantenschwingungen, eine Hypofunktion ermöglicht höchstens träge Schwingungen. Nur wenn die Stimme locker schließt, kann sich die Schleimhautschwingung frei entfalten. Je besser die Randkanten mitschwingen, desto voller ist das Obertonspektrum, das im Klang enthalten ist. Ohne Randkantenschwingungen klingt eine Stimme obertonarm und flach und ist wenig tragfähig.

Phonation entsteht aus der Wechselwirkung zwischen den Muskelkräften im Kehlkopf und dem Atemdruck bzw. der Luftbewegung während der Ausatmung, die in der Glottis wirksam wird. Mit der Absicht, einen Ton zu produzieren, werden die Stimmbänder in einen erhöhten Spannungszustand versetzt, und ihre Länge wird eingestellt, für hohe Töne kürzer, für tiefe Töne länger. Diese Einstellungen werden von den inneren Kehlkopfmuskeln besorgt, und zwar aufgrund der zentralen Impulse und unter Kontrolle des Gehörs. Die nervösen Impulse laufen über den unteren Kehlkopfnerv, den nervus laryngeus inferior, einen Ast des nervus vagus.

Die Stimmlippenschwingungen werden zunächst durch den subglottischen Druckanstieg und die Einstellung der Kehlkopfmuskeln bestimmt. Der Anblasedruck löst den Verschluß der Stimmlippen, es kommt zu einem Ausströmen der Luft und zu einem Druckabfall unterhalb der Stimmlippen. Durch die muskelelastischen Kräfte schließen sich die Stimmlippen wieder, und der nachfolgende Druck bringt die Stimmlippen erneut zum Auseinanderweichen.

Diese Bewegung besteht nicht aus einem Öffnen und Schließen in horizontaler Richtung in Form einer Bewegungsumkehr, sondern vollzieht sich in einer auswärts abrollenden Bewegung in gleicher Richtung.

Bei einem guten Stimmbandschluß sollen die Stimmbänder locker aneinanderliegen. Dann entstehen die Schwingungen ohne ein wahrnehmbares Geräusch, der Ton schwingt gut und klar. Eine gute, das heißt physiologisch richtige, eutone Stimmfunktion kann nur entstehen durch harmonisches, rhythmisches Zusammenspiel von Atem-, Stimm- und Artikulationsorganen, die auf die Stimmgebung bezogen als funktionelle Einheit gesehen werden müssen.

Ist dieses Zusammenspiel gestört, so kann dies zu Druck an der Stimme führen, wobei in der Regel durch zu geringe inspiratorische Aktivität des Zwerchfells in der Exspiration der subglottische Druck zu hoch wird und die Stimme kompensatorisch mit zu festem Stimmbandschluß reagiert. Das Klangergebnis ist gepreßt und wenig schwingend.

Bei einer verhauchten Stimme, der neben dem Ton noch "wilde Luft" entweicht, kann die Ursache sowohl in einer ungenügenden Innervation der Stimme als auch des Zwerchfells liegen, da Kehlkopf und Zwerchfell in enger Beziehung zueinander stehen.

Wenn die Bewegung des Zwerchfells nicht kräftig genug ist, um die Stimmlippen in der Einatmung ganz zu öffnen, schließen entsprechend die Stimmlippen in der Ausatmung nicht dicht genug, so daß "unökonomisch" viel Luft verbraucht wird.

Nach Schlaffhorst und Andersen beruht der mangelnde Stimmbandschluß größtenteils auf einer Erschlaffung der Atemmuskulatur, insbesondere des Zwerchfells. Die Arbeit am guten Stimmbandschluß erfordert also in erster Linie eine Belebung und Kräftigung der Atemmuskulatur, die zu einer Elastizität führt, als Voraussetzung für eine gute Atemspannung.

Bei insgesamt eutoner Atemspannung steigt das Zwerchfell während der Phonation langsam und geführt, so daß die Luft dosiert an die Stimmlippen geführt wird und alle Luft zum Klingen gebracht werden kann. Bei dosierter

Luftabgabe wird bei optimalem Klang nur sehr wenig Atemluft verbraucht, so daß das Singen und Sprechen über längere Spannungsbögen hinweg, aber auch allgemein müheloser und einfacher ist.

Von elementarer Bedeutung für die Atmung und somit auch für das Sprechen und Singen ist die Lösung nach der Ausatemphase. Erst nach optimaler Lockerheit können auch die übrigen Atemphasen voll ausgeschöpft werden. Hier ist an die Atemmuskulatur eine besonders hohe Anforderung gestellt beim Sprechen von Phrasen, wo der Sinnzusammenhang ein Ausschwingen des Atems und Abwarten der Lockerheitsphase und des neuen Einatemimpulses nicht zuläßt. Die Atemmuskulatur muß reflektorisch lösen und sofort wieder zusammenziehen, damit der Sprechvorgang nach kürzester Unterbrechung weitergehen kann. Dies bedeutet große Flexibilität und Reaktionsfähigkeit der Atemmuskulatur.

Die Tragfähigkeit einer Stimme kommt im wesentlichen durch eine große Schwingungsfülle des Stimmklangs und die möglichst gleichzeitige Ausnutzung aller Resonanzräume des Körpers zustande. Sie ist somit keine einzelne Funktion, sondern ein Phänomen, das durch das Zusammenspiel verschiedener Faktoren möglich wird.

Man gliedert die Resonanzräume der Stimme ganz allgemein in einerseits die unterhalb der Stimmlippen befindlichen Räume, den Brust- bzw. den gesamten Leibraum, und andererseits in die Resonanzräume oberhalb der Stimmlippen, die Kopfresonanzen.

Wenn die Leibräume mitschwingen, so gewinnt der Ton insbesondere an Lautstärke, Kraft, Fülle und eher einer dunklen Färbung. Dagegen verleiht der Kopfklang dem Ton hauptsächlich Helligkeit, mehr Feinheit und ist in der Tendenz "körperloser".

Die Tragfähigkeit einer Stimme wird häufig auch als Durchschlagskraft bezeichnet und meint deren Vermögen, weitgehend unabhängig von ihrer Lautstärke einen Raum zu füllen.

Der Begriff Resonanz kommt aus dem Lateinischen von "resonare" und heißt "zurücktönen". Bei der Stimmgebung versetzt der an den Stimmlippen entstehende Ton zunächst die Luft im Ansatzrohr in Schwingungen, die sich dann weiter in die übrigen Körperbereiche ausbreiten. Damit erhält der ursprünglich sehr leise, reine Stimmlippenton einen lauteren und volleren Klang und einen auf unterschiedliche Art gefärbten Klangcharakter.

4.1.1 Übungswege für die Stimme

Einige exemplarische Beispiele für das Üben von Lautbildung sowie Schwingungsfähigkeit und Stimmklangverbesserung aus der methodischen Vielfalt der Übungswege, die vom Lehrer so individuell wie möglich angewandt werden müssen, sollen hier Hinweise geben auf die Arbeitsmöglichkeiten.

Solche Übungen können, wenn eine bestimmte Sicherheit in der Stimmgebung bereits erreicht ist, musikalisch, das heißt durch Klavierbegleitung, unterstützt werden. Wechselnde Tonhöhen wirken für den Übenden beim Tönen anregend. Sie bewirken den Eindruck des spielerischen Lernens und dienen gleichzeitig einer intensiven Stimmübung. Die Erarbeitung des Tonumfangs wird wesentlich unterstützt. Vokale, Klinger und Halbklinger in kurzen Silben sind für diese Übungen vorzugsweise geeignet.

A: Explosivlaute erzeugen eine spürbare Bewegung im Brustraum und sind ein Übungsweg, um zu einer kraftvollen Stimme zu gelangen, die Brust und Leib als Resonanzräume mit einbezieht. Die dabei entstehende Luftbewegung und die Auswirkungen auf innere Räume sollen erlebbar gemacht werden (siehe 1.5.4.3).

Wir beginnen mit dem Erspüren des "Lippenplatzens". Um ein zu spannungsreiches Lippenplatzen zu vermeiden, sollen die Lippen zuerst leicht aufeinander gelegt werden.

Auf der nächsten Übungsstufe soll die Lippenspannung verstärkt und auch hier das Platzen der Lippen erlebt werden. Der ganze Vorgang geschieht stimmlos, damit man sich nur auf das Platzen im artikulatorischen Bereich konzentrieren kann. Gleichzeitig wird der Kehlkopf gelockert. Durch die genaue Hinlenkung zum Lippenspüren kann auch ein Abgeben der Mundluft nach der Explosion erlebt werden. Man legt die Hände an die Flanken an. Dabei soll die Aufmerksamkeit dem Brustraum und dem Flankenbereich zugewandt und eine Bewegungsauswirkung auf die inneren Körperräume wahrgenommen werden. Diese Bewegung wird sich verstärken durch einen dem "p" anschließenden Vokal "o". Wir geben eine Hilfe mit dem Bild: Das "p" platzt in das "o". Damit werden "p" und "o" in ihren Auswirkungen auf die Bewegung im Flanken- und Brustraum noch stärker zu spüren sein. So werden dann Lippenspannung, Luftabgabe nach der Explosion und mehr oder weniger starke Dehnung in den Flanken erfahren.

Dieser Übungsphase folgt das Sprechen einzelner Wörter. Hier sollen die vorher gesammelten Erfahrungen in Erinnerung gebracht und neu angewandt werden. Es sollen die wichtigsten Wörter des folgenden Hey-Verses:

Plump bricht der bepackte Bauer
Die Laubpracht falbprangend beim Birnbaum;
Prompt bläut der erprobte Pächter
Den Dieb im baumbuschigen Parke,
Mit Bambus beim Pumpbrunn'!

vom Lehrenden vorgesprochen werden. Der Schüler konzentriert sich auf das Schließen und Platzen der Lippen. Dann folgt nochmal eine Übungsreihe mit der Aufmerksamkeit auf die Flankenbewegung.

Der Schüler liest nun den Text im Zusammenhang, wobei er sich alle Explosivlaute im Text selbst verdeutlichen soll, indem er bei jedem Explosiv einen Druck mit Mittelfinger und Zeigefinger beider Hände auf die Oberschenkel ausübt. Spannung und Lösung der Explosive lassen sich durch die sensitive Wahrnehmung von Druck und Lösung besonders gut verdeutlichen (Elastizität). Zum Schluß soll der Schüler den Text noch einmal frei lesen. Kommt der Schüler nicht zur guten Luftabgabe (macht er sich innerlich fest), dann kann er die Silbe "Hopp" sprechen in Verbindung mit einer Tennisballübung. Bei "Hopp" wird der Ball geworfen oder abgefedert.

B: Bei einem anderen Übungsweg fangen wir mit Vorübungen an, in denen wir die Lippen- und Zungenmuskeln lockern, Lippentriller, Zungenflatter mit und ohne Ton. Wir sprechen Explosivkonsonanten "ppp, ttt, kkk" mit Hilfe von verschiedenenVorstellungen, z. B. Platzen der Seifenblasen, Klopfen an der Tür, Berühren einer heißen Platte.

Handbewegungen können das Sprechen unterstützen. Um die Explosivkonsonanten geläufiger, aus der Spontanität heraus sprechen zu können, gebrauchen wir den Ball: Wir prellen den Ball zu Boden mit gleichzeitigem Sprechen der Explosivkonsonanten - ohne und dann mit Vokalen - "ptk, potoko, pitiki". Hierdurch können wir Flexibilität anregen und die reflektorische Atmung stärken. Allmählich gehen wir zum Sprechen der Worte über, schließlich zum Sprechen eines Hey-Verses.

Voraussetzung zum Einüben des Konsonanten "p" ist zunächst ein vollkommen entspannter Körper und ein in Lockerheit befindliches Zwerchfell.

C: Eine andere Übung beginnen wir mit dem Bewußtmachen der Resonanzräume des Körpers, indem wir uns ganzkörperlich abklopfen, insbesondere den Brust- und Beckenbereich. Während des Abklopfens setzen wir die Stimme ein.

Zunächst ist es wichtig, eine gute Sitzposition einzunehmen. Wir setzen uns auf einen Hocker, die Beine im rechten Winkel zum Körper und die Füße hüftbreit nebeneinander. In dieser Position kreisen wir um die Sitzhöcker herum, um eine aufrechte Haltung zu erlangen. Dabei hilft die Vorstellung, daß man einen Pinsel auf dem Kopf trägt, mit dem man Kreise an die Decke malt. Die Schultern hängen locker, und wir achten darauf, nicht ins Hohlkreuz zu kommen. Der Kiefer hängt locker, und die Zunge liegt ebenfalls gelockert auf dem Mundboden. Jetzt spielen wir mit den Artikulationsorganen, indem wir Kaubewegungen ausführen. Dabei ist es wichtig, darauf zu achten, daß die Halsmuskulatur nicht verkrampft.

Durch diese Übung bringen wir die Artikulationsorgane, insbesondere die Lippen, in die für das Erüben des "p" notwendige Lockerheit.

Für den nächsten Übungsschritt wählen wir eine "spielerische Brücke". Wir hauchen mit ganz leicht aufeinanderliegenden Lippen ein "p". Um nun die Regulierung des Luftstroms sichtbar zu machen, legen wir als Hilfsmittel eine Wattekugel auf die Handinnenfläche und blasen sie ganz leicht mit einem "p - h" von der Hand. Wir wiederholen diesen Vorgang mehrmals, lassen dabei 1-2mal die Atmung "durchgehen". Jetzt verändern wir das "p - h" insofern, als wir die Watte mit einem ganz kurzen, gerichteten "p - h" von der Hand pusten. Bei diesem Vorgang spüren wir bereits deutlich die reflektorische Einatmung. Durch Wahrnehmungsübungen gewinnen wir das Gefühl, das Zwerchfell bei all diesen Übungen ziemlich genau orten zu können. Zudem aktiviert diese Übung den ganzen Organismus.

Wenn wir die Hände beim Sprechen des "p" in die Flanken legen, spüren wir die Bewegung, die sich dort vollzieht. Die rechte Hand auf dem Brustkorb liegend, die linke Hand in der Lendengegend sprechen wir dann das "p" und hängen den Vokal "a" an: "pa, pa, pa..." . Wir lassen zweisilbige Wörter folgen: "Papa, Pumpe, Purpur, Popanz,...".

Beim Sprechen mehrsilbiger Wörter hintereinander ist ganz besonders darauf zu achten und zu warten, daß die reflektorische Einatmung kommt, der Körper in Lockerheit bleibt. Bei dieser Übung besteht sehr leicht die Gefahr, die Schultern hochzuziehen. Dies ist unbedingt zu vermeiden.

Beim Sprechen des Hey-Verses:

Bald bebt im Purpur die blonde Braut,
Bunt blühen Blaublümelein am Boden;
Breitblättriger Palmbaum prangt beim Portal,
Breitbauschige Banner beleben den Plan!

Aber bleich und betrübt blickt die blonde Braut,
Als berste ihr bang die bebende Brust -
Ob Preis man, Prunk, und bebänderte Pracht
Blöd beibringt als Brautgebinde dem Paar ...?

achten wir darauf, den Spannungsbogen zu halten und an seinem Ende die Pause abzuwarten. Eine Schwierigkeit liegt bereits in der ersten Zeile bei der Endung "bald" "bebt".... Nur wenn das "d" richtig ausgesprochen wird, kann das "b" von "bebt" richtig erfolgen. Die Explosive am Ende der Worte, wie z.B. "Braut, bunt, betrübt, blickt", geben, wenn sie richtig ausgesprochen werden, die nötige Atemspannung für das darauffolgende Wort. Diese Übung kann eine sehr gute Atemspannung erzeugen. Wird eine solche Übung jedoch unsachgemäß ausgeführt, kann es zu einer "Überspannung" kommen. In diesem Fall empfiehlt es sich, mehrmals kurz hintereinander auf "pf" auszuatmen. Besonderes Augenmerk sollte man auf eine eventuell auftretende Hochatmung haben.

Desweiteren bewirkt das richtig gesprochene "p" eine eutonisierende Atemspannung, und es erfolgt auch ein Spannungsausgleich an den Stimmlippen. Mit dem Erüben des "p" wird eine gute Elastizität des Zwerchfells bewirkt. Das ergibt sich daraus, daß bei der gut geführten Einatmung die Lunge gedehnt wird, das Zwerchfell sich weit nach unten senkt und durch den entstehenden Unterdruck die Luft einströmen kann.

Hierbei werden durch die starke Bewegung des Zwerchfells die Bauchorgane besonders gut massiert. Eine besondere Bedeutung ist dem gut erübten "p" beim Singen zuzuordnen, da die sogenannte abfedernde Pause für den Sänger eine unentbehrliche Hilfe ist, den Spannungsbogen über eine längere Phrase zu halten.

Zusammenfassend läßt sich sagen, daß ein physiologisch richtig gesprochenes "p" folgende Auswirkungen auf Atmung und Stimme hat:

1. Reflektorische Einatmung (abfedernde Pause), wenn der Explosiv am Ende des Wortes steht
2. Eutonisierte Atemspannung
3. Rückhaltekraft des Zwerchfells
4. Verbesserte Artikulation
5. Spannungsausgleich auch an den Stimmlippen
6. Elastizität des Zwerchfells.

D: Bei der nächsten Vorübung zum Sprechen beginnnen wir mit Atemübungen. Zunächst verbinden wir diese mit Körperbewegungen. Dies hat mehrere Gründe: Wir versuchen, typischen Mängeln in der Haltung und den damit zusammenhängenden Atemeinschränkungen entgegenzuwirken. Durch das Schwingen der Arme erreichen wir z.B., daß sich eine tonisierende Wirkung auf den Schultergürtelmuskelkomplex einstellt. Durch die Beschäftigung mit der Bewegung wird die Aufmerksamkeit von der Atmung abgezogen.

Beim Schnüffeln wird durch eine Engstellung der vorderen Nase dem Atem vermehrter Widerstand entgegengesetzt. Beim Hauchen geht der Atemvorgang besonders geführt vor sich.

Zur Belebung und zum Erspüren des äußeren Kopfes lassen wir das Gesicht und den Kopf mit beiden Händen abstreichen und umfassen, kurz nachatmen, um die Kopfräume durch den Atem von innen anzusprechen. Wir bilden den Nasallaut "n" und legen die Finger zum intensiveren Wahrnehmen der Resonanzschwingungen auf die Nasenflügel. Die Ausatemluft wird durch die Nase geführt. Wir fühlen die aufsteigende Wärme durch die Nasengänge der drei Nasenwindungen bis zu den "Augen heraus", "die Augen atmen aus". In dieser Wärme lassen wir einen Ton fließen. Durch die Belebung der Nasenschleimhäute werden die Nasenresonanz und die Obertöne erarbeitet. Nun gehen wir zur Bildung des Klingers "l" über. Wir spüren die Zungenspannung, erproben verschiedene Möglichkeiten und erfühlen die Auswirkungen. Die Zunge liegt hoch hinter den oberen Zähnen.

Bei richtigem Zungengrundtonus verschwindet der Druck auf die Epiglottis. Wir verändern die Kieferöffnung während des "l"-Tönens und beobachten den Stimmklang. Der Kiefer soll nach hinten unten gehen, was den Kehlkopf senkt und einen weiten Raum vom Mund bis hinunter in den Schlund schafft.

"l" eignet sich zum Erarbeiten des Leibanschlusses, wir versuchen, beim Tönen den Leib als Resonanzraum anzuschließen. Wenn das "l" unterdunkelt klingt, beziehen wir die Nase als Resonanzraum mit ein, wodurch eine Mischung von Dunkel und Hell erreicht wird.

Dann kann man "l" und "n" im Wechsel unter Beachtung des Atemrhythmus tönen und mit verschiedenen Vokalen verbinden. Bei der Silbe "li" gewinnt das "l" durch das "i" an Helligkeit durch seine vorwiegend in der Nase und im Kopf liegenden Resonanzen. Da "i" viel Stimmspannung braucht, bekommt der Stimmklang Kern, er kann nicht zerfließen.

Dann kann man zu Silben übergehen, in denen Klinger und Vokale in Beziehung zu anderen Lauten stehen. Das Erarbeitete kann so später auf einen Text übertragen werden.

E: Die Verbesserung der Schwingungsfähigkeit der Stimme und der Durchlässigkeit der Körpermuskulatur als Voraussetzung für die gute Tönung ist ein Prozeß, der sich über einen längeren Zeitraum erstreckt. Die Verbesserung der Schwingungsfähigkeit der Stimme, insbesondere ein Zuwachs an Randkantenschwingungen, und eine bessere Nutzung des Körpers als Klangraum führen zu einer tragfähigeren Sprechstimme.

Die Schwingungsfähigkeit der Stimme wird durch Übungen mit Lauten gefördert, die ausschließlich aus regelmäßigen Schwingungen bestehen, nämlich Klingern und Vokalen. Diese Laute intensivieren die Mitbeteiligung der Randkantenschwingungen bei der Stimmgebung und können wie eine Mikromassage auf die Stimmlippen wirken, ihre Durchblutung anregen und ihre Elastizität fördern. Wir werden mit dem Klinger "m" arbeiten, da dieser am wenigsten die Gefahr von zuviel artikulatorischer Spannung in sich birgt.

Unter den Vokalen entscheiden wir uns für die geschlossenen Vokale "u, ü, o" und "ö", da diese eine besonders intensive Randkantenschwingung bewirken. Grundsätzlich ist für die Verbesserung der Randkantenschwingung leises Üben günstig.

Die Voraussetzung dafür, daß sich die Schwingungen ausbreiten können, ist eine möglichst gute Durchlässigkeit der Körpermuskulatur, die wiederum auch durch die Tönung gefördert wird.

In der ersten Phase machen wir Übungen, die dem Spannungsausgleich dienen. Durch das Abklopfen des Körpers mit den Händen bzw. den Fingerkuppen erreichen wir einerseits eine bessere Durchblutung und damit Tonisierung der Muskulatur, andererseits, um später ein inneres Raumgefühl entwickeln zu können, das Bewußtmachen des Körpers. Übungen zur Lockerung, zunächst der Schultern, dann des Kiefers und der Zunge, sollen unnötige Spannungen, die die lockere Schwingungsbereitschaft der Kehle beeinträchtigen, lösen. Durch die Ausführung einer Schulterlockerungsübung im Atemrhythmus und das Abwarten der Atemreaktion auf die Kiefer- und Zungenlösung wird ein Bezug zur Atmung hergestellt. Um die durch die Lösung des Kiefers und der Zunge entstandene Weite auch während der Lautbildung beizubehalten, soll zunächst eine feine Kaubewegung von einem "m" begleitet werden, eventuell in Kombination mit anderen lösenden Maßnahmen.

Beim Tönen auf "m", auf "m" + Vokal + "m" (z.B."mom") und auf "m" + Vokal können durch Auflegen der Handflächen in verschiedenen Bereichen des Körpers die Vibrationen und damit der Körper als Klangraum bewußt wahrgenommen werden. Gleichzeitig wird hierdurch ein Berührungsreiz gesetzt, der das Durchdringen der Vibrationen in den jeweiligen Bereich unterstützen kann. Eine kreisende Bewegung über den Sitzhöckern fördert die Durchlässigkeit der Muskulatur, unterstützt die Wahrnehmung des Körpers als Klangsäule und konzentriert gleichzeitig den Ton auf den Körperinnenraum. Mit Hilfe eines Vorstellungsbildes wird die Schwingung auch in zuvor weniger durchtönte Bereiche gelenkt. Eventuell werden Hinweise für eine gute Oberkörperaufrichtung notwendig sein.

Um einen Übergang vom Tönen zum Sprechen eines Gedichtes zu schaffen, werden wir einzelne charakteristische Wörter aus dem Gedicht sprechen und Klinger und Vokale zum Nachempfinden der beim Tönen erlebten Klangfülle nutzen.

Die Übertragung des Erübten auf das Sprechen eines geeigneten Gedichts gibt dem funktionellen Arbeiten einen konkreten Bezug.

4.1.2 Stimme, Bewegung und Atmung

Bewegung deutet immer auf Leben hin, und Bewegung ohne Leben ist - zumindest aus sich heraus - nicht möglich. Und genauso hat Leben in seiner uneingeschränkten freien Entfaltung auch immer mit Bewegung zu tun.

Bewegung kann sich in verschiedenen Richtungen zeigen. Lebendige Bewegung ruft wiederum Bewegung hervor, oft im sogenannten antagonistischen Prinzip: im Hin und Her, Rauf und Runter, Vor und Zurück etc., im Sinne von "Geben und Nehmen". Bewegung kann bewußt zielgerichtet sein und somit einen Wandel, was auch wieder eine Bewegung ist, hervorrufen.

Der Mensch ist als einziges Lebewesen mit einer Sprech- und auch Singebewegung begabt. Laut Hussler war der Mensch in seiner evolutionsgeschichtlichen Entwicklung zunächst ein "Singender". Denn ausgehend von der Erkenntnis, daß die muskulären Bewegungen während des Singens noch nicht so differenziert sind wie später bei den verschiedenen Sprachlauten, ist das "Singen" der frühen Menschen sicher mehr oder weniger als langgezogenes Rufen (zur gegenseitigen Verständigung) zu betrachten. So ist also Singen doch schon eine erste Bewegung auf stimmlichem Gebiet und kann als Urfunktion, Urbewegung angesehen werden. Durch die evolutionsgeschichtlich sicher wichtige

Entwicklung der Sprech- und Sprachlaute scheint es, daß diese Urfunktion des Singens verlorenzugehen droht, eine Tatsache, deren sich besonders heute in einer Art "Gegenbewegung" viele im weitesten Sinne "naturbewußte" Menschen bewußt werden. Denn Singen als Urfunktion war ohne intakte "Uratmung" nicht möglich. In diesem Sinne ist Singen ein Förderer der Atembewegung und daher sicher ein "Entwickler" der Atmungsmuskulatur gewesen. Folgerichtig hat also ein Verkümmern der Singetätigkeit (Bewegung) auch ein Verkümmern der Atmungstätigkeit (Bewegung) zur Folge.

Rückbesinnung, soweit vonnöten und möglich, manifestiert, daß das Singen als neuer Parameter - sicher auch mehr im emotionalen Bereich - angesehen werden kann.

Alle Singetätigkeit ist nur möglich, wenn die Stimme sozusagen als "Instrument" eingerichtet wird. Das "Einrichten" bzw. "Aufrichten" des Gesangsorgans geschieht über ein Aufbauen von Körperspannung, ausgehend von grobmotorischen Einrichtungsbewegungen, wie Haltungsaufbau, etwa hüftbreiter Fußstand, locker gestreckte Knie, gerichtetes Becken, "wachsende" Wirbelsäule mit unverspanntem Schultergürtel und "freiem" Kopf.

Wichtig ist, dieses "Aufrichten des Gesangsorganes" (Hussler) mit impulshafter Einatmung zu erüben, um den inneren Räumen und Muskulaturen zu der zum Singen nötigen Spannung zu verhelfen.

Die Kehle ist ein Engpaß, den der aufsteigende Luftstrom passieren muß, damit er nach außen gelangt. Hier wird das nicht wahrnehmbare Innere zu etwas für andere Wahrnehmbarem transformiert, nämlich zu Klang.

Das Besondere der Kehle ist, daß sie einerseits als Kanal ungestört zur Verfügung stehen muß - was man in der Sprache des ZEN ein "hohles Bambusrohr" nennt - also nicht von der Willkür beeinflußt ist. Andererseits aber ist die Kehle eben nicht nur ein Rohr, sondern ein hochfeines Gebilde, in dem verschiedene Muskeln für ein gutes Klangergebnis sehr differenziert zusammenarbeiten müssen. Diesem Widerspruch ist man ständig in der Stimmbildung ausgesetzt, und dies ist auch ein Punkt, wo die Arbeit mit Bewegung von großer Bedeutung ist.

Das Ergebnis der Arbeit - das, was beim Zuhörer ankommt - enthält die künstlerische Intention, es hat die Richtung, die der Sänger dem gibt, was er ausdrücken wollte. Wir sehen es wie eine "Befreiung" des im Inneren Verborgenen. Es kann sich nun frei entfalten und ausbreiten, physikalisch gesehen als Schwingung, geistig gesehen als wahrnehmbares künstlerisches Produkt.

Die Verbindung von Bewegung und Stimme setzt im "Außen" an. Während die Arbeit am "Innen" mit der inneren Haltung, inneren Bildern, Vorstellungen anfangen muß, ist Bewegung ein Weg, sozusagen das Innere durch den "Engpaß" nach außen zu ziehen.

Bewegungen lenken immer vom unmittelbaren Geschehen an der Stimme selbst ab und verhindern so den willkürlichen Zugriff, der, da die Muskulatur nicht willkürlich direkt zu erreichen ist, meistens zu Fehlspannungen führt.

Bewegungen sprechen direkt oder indirekt die Muskulatur an, und zwar die Atemmuskulatur, die durch verstärkte Anforderungen stärker kontrahiert, vor allem aber das Zwerchfell, dessen tiefere Bewegung den Sänger mit den Kräften seiner Mitte und dem Becken, dem Zentrum der Vitalenergie, verbindet.

Dieser Aspekt läßt sich vor allem durch zum Körper heranziehende Armbewegungen erreichen. Die Stimme wird als Ventil geschlossen, was einen Unterdruck im Brustkorb herstellt. Dadurch ist der Brustkorb stark stabilisiert und ermöglicht eine freie und kraftvolle Bewegung der Arme (z.B. beim Klettern). Dieser Effekt wird hier umgekehrt genutzt, d.h. durch die freie kraftvolle Armbewegung wird ein natürlicher physiologischer Stimmschluß und die optimale Spannung des Brustkorbs erreicht.

Durch Dehnung werden die Resonanzräume optimal erweitert und angeschlossen. Auch fördern Dehnungen das Aufspannen des Brustkorbs und somit die Einatemtendenz.

Bewegungen können sich, rhythmisch angewandt, ordnend auf natürliche Abläufe auswirken. Die Anwendung von 3-teiligen Bewegungen nach dem Prinzip Anspannung - Abspannung und Lockerheit wirkt sich auf die Ordnung in Atmung, Stimme und Artikulation aus.

Bewegungen können helfen, nicht bewußte unzentrierte Ausweichbewegungen zu banalisieren, in eine geführte Form zu bringen. Die unbewußte motorische Energie kann so genutzt und für die Stimme eingesetzt werden. Bewegungen können eutonisierend eingesetzt werden.

Starke Spannungen und übergroße Kontrolle beim Singen sollten durch ungeführte, weiche, eher tanzartige freie Bewegungen gelöst werden.

Bewegungen können schließlich nicht nur zu Übungszwecken benutzt werden, sondern auch zum Ausdruck als Gestaltungsmittel dienen. Werden Bewegungen, z.B. der Hände und Arme, beim Singen einfach zugelassen - nicht unbedingt gemacht - kann dies die Intensität des Ausdruckes und Tonqualität sehr positiv beeinflußen.

Dazu einige Beispiele von Singeübungen mit gezielten Bewegungsübungen.

I. Wir beginnen mit dem Kombinieren einer Dehnung der Arme nach oben mit einer Tonfolge und im Unterschied dazu die klimmzugartige Kontraktion der Arme mit der gleichen Tonfolge.

Die Töne sind folgende:

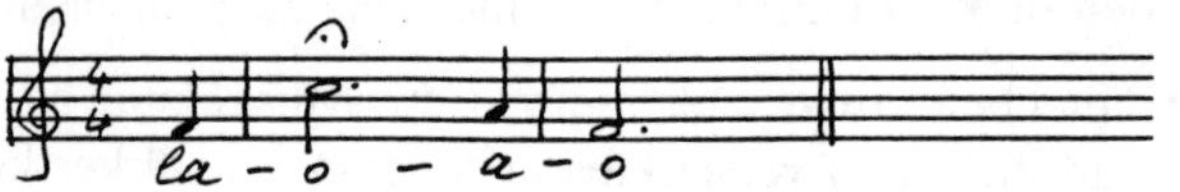

Die Tonfolge wird chromatisch aufwärts wiederholt.

a. Beim hohen Ton auf "o" werden die Arme über dem Kopf ausgestreckt und genußvoll gedehnt. Diese Übung bewirkt eine optimale Entfaltung und Ausbreitung des Tones bei geringem Krafteinsatz. Die Dehnung weitet den Brustkorb und schafft eine weite Kehle, durch die der Ton breit gefächert nach außen treten kann. Es entsteht ein schwingungsreicher Ton mit starken Obertönen, der schon ohne große Lautsträrke von großer Tragfähigkeit ist, da die Randkante optimal über dem Stimmkern schwingen kann und die Resonanzräume optimal geöffnet sind. Diese Bewegung hat sich nicht nur in der Übung bewährt, sondern auch für die Entfaltung von langen hohen Tönen im Lied und deren Spannungsbogen.

b. Die andere Möglichkeit ist die einer klimmzugartigen kraftvollen Kontraktion der Arme während des "Aufschwingens" auf den hohen Ton. Diese Übung wirkt im Sinne der oben beschriebenen Ventilfunktion. Es entsteht dabei ein komprimierter Ton, der fast schneidend gezielt, gerichtet klingt. Durch diese Übung wird der Ton in vielen Fällen ganz von selbst in den Vordersitz gebracht und sehr stark die Mittelstimmfunktion angesprochen. Die notwendige Vocalisspannung und der Kehlkopfzug nach vorne oben werden indirekt durch die Bewegung erreicht. Außerdem stellt sich noch eine starke Einatemhaltekraft ein, da der Brustkorb stark stabilisiert wird.

II. Während die ersten Übungen stark muskulär wirken, kann man mit weniger starken Armbewegungen vom Körper weg und zum Körper hin arbeiten, um über den Ausdruck, die Richtung der Bewegung einen geistigen Zugriff zum Thema Abgeben / Halten ("Fließen" und "Saugen") zu schaffen. Hierbei wirkt man natürlich auch auf die Atemmuskulatur ein, jedoch nicht so direkt über die Muskelkette, als vielmehr über den Ausdruck, die Intention, die die Bewegung vermittelt.

a. Es wird jeweils ein Ton auf einen Ausatem gesungen, chromatisch auf- oder abwärts, wobei das Abwärtssingen sich noch mehr auf die Abspannung auswirkt.

Oder eine Tonfolge:

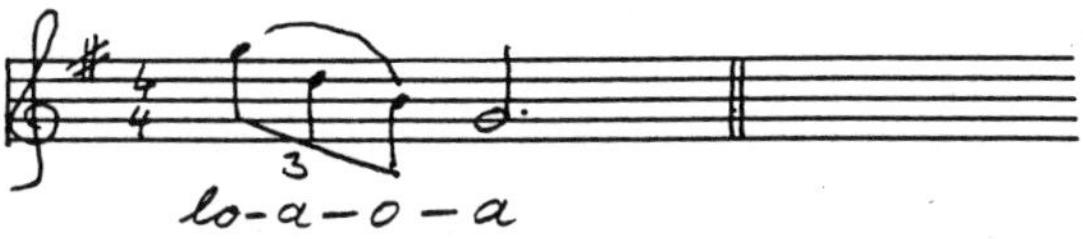

Dabei werden die Arme vor dem Körper mit nach oben zeigenden Handflächen öffnend nach vorne geführt, so daß sich eine gebende, öffnende Haltung ergibt. Diese Bewegung fördert das gleichmäßige Steigen des Zwerchfells, der Ton wird breiter gefächert und fließt ungehindert nach außen.

b. Diese Übung schafft das notwendige Gegengewicht zum Abgeben als Eintonübung oder Tonfolge:

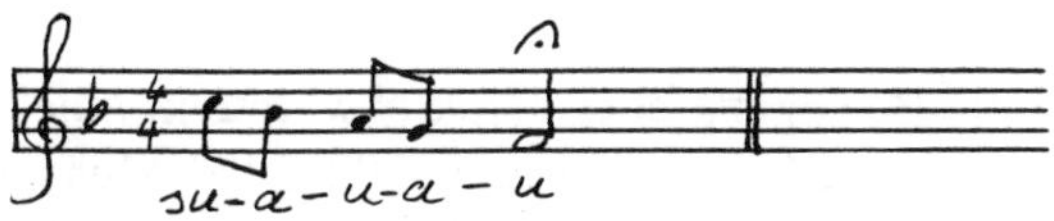

Die Arme werden nach vorn gestreckt und dann zum Körper herangezogen, als nehme man den Ton von außen zu sich heran. Hierbei muß ein gewisser Widerstand entweder aus sich selbst heraus aufgebaut werden oder durch Hilfen wie Deuserband oder die Hand des Lehrers. Diese Bewegung spricht die Haltekräfte der Einatemmuskulatur an. Man kann sie aber auch wegen ihrer intentionalen Wirkung anwenden. Man singt den Ton, wobei man ihn gleichzeitig zu sich zurückführt. Diese Übung wirkt sehr hilfreich bei Sängern, die sich leicht verströmen, aber auch bei solchen, die Angst haben, zuviel von sich zu geben oder zu zeigen.

Da Einatem- und Ausatemtendenz niemals allein, sondern immer als sich ergänzende Kräfte den Gesang beeinflussen, lassen sich diese beiden Bewegungen auch für die Erarbeitung von Liedern und für ihre Gestaltung anwenden. Hier kann man dann fließend wechseln, je nachdem, was eine Passage gerade musikalisch oder inhaltlich braucht.

III. Das letzte Übungsbeispiel zeigt den Umgang mit dreiteiligen Bewegungen und deren Wirkung auf Atmung und Stimme: Die Übung und ihre Auswirkung sollen hier schematisch dargestellt werden:

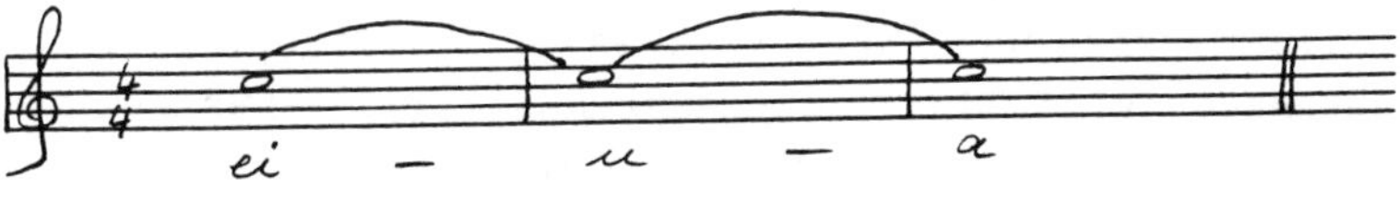

Bewegung:

- Vorschwingen	- Rückschwingen	- In der Mitte sein
- Arme leicht vor bewegen	- Arme leicht zurücknehmen	- Arme seitlich leicht anheben und beugen

Beim "ei" verstärkt die Bewegung das Richten des Tones, den Vordersitz und den Zug der Kehlkopfeinhängemuskulatur nach vorne oben (Mittelstimme). Die Ränderbündel des Vocalis schwingen, und das Zwerchfell befindet sich tendenziell eher in einer beherrscht steigenden Bewegung.

Beim "u" verstärkt die Bewegung die Kontraktion der Einatemmuskulatur während der Phonation und die ungelinderte Schwingung der Randkante. Die rückwärtige Bewegung wirkt indirekt auf den Zug der Kehlkopfeinhängemuskulatur nach hinten oben, was zur Kopfstimmfunktion führt.

Beim "a" hält die Bewegung über dem Schwerpunkt inne, was die Lockerheit in Atemmuskulatur und Stimmuskel unterstützt. Der Musculus Vocalis schwingt mit ganzer Masse, und es entsteht ein brustresonanzreicher Ton.

Allgemein ist zu dieser Übung zu sagen, daß die Bewegung eher ordnenden, strukturierenden Charakter hat. Macht man die Übung ohne die Bewegung, ergibt sich etwas abgeschwächt eine ähnliche Wirkung, allein schon durch die Eigengesetzlichkeiten der benutzten Vokale. Sie hat auch Wirkung auf die innere und äußere Harmonie und unterstützt die fließende Verbindung der Stimmfunktionen und der allgemeinen rhythmischen Gegebenheiten.

4.2 Das Singen

Um eine bestmögliche Klangentfaltung zu erreichen, sollten die Vokale untereinander von ihren verschiedenen Qualitäten profitieren. Im Hinblick auf ein einheitliches Klanggepräge des Gesangtons in allen Lagen muß beim Singen ein Ausgleich zwischen hellen und dunklen Vokalen angestrebt werden. Die fünf Vokale (i-e-a-o-u) lassen sich ihrer Klangfarbe nach in helle und dunkle Vokale einteilen. Jeder Vokal sollte seine charakteristische Struktur beibehalten. Es darf nicht zu einer "Neutralisierung" der Vokale kommen. Die Vokale "i/e" können die Weite, Offenheit, Lockerheit des Unterkiefers von "a/ä" gewinnen und umgekehrt "a/ä" von "i/e" den Vordersitz.

Die Arbeit am Vokalausgleich ist in der Stimmbildung immer zugleich Arbeit an der Artikulation. Die Stimme "sitzt", wenn alle Vokale in allen Resonanzräumen schwingen, jedoch mit unterschiedlicher Gewichtung, z.B.: Vokal "i" schwingt hauptsächlich in der Maske, aber auch Kuppelklang und Brustresonanz schwingen mit. Druck der Zunge nach hinten und ein zu geringer Öffnungswinkel des Kiefers wirken sich negativ auf den Stimmsitz aus. Ein Stimmsitz ist nicht gewährleistet, wenn ein Sänger verhaucht oder aber gepreßt singt.

Resonanz bedeutet das Mitschwingen der Luft oder anderer Körper, das zu Tonverstärkung und Klangveredlung führt. Auf die Stimme übertragen bedeutet es das Mitschwingen der luftgefüllten Räume ober- und unterhalb der Glottis. Die Schwingungen werden über Muskeln, Knochen und Schleimhäute auf die Luft der Resonanzräume übertragen, die im Kopf- und Brustbereich liegen. Im Ansatzrohr vollzieht sich der erste grundlegende Resonanzvorgang, der für das Mitschwingen jeglicher Körperwandungen wichtig ist.

Das gesamte Ansatzrohr wirkt in seiner besonderen, auf der einen Seite halb geöffneten Form wie ein durch physikalische Gesetzmäßigkeiten bestimmter luftgefüllter Klangkörper. Die Luftmasse wird über der Stimme bei der Stimmgebung in Schwingung versetzt, und es wird dabei zunächst eine Verstärkung des reinen Stimmklangs erreicht. Da jedoch die Luft innerhalb des Ansatzrohres aus physikalischen Gründen nur in bestimmten Frequenzen schwingen kann, kann der an der Stimme erzeugte an sich obertonreiche Ton nicht ganz in seiner Vielseitigkeit aufgegriffen werden. Allerdings - und das ist das Wesentliche in bezug auf das Singen - ändert sich die Frequenzbreite der Luftsäule bei jeder Veränderung der Ansatzrohrform und -öffnung, was durch die gute Muskelbeweglichkeit ermöglicht wird. Das heißt, mit jeder geänderten Raumformung des Ansatzrohres verändert sich die Klangfarbe.

Die günstigste Einstellung des Ansatzrohres, mit der die größte Klangfülle aufgefangen werden kann, ist die größtmögliche Weite in diesem Bereich. Dafür sollte der Kiefer in seiner Grundhaltung gut und locker geöffnet sein, Zungengrund und Zunge möglichst weit nach vorne verlagert, der Zungenrükken etwas abgeflacht, das Gaumensegel in der Tendenz etwas gehoben und der Kehlkopf in einer möglichst tiefen Mittellage sein. Mit dieser Weite im Ansatzrohr ist gleichzeitig auch eine gute Übertragung der Schwingungen in die übrigen Körperbereiche gewährleistet.

Der unterschiedliche Klangcharakter der Vokale entsteht - wie schon gesagt - durch diese veränderbare Frequenzbreite. Dauerfehlspannungen im Ansatzrohr können zu einer immer gleichbleibenden Klangarmut führen. Dem Mundraum kommt die besondere Aufgabe zu, den Klang zu sammeln, ihn dadurch noch etwas mehr zu verstärken und so in dieser Qualität nach außen abzugeben. Auch aus diesem Grunde braucht der Mundraum eine gute Weite und eine eindeutige, gespannte Lippenformung. Unter den Lauten erhalten vor allem die Vokale durch die Mund- und Lippenform eine stärkere Eindeutigkeit in ihrem Klang. Der auf diese Weise in seiner besonderen Klangfülle entstandene Ton wird nun noch weiterhin verstärkt und weiterhin in der Klangfarbe beeinflußt, wenn sich die Schwingungen der Luftsäule auf die festen Resonanzräume des Kopfes übertragen. Die Weiterleitung der Schwingungen auf die Muskulatur und die Knochen ist nicht so leicht gegeben, da sie als ein festes System die Luftschwingungen nicht so gut aufnehmen können. Daher ist es sehr wichtig, daß zunächst die Muskulatur der Wandungen eine bewegliche Mittelspannung hat und so für die Schwingungen durchlässig wird. Weiterhin kann durch immer wieder erneutes Herantragen der Stimmschwingungen das gesamte Gewebe in eine so gute Bereitschaft kommen, daß die Resonanz schneller gegeben ist. Diese Resonanz verleiht dem Ton eine kräftigere und vollere Verstärkung.

Man unterscheidet die vordere Kopfresonanz bzw. Maskenresonanz und die rückwärtige Resonanz bzw. den Kuppelklang. Bei der Maskenresonanz schwingen zunächst im Ansatzrohr der vordere Mundraum, die Nase und der mittlere Rachen, wodurch schließlich auch die Nasenwandungen, die Wangen-, Kiefer- und Stirnknochen mitschwingen. Das schließt die Resonanz der Nasennebenhöhlen mit ein. Mit der Maskenresonanz erhält der Klang neben der Helligkeit etwas Klares, Gezieltes und Eindeutiges. Der Ton erhält den bekannten sog. Metallcharakter, und es entsteht der Eindruck, als würde der Ton vorne "sitzen". Bei der rückwärtigen Kopfresonanz übertragen sich die Luftschwingungen des hinteren Mund- und Nasenraums und der hinteren Rachenbereiche auf das gesamte Kopfinnere, d.h. Schädelbasis, Gehirn, Schädelknochen, Halswirbel, Muskel- und Bindegewebe.

Durch die Kuppelresonanz entsteht ein weicher, abgerundeter Ton. Er wirkt besonders körperlos, ätherisch und hat eine sehr gute Tragfähigkeit. Er breitet sich manchmal so im Raum aus, daß es scheinbar nicht möglich ist, klar zu sagen, wo er entsteht.

Die Masken- und Kopfresonanz steht in einer engen Beziehung zu bestimmten Lauten, bestimmtem Schwingungsverhalten der Stimme und der Atemluftführung. Bei der Kuppelresonanz klingt die Kuppel nur dann mit, wenn in der Stimmschwingung hauptsächlich oder zu bestimmten Anteilen die Randkanten mitschwingen. Es handelt sich also um einen sehr leisen oder / und höheren Ton. Die wichtigste Voraussetzung für diese Feinschwingung in bezug auf die Luftführung ist eine sehr fein geführte Luftabgabe der Lunge durch ihre gute elastische Zusammenziehung. Dafür muß gleichzeitig auch das Zwerchfell sehr langsam und geführt steigen, also eine intensive Spannkraft besitzen.

Zu der rückwärtigen Kopfresonanz gehören die Laute "u, o" und "ng", weil bei ihnen genau dieselben Atem-, Stimm- und Resonanzfunktionen vorliegen, wie sie auch bei der Kuppelresonanz auftreten.

Bei der Maskenresonanz schwingt an der Stimme zusätzlich zu den Randkanten auch noch der innere Teil des musculus internus, d.h. die Töne sind lauter und in der mittleren und tieferen Stimmlage. Die Atemluftführung ist hierbei stärker durch das Zwerchfell bestimmt. Es braucht, um gegenzuhalten, einen stärkeren aktiven Krafteinsatz. Zu der Maskenresonanz gehören aus den o.g. Gründen die Laute "e, i, n" und "l".

Unter Brustresonanz versteht man im allgemeinen die Resonanzen, die unterhalb der Stimmlippen liegen und dem Klang eine dunkle Farbe geben. Sie entsteht nicht nur im Brustraum, obwohl die Vibrationen dort am deutlichsten zu spüren sind, sondern sie liegt auch im gut geöffneten Schlundraum.

Als Ziel der Resonanzarbeit gilt es, die Resonanzmöglichkeiten soweit wie möglich auszubauen und die Schwingungsfähigkeit möglichst vieler Räume für jeden Ton bereitzuhalten. Im Idealfall soll jeder Ton sowohl etwas von dem Klang der Kopfresonanz als auch etwas von der Färbung der Brust- und Leibresonanzen enthalten. Dabei versteht sich, daß dies je nach Tonhöhe nur zu unterschiedlichen Anteilen gewährleistet sein kann.

Innerhalb der Stimmausbildung stellt die Erarbeitung der Resonanzen einen Teilbereich in der Registerarbeit dar. In dieser wird zunächst unter den vier Hauptgesichtspunkten der Atemführung, des Schwingungsverhaltens an der Stimme, der Artikulation und Resonanz das Kopf-, Mittel- und Brustregister getrennt erübt und schließlich das sogenannte Einregister angestrebt. Das Einregister verlangt, alle Fähigkeiten, die für die beim Singen erforderlichen, möglichst breitgefächerten Ausdrucksformen notwendig sind und die zunächst in jedem Register einzeln gefordert waren, gleichzeitig zur Verfügung zu haben.

Ziel der Stimmbildung ist es, die Register so zu verschmelzen, daß ein einheitliches Zusammenwirken aller für das Singen nötigen Muskulaturen möglich ist. Es geht nicht um ein Aneinanderreihen von Funktionen.

Die Begriffe "saugende Funktion" und "fließende Funktion" wurden von C. Schlaffhorst geprägt und beziehen sich auf die Atemfunktionen während der Phonation. Sie bezeichnen ein ausgewogenes Wechselspiel zwischen Ein- und Ausatemmuskulatur und haben damit Auswirkung auf den Stimmapparat, den Kehlkopf, die Einhängemuskulatur des Kehlkopfes und die Stimmfalten. C. Schlaffhorst verstand unter "Saugen und Fließen" die "atmende Stimme". Die saugende Funktion ist eine Voraussetzung für den idealen Stimmbandschluß.

"Saugende Funktion" ist mit dem Begriff der ital. Gesangsschule "Inhalare la voce" gleichzusetzen: Einatmungstendenz in der Ausatmung. Das heißt Verlangsamung der Ausatmungsbewegung durch "inspiratorische Einbrüche", so H. Lullies. Ein weiterer Begriff ist das Atemstützen während der Phonation "Appoggiare la voce"; er stammt auch aus der ital. Gesangsschule und meint anlehnen, gegen etwas stützen. "Der ital. Sänger arbeitet mit der Vorstellung, er stütze durch eine imaginäre Kraft vom unteren Rücken her gegen die obere Brustwand", so Hussler.

Das Zwerchfell behält beim Singen trotz Ausatmung seine Einatmungstendenz, es strebt der elastischen Zusammenziehung der Lungen entgegen durch den Zug nach unten. Durch dieses antagonistische Prinzip wird die Stimme gedehnt, die Glottis schließt sich.

Ziel der "saugenden Funktion" ist, der Singstimme Klangkraft, Dynamik, Tonhaltedauer zu ermöglichen, daraus ergibt sich differenzierte Tongebung, Gestaltung, Umgehen mit Schwelltönen, Singen großer Atembögen.

Der "fließenden Funktion" wird nach Schlaffhorst-Andersen die Kopfstimmfunktion zugeordnet. Sie erfordert ein gut gefaßtes, jedoch warm und weich tönendes Fließen des Tones, das durch das langsam steigende Zwerchfell möglich ist. Das erfordert inspiratorische Dehnung in der Phonation zusammen mit guter Lungenfunktion. Der Brustkorb wird durch diese verlangsamte Ausatmungsbewegung länger weitgehalten, dadurch kann das Zwerchfell höher steigen, anders als bei zusammengefallenem Brustkorb; die nachfolgende Einatmung ist tiefer. C. Schlaffhorst definierte die "fließende Funktion" während der Phonation ungefähr als Nachlassen des Gegenzuges des Zwerchfells nach unten, gleichmäßiges, langsames Steigen des Zwerchfells.

Jeglicher stimmliche Einsatz sollte so erfolgen, daß er keine schädigende Auswirkung auf das Stimmorgan hat. Bei hartem Stimmeinsatz staut sich die

Luft unter den festgeschlossenen Stimmlippen, die Stimmlippen werden durch den Atemdruck auseinandergesprengt.

Wird vor Beginn der Tongebung ein starkes Anhauchen hörbar, sind die Stimmlippen also nicht geschlossen, spricht man von gehauchtem Stimmeinsatz. Beim weichen, hygienischen Stimmeinsatz wird die Ausatmungsluft sofort in Ton umgewandelt, d.h., die Stimmlippen liegen in einem guten Spannungsverhältnis aneinander, sie sind nicht zu schlaff und nicht zu straff gespannt. Abhängig ist der hygienisch richtige Stimmeinsatz vom ausgewogenen Verhältnis zwischen Atem- und Stimmorgan, das sich aus der richtigen Spannung der Atemmuskulatur (subglottischer Druck) und der richtigen Spannung der äußeren und inneren Kehlkopfmuskulatur ergibt. Das ist ökonomischer Stimmgebrauch.

Einsingeübungen sollen den Sänger in die Lage versetzen, das zu singende Stück durch vorbereitende Übungen zu bewältigen. Ebenso wie sich ein Tänzer auf eine Tanzleistung vorbereitet und die Muskeln aufwärmt und geschmeidig macht, muß ein Sänger durch geeignete Übungen sein Stimmorgan aktivieren. Nur bei aufgerichteter Haltung können die Atemmuskulatur und das Stimmorgan voll leistungsfähig werden. Die fünf Regenerationswege sind eine gute Einübung, um die Wechselwirkung von Atmung, Stimme und Bewegung zur Entfaltung zu bringen. Einsingeübungen haben die Aufgabe, neben Aktivierung der Stimm- und Atemmuskulatur die Resonanzräume zu erschließen, den Stimmein- und den Stimmansatz immer wieder neu zu innervieren.

Aber für die Klangqualität und die Aussage des Tones sind nicht nur physiologisch gute Funktionen wichtig, sondern auch die geistig/seelische Beteiligung des Sängers. Der Körper bildet das Instrument, den Resonanzraum, zum Singen, Geist und Seele müssen es stimmen und spielen. Körperlicher und geistiger Zugriff stehen in wechselseitiger Beziehung zueinander.

4.2.1 Ein deutsches Volkslied als Übungsbeispiel

O du schöner Rosengarten

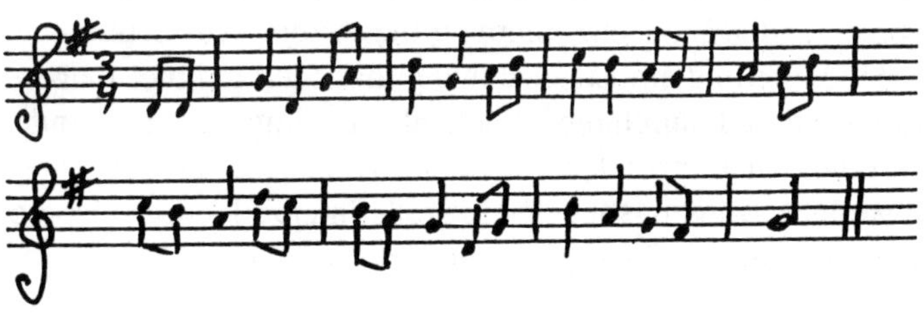

1. O du schöner Rosengarten, o du schöner Lorienstrauß
   bist mir stets in meinem Herzen, kommst mir nimmermehr heraus.
2. Vater, Mutter wolln's nit leiden, gelt, mein Schatz, das weißt du wohl;
   sag mir die gewisse Stunde, wo ich zu dir kommen soll.
3. O du schöner Rosengarten, o du schöner Himmelsthron!
   Ei, wie lang muß ich noch warten? Hätt ich dich nur wirklich schon.
4. Bin so oft bei dir gewesen, manche schöne halbe Nacht,
   und bei dir den Schlaf vergessen und in Liebe zugebracht.

"O du schöner Rosengarten" ist ein altes deutsches Volkslied aus Lothringen mit vier Strophen. Es ist ein Liebeslied.

Das Lied steht im 3/4-Takt und hat 8 Takte. Es steht in Dur, bleibt in der Mitte auf der Dominante stehen und wird dann zur Tonika zurückgeführt.

Das Lied hat Legato-Charakter, was durch die Häufung von Klingern und eine vokalbetonte Sprache unterstützt wird.

Man kann das Lied inhaltlich in zwei lange Phrasen unterteilen, die jeweils vier Takte umfassen. Mit Rücksicht auf eine kürzere Ausatemphase ist auch eine Gliederung in vier zweitaktige Phrasen möglich. Jede Phrase beginnt auftaktig. Durch den Dreier-Takt, die Auftaktigkeit und den Rhythmus des Liedes bekommt es einen ruhig-schwingenden und wiegend tänzerischen Charakter.

Das Lied beginnt auftaktig. In dem Rhythmus wechseln sich meist zwei Achtel mit zwei Vierteln ab, wobei die beiden Achtel auf die dritte Zählzeit, also auf eine leichte unbetonte Taktzeit fallen. Das erste Viertel entspricht dem betonten, schweren Taktteil, der Eins des Dreier-Takts. Die Betonung wird unterstützt durch einen langen Vokal (Abspannung). So entsteht ein rhythmischer Ablauf von Spannung (3), Abspannung (1) und Lockerheit (2).

Die Melodie schwingt sich im ersten Teil in drei Bögen nach oben, kehrt dann zur Mitte zurück und bleibt in der Schwebe. Dann schwingt sie sich wieder zweimal bis zu einem Höhepunkt hinauf und endet dann nach einer erneuten auf- und absteigenden Linie auf einem mittleren Ton, dem Grundton der Tonart. Jeweils in der Mitte und am Ende schwingt das Lied in einer halben Note aus. In der Mitte entsteht dadurch ein Ruhepunkt (Lösung), am Liedende bildet die halbe Note einen ausklingenden Abschluß. Durch die auf- und absteigenden, gleichsam wellenförmigen Bögen ohne große Intervallsprünge ist die Möglichkeit gering, beim Singen fest zu werden.

Durch die vielen dunklen Vokale "o, ö, u" und "au", vor allem bei der ersten Strophe,können Beweglichkeit der Lippen bei Betonung der Streckung geübt werden bei gleichzeitiger Streckung des Gaumensegels nach hinten. Der Diphthong "au" bewirkt vor allem eine Beweglichkeit im Kiefer und eine Weite im Mundraum. Die Zunge führt bei der Vielzahl der Laute die verschiedensten Bewegungen aus.

Als Einstiegsübung werden wir im Sitzen vor- und rückschwingen, um zu einer mühelosen Aufrichtung zu kommen und um Verbindung zum Atemrhythmus, zum Rücken und zur Nasenatmung zu bekommen. Solche Funktionen können auch von der Haltung des Lehrers und seinen Funktionen abgenommen werden.

Um alle Artikulationsorgane anzusprechen, wird man blasen (Lippenstrekkung) und kauen lassen (Kieferbeweglichkeit). Die Zunge soll im Kreisen den Vorhof der Zähne abtasten. Diese Bewegungen soll man sorgfältig erspüren (Eigenwahrnehmung). Damit die Luft nicht angehalten wird, läßt man beim Kauen eventuell einen Ton summen. Um das Gaumensegel zu spüren und zu üben, läßt man das "ng" bilden und damit auch Glissando-Töne üben. Durch eine kreisende Armbewegung kann man zum Atemrhythmus finden und zu einer besseren Aufrichtung des Brustkorbs kommen.

Vokalübungen können die Spannung im Gaumensegel verändern. Beim Vokal bewegt sich das Gaumensegel nach hinten, beim "ng" ist es nach unten hin zum Zungenrücken gerichtet. Man wird verschiedene Vokale benutzen, vor allem das "u", das "o", das "ö" und das "au". Alle diese Vokale brauchen eine Lippenstreckung, wodurch das Ansatzrohr nach vorne verlängert wird. Die Streckung der Lippen nach vorne bewirkt durch die antagonistische Beziehung zum Gaumen eine Streckung des Gaumensegels nach hinten. Dadurch baut sich im Mundraum eine gute Artikulationsspannung auf, was sich auf die Stimm- und Atemspannung positiv auswirkt. Außerdem setzen sich die Stimmschwingungen durch die veränderten Spannungsverhältnisse besser im Körper fort, und eine verstärkte Kopf- und Brustresonanz kann entstehen.

Mit dem "u" erreicht man einen lockeren Kiefer, eine Zwerchfellzusammenziehung und in der Folge einen tiefen Kehlkopfstand. Das "o" und das "ö" sprechen besonders die Bronchien und den Brustraum an. Sie unterstützen dadurch eine Verbindung nach unten zu den Atemorganen. Durch das "au" wird die Beweglichkeit des Kiefers besonders geübt, da die anfängliche Streckung beim "a" sich über das "o" und "u" zur Lockerheit wandelt. So ist einer Starre oder Festigkeit der Kiefermuskulatur vorgebeugt. Als Konsonant für Übungssilben bietet sich das "Zungen-R" zum Spannungsaufbau und zur Aktivierung des

Zwerchfells an. Dieser Laut braucht eine lockere Zungenspitze. Das "l" ist günstig, um die vordere Zunge beweglich zu halten und den Leibanschluß anzusprechen.

Als Vorbereitung zum Lied dient das Singen von Worten des Liedtextes mit Dreiklängen bei gleichzeitigen Hinweisen auf die richtige Artikulation. Durch die Tonfolgen kann sich Stimm- und Atemspannung aufbauen. Durch die aufsteigenden Motive wird gleichermaßen die "saugende" und die "fließende Funktion" angesprochen. So kann sich bei der "saugenden Funktion" über das Zwerchfell Spannung im musculus vocalis aufbauen, bei der "fließenden Funktion" werden die Lungenelastizität und die Randkantenschwingungen geübt. Durch den Wechsel von beiden Funktionen kann aufgebaute Spannung immer wieder zur Lösung kommen.

Der Diphtong "au" im Lied unterstützt das Fassen der Artikulation und verhindert am Ende der Phrasen einen Spannungsabfall. Der aufsteigende Schluß erfordert ein nochmaliges Zufassen der Artikulationsorgane und des Zwerchfells. Dies unterstützt das Beibehalten einer positiven Spannkraft und eine Aufrichtung des Brustkorbs.

So vorbereitet kann das Singen eines Volksliedes regenerierend für die wichtigen Grundfunktionen werden. Durch das gesunde Singen wird das Vegetativum belebt, Lebensfreude geweckt und Aktivität gefördert. "Wir leben nicht, um zu singen, sondern wir singen, um zu leben", sagt C.Schlaffhorst.

4.3 Gestaltung der Sprache

Eine gute Sprachgestaltung ist untrennbar von dem optimalen Zusammenspiel der Atem-, Stimm- und Artikulationsmuskulatur. Dies teilt sich dem Zuhörer mit, macht ihn zum Gegenpol des Spannungsfeldes im Raum.

Die gesamte Muskulatur des Körpers befindet sich in einem stetigen Wechselspiel von Spannung, Abspannung und Lösung. Dabei ist der Tonus abhängig von der Kraft, die eine bestimmte Situation erfordert. Größere Anforderungen entsprechen einem höheren Muskeltonus.

Der Begriff "Spannungsbogen" bezeichnet die Beibehaltung der Atemspannung über die gesamte Länge einer Phrase oder eines Gedankens. Erhöhte Spannung in der Muskulatur bedeutet Zusammenziehung des Zwerchfells (Einatemspannung). Diese wird auch in der Ausatmung (Abspannungsbewegung) tendenziell beibehalten, d.h. die Abspannungsbewegung wird durch ständig einbrechende Einatmungsimpulse verlangsamt und in einem Spannungsspiel gehalten, das seinen Ausdruck u.a. in einer lebendigen Sprache findet.

Dies wird erreicht über die willkürlich beeinflußbare Muskulatur und den geistigen Zugriff. Das Wissen um die reflektorischen Zusammenhänge kann zur Gestaltung genutzt werden.

"Lösung" darf hierbei nicht zu einer vollständigen Abspannung des Zwerchfells und somit zu Pause und Vertiefung unwillkürlicher Einatmung führen, sondern bedeutet nur einen reflektorischen Impuls, der, ohne die Atemspannung aufzulösen, als neuer Kraftimpuls im gesamten Abspannungsbogen zur Wirkung kommt. Dieser Vorgang ist - nur in geringerem Maße - mit jedem neuen Gedanken, Gefühl, Bewegung und artikulierten Laut verbunden.

Durch den Spannungsbogen der Atemmuskulatur entstehen Fläche und Weite in einem Text. Das Beibehalten der Spannung der inneren Muskulatur kann durch entsprechende Bewegungen der äußeren Muskulatur unterstützt werden. Bei der Gestaltung eines Textes kommen zu den funktionellen Voraussetzungen als wesentliches Moment noch die Emotion, der geistige Zugriff und verstärkt Gestik und Mimik hinzu.

Emotionen spiegeln sich in Sprache, Tonfall, Pause, Gestik und Mimik wider. Durch Veränderungen in Körpertonus, Atem- und Artikulationsspannung erhält die Stimme verschiedene Klangcharaktere. Bei der Gestaltung müssen Stimmungen nachempfunden und dem Text entsprechend umgesetzt werden. Es darf weder mehr "gemacht", noch Vorhandenes zurückgehalten werden. Das Problem hierbei ist, daß der Text immer bestimmte Fähigkeiten in bezug auf Atmung und Stimme verlangt.

Der Text kann nicht nur den eigenen Fähigkeiten angepaßt werden. Ein Text stellt bestimmte Ansprüche an den Sprecher. Als Vorübungen sollen daher den jeweiligen Möglichkeiten entsprechende oder sie fördernde Texte gewählt werden.

Der "geistige Zugriff" ist in gewisser Weise der Gegenpol zur Emotion. Das geistige Erfassen und Verarbeiten des Textes ermöglicht es erst, ihn zu gliedern, zu gestalten und zu transportieren. Geistiger Zugriff bedeutet auch das bewußte Einsetzen der jeweils erforderlichen Funktionen. Tonfall, Pausen und dynamische Akzente bilden künstlerischen Ausdruck. Andererseits wirkt der geistige Impuls positiv auf das Atemgeschehen ein. Durch äußere Bewegung wird innere angeregt. Innere Bewegung setzt sich aber auch in die äußere fort und wird zusätzliches Ausdrucksmittel jeder Gestaltung.

Immer muß das Außen mit dem Innen verbunden sein, andernfalls wirkt es losgelöst, hohl, nicht "atemverbunden", und der Sprecher teilt sich damit auch nicht dem Zuhörer mit.

Die äußere Rumpfmuskulatur muß gelöst sein, was voraussetzt, daß keine Muskeln, die Bewegungsaufgaben haben, durch Haltungsaufgaben unsachgemäß beansprucht werden. Wirkt die äußere Muskulatur nicht hemmend, dann kann sich die innere Bewegung - die Atmung - frei entfalten. Eine gute Atem- und Mittelkörperspannung kann sich einstellen. Diese Spannungsverhältnisse stehen in ständiger Wechselwirkung mit der Körperaufrichtespannung, der Stimmspannung und der Artikulationsspannung, denn jeder Spannungsausgleich teilt sich den anderen Körperbereichen mit und beeinflußt sie.

Eine gute Atemspannung wird hörbar, wenn Sinn- und Atembögen zu Ende gespannt werden und die folgenden Lösungsmomente erleb- und nutzbar werden. Die Flexibilität einer guten Atemspannung macht es dem Sprecher möglich, mit Atmung und Stimme angemessen auf Anforderungen durch Bewegung, Tönen, Singen und Sprechen zu reagieren. Ein Atembogen entspricht in der Regel einer Ausatmungsphase (Abb.1).

Es kann aber auch bei einem längeren Text der Eindruck eines großen "Sinn-Atem-Bogens" erweckt werden: Immer wieder kann sich die Atemmuskulatur in kleinen Lösungsmomenten regenerieren, und zwar während abfedernder Pause und im Nachhauch. So wird der Inhalt in girlandenartigen Bögen dem Zuhörer übermittelt (Abb.2).

1.

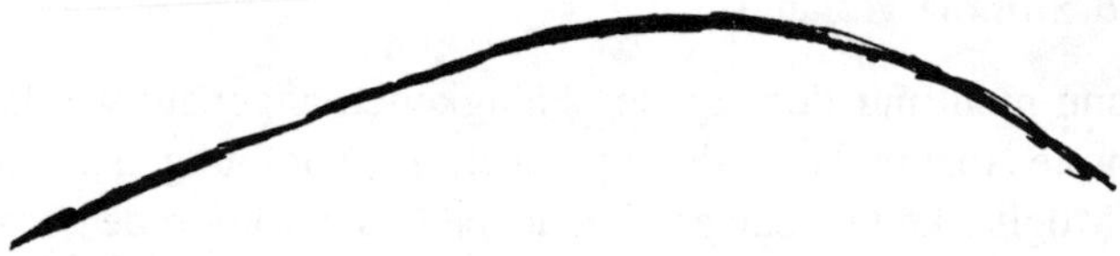

2.

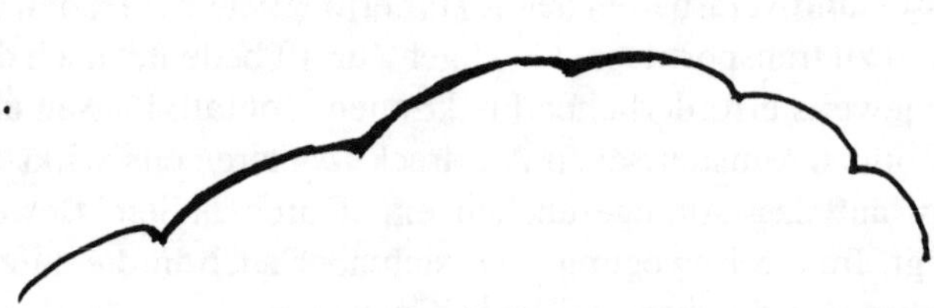

Ist die Atemmuskulatur elastisch, können die Atembögen aufgrund der tragenden Atemspannung bis zu ihrem Ende und gedanklich auch darüber hinaus gespannt werden.

Der Prosatext unterscheidet sich vom Gedicht dadurch, daß er keine graphische Struktur hat und seine Gliederung optisch nicht erkennbar ist. Folglich muß die innere Struktur des Textes herausgefunden werden und in Übereinstimmung mit der eigenen Atemführung gebracht werden.

4.3.1 Drei praktische Beispiele zur Bearbeitung eines Gedichtes

4.3.1.1 "Mondnacht" von Josef von Eichendorff

Es war, als hätt der Himmel
Die Erde still geküßt,
Daß sie im Blütenschimmer
Von ihm nun träumen müßt.

Die Luft ging durch die Felder,
Die Ähren wogten sacht,
Es rauschten leis die Wälder,
So sternklar war die Nacht.

Und meine Seele spannte
Weit ihre Flügel aus,
Flog durch die stillen Lande,
Als flöge sie nach Haus.

Das Gedicht "Mondnacht" von J. von Eichendorff besteht aus drei Strophen zu je vier Zeilen in einer leicht aufgelockerten ABAB-Form, d.h. die erste und dritte Zeile der ersten und dritten Strophe weichen von strengen Reimanforderungen ab, die zweite und vierte Zeile kommen diesen Anforderungen nach.

Der Dichter schildert den Augenblick seiner Empfindung während einer Mondnacht. Die Stimmung ist ruhig, luftig und ein bißchen verträumt. Der Dichter läßt sich offenbar sehr viel Zeit, die Stimmung dieser Nacht auf sich wirken zu lassen. An diese Feststellung muß auch der erste funktionelle Ansatz der Arbeit knüpfen.

In diesem Gedicht ist es sehr wichtig, sich, wie es auch der Dichter tat, Zeit zu lassen zwischen den Zeilen, um den Zuhörern und sich selbst die Möglichkeit zu geben, dem eben gesagten Gedanken noch etwas nachzugehen und ihn nachempfinden zu können.

Die Arbeit an dieser Form der Gestaltung ist die Arbeit am Nachhauch und an der ausschwingenden Pause. Nachhauch und ausschwingende Pause sind Phasen, die sich an die Phonation anschließen, und damit Atemfunktionen. Sie entwickeln sich jedoch aus der Phonation und können daher nicht von ihr getrennt werden.

Nachhauch ist das ungehinderte Fließen der Luft im Anschluß an die Phonation. Die Einatemmuskulatur muß nachgeben, sie muß der Lunge die Möglichkeit geben, sich langsam zusammenzuziehen, sie nicht in ihrer Aktivität zu behindern. Dazu ist auch eine Weithaltung des Brustkorbs durch die Zwischenrippenmuskulatur notwendig, da ein Zusammenfallen des Brustkorbs einen plötzlichen Druckabfall im Brustraum zur Folge hätte. Dadurch würde die Lunge regelrecht ausgepreßt. Kann der Nachhauch zustande kommen, war die Abgabe der verbrauchten Luft optimal gewährleistet, und ein unwillkürlicher Einatemimpuls kann sich aus dem nachfolgenden Pausengeschehen entwickeln. Man kann den Nachhauch als das "Ausschwingen" an der ausschwingenden Pause bezeichnen, er führt die Atemorgane in die Atempause hinein.

Dieses ruhevolle Atemgeschehen entspricht der Atmosphäre der "Mondnacht". Auch die Auswahl der Worte und ihrer Laute durch den Dichter folgt diesem Prinzip. Besonders in der 2. und 3. Strophe, aber auch insgesamt dominieren die Strömungslaute, jene Laute, die der Lungenfunktion, der Luftfunktion, zugeordnet werden.

Strömungslaute brauchen zur Überwindung ihres Artikulationswiderstandes eine sich gleichmäßig zusammenziehende Lunge und ein unter ihrer Führung ebenso gleichmäßig steigendes Zwerchfell. Der Artikulationswiderstand sollte sich dem Leistungsvermögen dieser Lungenfunktion anpassen, um die Atmung nicht zu überfordern.

Über Übungen mit den Strömungslauten können wir zu den für das Gedicht nötigen Stimmfunktionen kommen. Um die das Lyrische, Zarte und "Behauchte" ausdrückende Kopfstimmfunktion zu erarbeiten, sind auch Funktionsübungen mit Klingern zur Erschließung dieses Registers notwendig. Einen Hinweis auf die Notwendigkeit, an den Klingern zu arbeiten, gibt die erste Strophe der "Mondnacht", in der diese Lautgruppe stark hervortritt. Für die Klinger ist die feine und differenzierte Luftführung notwendig, wie sie die Lunge, sofern sie nicht behindert wird, gestalten kann.

Für unseren Übungsweg wählen wir das "n" und das "l", und zwar aus folgenden Gründen: Das "n", welches seinen Ansatz im Nasen-Stirnraum hat, ist sehr geeignet, um damit an der Nasenresonanz und am Kopfklang zu arbeiten. Das "l" in seiner Eigenschaft als "Speiseröhrenlaut" ist günstig, da mit ihm die trotz feiner Kopfklänge notwendige Verbindung zum Leibraum als Resonanzkörper geschaffen werden kann.

Aus diesem Übungsweg können sich auch die notwendigen Resonanzräume für das "m" entwickeln, den in der ersten Strophe am stärksten hervortretenden Laut. Die Klinger haben in der "Mondnacht" die Aufgabe, den Strömungslauten einen klingenden Unterbau zu geben und den Vokalen zu einem weichen Ansatz zu verhelfen.

Die Vokale, die eigentlich der Zwerchfellaktivität zugeordnet werden, sollten in diesem Gedicht einen luftigen und weichen Charakter bekommen und sich der Lungenfunktion annähern, die auch Grundlage für die Klinger ist.

Der Unterschied der Lungenfunktion bei den Klingern zu der Lungenfunktion bei den Strömungslauten liegt darin, daß sich die Lunge beim Klinger durch den Stimmeinsatz verhaltener zusammenzieht als beim Strömungslaut. Dessen Funktion hat fließenden Charakter.

4.3.1.2 "Der Feuerreiter" von E. Mörike

Sehet ihr am Fensterlein
Dort die rote Mütze wieder?
Nicht geheuer muß es sein,
Denn er geht schon auf und nieder.
Und auf einmal, welch Gewühle
Bei der Brücke, nach dem Feld!
Horch! das Feuerglöcklein gellt:
Hinterm Berg,
Hinterm Berg
Brennt es in der Mühle!

Schaut! da sprengt er wütend schier
Durch das Tor, der Feuerreiter,
Auf dem rippendürren Tier,
Als auf einer Feuerleiter!
Querfeldein! Durch Qualm und Schwüle
Rennt er schon und ist am Ort!
Drüben schallt es fort und fort:
Hinterm Berg,
Hinterm Berg
Brennt es in der Mühle!

Der so oft den roten Hahn
Meilenweit von fern gerochen,
Mit des heil'gen Kreuzes Span
Freventlich die Glut besprochen -
Weh! dir grinst vom Dachgestühle
Dort der Feind im Höllenschein.
Gnade Gott der Seele dein!
Hinterm Berg,
Hinterm Berg
Rast er in der Mühle!

Keine Stunde hielt es an,
Bis die Mühle borst in Trümmer;
Doch den kecken Reitersmann
Sah man von der Stunde nimmer.
Volk und Wagen im Gewühle
Kehren heim von all dem Graus;
Auch das Glöcklein klinget aus:
Hinterm Berg,
Hinterm Berg
Brennt's! -

Nach der Zeit ein Müller fand
Ein Gerippe samt der Mützen
Aufrecht an der Kellerwand
Auf der beinern' Mähre sitzen:

Feuerreiter, wie so kühle
Reitest du in deinem Grab!
Husch! da fällt's in Asche ab.
Ruhe wohl,
Ruhe wohl
Drunten in der Mühle!

Eduard Mörike (1804 - 1875) gibt in seiner Dichtung, so auch im "Feuerreiter", kosmischen Kräften der Erde und der Natur eine Stimme und bedient sich häufig des Märchengewandes, um einen Schutz vor der Gefährdung des Realen zu schaffen, um die Härte des Wirklichen etwas zu lösen. Besonders im "Feuerreiter" verbindet Mörike das Geheimnisvolle der Natur mit der Dämonie menschlichen Schicksals.

Das Gedicht erzählt in direkter Ansprache die Geschichte des Feuerreiters. In sehr bildhafter Weise wird erzählt, wie eine Mühle in Flammen aufgeht. Dabei spielt die Gestalt des Feuerreiters eine zwielichtige Rolle, da ihr vom Erzähler die Schuld an dem Geschehen gegeben wird. Es werden Andeutungen gemacht, daß der Feuerreiter mit Hilfe höllischer Mächte die Flammen entfacht habe. Das Dorfvolk kehrt nach dem Brand zurück, der Feuerreiter ist im Feuer umgekommen. Die Gerippe des Feuerreiters und seines Pferdes werden im Keller der ausgebrannten Mühle gefunden und zerfallen in Asche.

Bis zu der 3. Strophe steigert sich die Dramatik der Handlung. Die Stimmung ist geprägt von Hast und Gespanntheit. Die 3. Strophe stellt den Höhepunkt dar, die in dem Ausruf: "Gnade Gott der Seele dein" gipfelt. In der 4. Strophe läßt die Spannung nach, die Mühle ist ausgebrannt, der Feuerreiter verschwunden. Die 5. Strophe liegt zeitlich später als der Brand. Die Stimmung ist dunkel und gespenstisch. Das ganze Ereignis wird durch den immer wiederkehrenden Klang des grellen Feuerglöckleins begleitet. Seine Stimme verstärkt und steigert die Stimmung der jeweiligen Strophen und läutet das Ende aus - den Tod.

In diesem Gedicht bedient sich Mörike des trochäischen Versmaßes, der metrischen Grundform von betont - unbetont. Das Metrum von betont - unbetont ermöglicht eine Dynamik von lang - kurz, schwer - leicht, laut - leise. Es erfordert eine sofortige Präsenz und Aktivität ("Se-het"). Betonung bedeutet kraftvolles Austreten, forte, Streckung. Die Versmaßanordnung von betont (Streckung) und unbetont (Lösung) fordert eine Elastizität, ein schnelles Wechseln von Spannung und Lösung. Der unbetonte Teil gibt die Möglichkeit, daß die Atem- und Artikulationsmuskulatur sich in abfedernder Pause gut regenerieren und neu einstellen kann auf die folgende Einatemphase. Auch innerhalb eines Atembogens stellt das Versmaß die Forderung von elastischem Spannen und Lösen.

Der Atemrhythmus ist die lebendige Ordnung. Im Vergleich zum Metrum ist die periodische Wiederkehr der Atemphasen von Einatmung - Ausatmung - Pause zeitungebunden.

In der Atempause gelangen die antagonistischen Kräfte von Lunge und Zwerchfell in eine Ruhelage. Das befähigt sie, ohne willkürliches Eingreifen auf den neuen Einatemreiz zu reagieren. Der uns eigene Rhythmus ist die übergreifende Ordnung. Sinngemäße Atem- bzw. Sprechpausen geben dem monotonen Metrum die individuelle Dynamik, die Gestaltung.

Das schnelle Wechseln von Spannung / etwas lösen / Spannung ... macht kaum merkbare Phrasierungen möglich, gestaltet nach Sinn und Sinnschritten. Metrum alleine würde für Gleichheit, für Gleiches in gleicher Zeit stehen. Das wirkt ermüdend, läßt keine Spannungsbögen zu, spricht nicht das Innere des Zuhörers an, gibt ihm keine Möglichkeit, in Sprechpausen zu reflektieren, bedeutet unökonomische Beanspruchung der Atemmuskulatur.

Die Ballade hat impulshaften Charakter. Die vorkommenden Wörter zeichnen sich durch eine Häufung von Explosivkonsonanten, vor allem dem "t", und den hellen Vokalen (i-e-ü-ö) aus. Auch die Halbklinger "s" und "w" kommen häufiger vor. Die genannten Laute lassen sich alle der Mittelstimme zuordnen, da sie eher die vorderen Kopfresonanzen ansprechen. Alle diese Laute haben eine starke Maskenresonanz.

In dem Text kommen besonders das "i", das "s" und das "t" vor; das "i" als der hellste Vokal, als der Empfindungslaut für Verwunderung, Neugierde, Gespanntheit, das "t" zählt zu den hellen Konsonanten, da es vorne gebildet wird, das "s" als durchdringend, bei stärkerer Phonation aufscheuchend.

Dadurch, daß die Ballade einen erzählenden Charakter hat und die Zuhörer direkt angesprochen werden ("Sehet", "Schaut", "Horch"), kann sich der Sprecher gut in dieser erzählenden Form aktiv und emotional in das Geschehen einfinden. Voraussetzung ist die Auseinandersetzung mit dem Inhalt des Textes auf emotionaler wie auch auf geistiger Ebene.

Die drückt sich in einem gesamtkörperlichen Engagement des Sprechers aus. Die innere Bewegung / Bewegtheit formt sich zu einer nach außen tretenden Kraft, einer Verbindung innerer und äußerer Bewegung. Die Atmung ist das verbindende Element.

Der Sprecher soll den sprecherischen Anforderungen des Gedichts insoweit gerecht werden, daß er einen Spannungsbogen unter Einbeziehung einer für das Gedicht erforderlichen guten Artikulation hält.

Atem- und Lautübungen können als Vorübung ausgeführt werden. Diese sollen im Sitzen geübt werden. Im Sitzen kann das Becken gut gelöst werden, das Zwerchfell ungehindert nach unten schwingen. Wir beginnen mit impulshaft gesetzten Strömungskonsonanten, um die Elastizität der gesamten Atemmuskulatur, vor allem des Zwerchfells, anzusprechen. Die Muskeln fassen rasch kräftig zu und müssen sich schnell wieder gut lösen. Es bietet sich die Abfolge "f-s-sch-ch" an, die gleichzeitig eine artikulatorische Anforderung stellt. Diese Übung kann man in einen Vor- und Rückschwung einbauen, um zu einer guten Aufrichtung zu kommen und um den Atemrhythmus zu finden.

Wir lassen die Stimme mit einfließen; das gibt dem Zwerchfell neben dem artikulatorischen Widerstand einen zweiten Widerstand an der Stimme. Je nach den augenblicklichen stimmlichen Funktionen des Sprechers sollen ausgewählte Silben geübt werden. Über Silben werden dann hauptakzentuierte Wörter des Gedichtes bearbeitet, dann bestimmte Verse und schließlich das ganze Gedicht.

Auf die Beckenbewegung muß in den letzten Übungen aufmerksam geachtet werden. Das impulshafte Sprechen auf einem Bogen, verbunden mit Handbewegungen, ist unterstützendes Element. Mit diesem Übungsangebot arbeiten wir vor allem an gut artikuliertem, impulshaftem Sprechen, einsetzend auf der Höhe der Einatmung.

Die inhaltliche Durcharbeitung und die Übungen mit spielerischen intentionalen Handbewegungen können so motivieren, daß der Sprecher die Gestaltung des Textes als lustvoll empfindet. So sollte es sein.

4.3.1.3 "Prometheus" von Johann Wolfgang von Goethe.

Bedecke deinen Himmel, Zeus,
mit Wolkendunst
und übe, dem Knaben gleich,
der Disteln köpft,
an Eichen dich und Bergeshöhn;
mußt mir meine Erde
doch lassen stehn
und meine Hütte, die du nicht gebaut,

und meinen Herd,
um dessen Glut
du mich beneidest.

Ich kenne nichts Ärmeres
unter der Sonn' als euch, Götter!
Ihr nähret kümmerlich
von Opfersteuern
und Gebetshauch
eure Majestät
und darbtet, wären
nicht Kinder und Bettler
hoffnungsvolle Toren.

Da ich ein Kind war,
nicht wußte, wo aus noch ein,
kehrt' ich mein verirrtes Auge
zur Sonne, als wenn drüber wär'
ein Ohr, zu hören meine Klage,
ein Herz wie meins,
sich des Bedrängten zu erbarmen.

Wer half mir
wider der Titanen Übermut?
Wer rettete vom Tode mich,
von Sklaverei?
Hast du nicht alles selbst vollendet,
heilig glühend Herz?
und glühtest jung und gut,
betrogen, Rettungsdank
dem Schlafenden da droben?

Ich dich ehren? Wofür?
Hast du die Schmerzen gelindert
je des Beladenen?
Hast du die Tränen gestillet

je des Geängsteten?
Hat nicht mich zum Manne geschmiedet
die allmächtige Zeit
und das ewige Schicksal,
meine Herrn und deine?
Wähntest du etwa,
ich sollte das Leben hassen,
in Wüsten fliehen,
weil nicht alle
Blütenträume reifen?

Hier sitz' ich, forme Menschen
nach meinem Bilde,
ein Geschlecht, das mir gleich sei,
zu leiden, zu weinen,
zu genießen und zu freuen sich -
und dein nicht zu achten,
wie ich!

Der "Prometheus" war ursprünglich ein Monolog in dem 1773 (Sturm- und Drang-Zeit) entstandenen fragmentarischen Drama "Prometheus" von Goethe. So ist auch die "Prosanähe" dieses Gedichtes zu erklären, ersichtlich durch die vorherrschenden freien Rhythmen: reimlos, metrisch ungebunden, wechselnde Zeilenzahl.

Goethe führt uns einen Prometheus vor mit vielfältigen inneren Haltungen: trotzend, zornig, spottend, maßlos, zärtlich zu sich selbst, revolutionär, widersprüchlich und mit auffälliger Betonung des Ichs. Das letzte Wort des Gedichtes ist "ich"; in der ersten Strophe läßt Goethe ihn sagen: "meine Erde", "meine Hütte", "meinen Herd". Er hat seinem "Vorgesetzten" (Zeus) nichts zu verdanken, pocht auf die eigene Leistung und Freude an den eigenen Geschöpfen, die ihm an Selbständigkeit gleichen sollen. Prometheus sagt rebellisch einem Herrschergott ab, der seine Macht und sein Dasein u.a. dadurch beweist, daß er Gebete nur dann erhört, wenn er Opfer dafür erhält. Nur Zeit und Schicksal läßt Prometheus über sich gelten.

Im "Prometheus" ist etwas sehr Wesentliches enthalten, welches zur dramatischen Gestaltung Voraussetzung ist: eine Figur (Prometheus), die ihre Gedanken, Gefühle einem anderen (Zeus) mitteilt, also eine theatralische, spielerische Situation mit agierender Sprache, d.h. Sprache ist nicht nur gesprochenes Wort, sondern wird durch Mimik und Gestik unterstützt, die Sprache also als gesamtkörperliches Geschehen. Und hier besteht Bezug zur Schlaffhorst-Andersen-Arbeit, nämlich Sprache verstanden als ein im Organismus verankertes Geschehen, als Ausdruck von Seele, Körper und Geist und die Atmung als Verbindung zwischen diesen drei Ebenen.

Emotionen, Einsetzen des Körpers (äußere Bewegungen) und geistiger Zugriff können hilfreich für die Textgestaltung sein. Die Emotion ist eine Gemütsbewegung angenehmer oder unangenehmer Art, die sich in Sprache, Tonfall, Pause, Gestik und Mimik widerspiegelt. Die Stimme erhält verschiedenste Klangcharaktere durch Veränderung des gesamten Körpermuskeltonus, der Atemspannung und Artikulationsspannung. Im Körper entstandene echte Emotionalität bringt den ganzen Menschen zum Sprechen und spricht andere dadurch an.

Bei der dramatischen Gestaltung müssen innere Stimmungen (z.B. die Wut des Prometheus) nachempfunden werden. Mit der Inspiration - wir setzen sie hier mit Wahrnehmung der Empfindung gleich - wird diese innere Stimmung aufgenommen, um in der phonierten Ausatmung ihren Ausdruck zu finden. Wesentlich ist hier, der inneren Empfindung entsprechend den Text zu gestalten, nicht mehr zu "machen", aber auch nicht zaghaft, ängstlich die Empfindung zurückzuhalten.

Hierfür ist eine Ausgewogenheit der drei Atemphasen wichtig. "Mache" ich in der Phonation mehr, als es der Einatmung entspricht, überziehe ich mich, dann ist die anschließende Lösung, die entstehen sollte, kaum möglich, und das hat zur Folge, daß kein unwillkürlicher Einatmungsimpuls erfolgen kann. Der Sprecher kann sich nicht regenerieren, er fühlt sich zusehends unwohl. Wohlfühlen und Lust beim Gestalten sind jedoch unumgänglich für einen lebendigen Ausdruck.

Das geistige Erfassen und Verarbeiten des Textes verhindert ein gefühlsmäßiges Sich-Verlieren im Text; letzteres ist als Arbeitsstadium wichtig, wirkt aber als Endprodukt vorgetragen peinlich und dilettantisch. Tonfall, verschiedene Pausen, dynamische Akzente bilden dann zusammen einen künstlerischen Ausdruck, wenn der Sprecher zuerst den Text gedanklich durchdrungen hat und diese vorgenannten Faktoren bewußt einsetzen kann. Er muß wissen, welche Aussage er durch diese Pause an dieser Stelle geistig transportieren kann.

Vorstellungshilfen sind nützlich, um sich eine Situation, die im Text vorgegeben ist, zu vergegenwärtigen. Diese geistigen Bilder können dem Sprecher den nötigen körperlichen Spannungszustand zum gestalterischen Sprechen geben und dadurch die Regelkreise der Atem- und Stimmfunktionen verbessern. Äußere Bewegungen unterstützen die Aktivität des Zwerchfells, d.h. sie übertragen sich auf das Zwerchfell und beeinflussen seine Bewegungen.

Dieser Vorgang ist ebenso umgekehrt möglich. Eine innere Bewegung kann sich in einer äußeren Bewegung fortsetzen. Diese Fortsetzung brauchen wir für die dramatische Gestaltung. Jede äußere Bewegung muß einen inneren Ursprung haben, sonst wirkt sie hohl, aufgesetzt, also nicht atemverbunden und damit für den Zuschauer nicht überzeugend.

Ein optimales Zusammenspiel von Atem- und Stimmuskulatur entsteht, wenn der Sprecher in einem Gleichgewicht ist zwischen den verschiedenen wirksamen Kräften körperlicher, geistiger und seelischer Art.

Um mit der Gestaltungsarbeit der ersten Strophe zu beginnen, nehmen wir Vorstellungshilfen, wie "revolutionär", "angriffslustig", "wütend", "schimpfen", "verspotten" usw. Außerdem nehmen wir äußere Bewegungen und Haltungen dazu, z.B. Brustbeinaufrichtung zur Unterstützung der Rollenfindung.

Atmung und Stimmgebung werden kontrolliert. Bei Fehlspannungen z.B. bietet sich eine Übung mit einem Halbklinger an. Er setzt sich halb aus Geräusch (Krafteinsatz der inneren Muskulatur) und halb aus Stimme (Schwingungscharakter) zusammen. Die Stimmschwingungen bewirken, wo man sie hindenkt, Lösung und Ausgleich zwischen Verspannung und Schlaffheit in der gesamten Muskulatur. Durch das gleichzeitige Luftgeräusch kann die Stimme nie ganz fest sein.

Es kommt uns in erster Linie darauf an, daß der Sprecher Freude am Umgang mit dem Text hat, sich in der Rolle des Prometheus wohlfühlt und die spielerische, dramatische Gestaltungsarbeit am Text als atemanregend und lustvoll erfährt.

5 Wirkungsbereiche für die Grundlagenarbeit nach Schlaffhorst-Andersen

5.1 Vorsorge in der Lehrerfortbildung

Die Übertragbarkeit der Funktionsharmonie (Disharmonie) des Erziehers oder Therapeuten auf seine Schüler oder Patienten ist ein Phänomen, dem wenig Beachtung geschenkt wird. Das Vorhandensein von harmonischen,ungestörten Funktionsabläufen beim Erzieher oder Therapeuten ist unabdingbare Voraussetzung für erfolgversprechende Arbeit. Die persönliche Sicherheit, mit der der Erzieher oder Therapeut aufgrund der Stimmigkeit seiner eigenen Atem-, Stimm- und Bewegungsfunktionen seinem Schüler oder Patienten gegenübertritt, ist entscheidend für einen positiven Lernprozeß und Therapieverlauf.

Der Partner nimmt Atemfrequenz und Stimmschwingung unbewußt wahr und ist durch sie beeinflußt. Hektische, schlechte Tonerzeugung (schrille Stimmen) oder fehlerhafte Sprache, z.B. Lispeln, haben ebenso negative Auswirkung, wie die ruhige Atmung, das "In-sich-Ruhen", oder eine schwingende Stimme, eine gute Sprache positive Auswirkung auf den Partner haben. Nicht nur die Aufmerksamkeit des Zuhörenden wird gefördert, sondern ebenso werden seine Ausdrucksmöglichkeiten positiv beeinflußt.

Eine frühzeitige Erziehung zum Wahrnehmen dieser Zusammenhänge, zum bewußten Erleben der eigenen Atem-, Stimm- und Bewegungsfunktionen ist dringend geboten und notwendig zur Vermeidung von auftretenden Störungen. Diese Erziehung kann aber nur geleistet werden, wenn der Erzieher die eigenen Funktionen bewußt erlebt und ebenso bewußt auf sie Einfluß nimmt. Das beginnt bei den Eltern, von denen das Kind über die erblich bedingte Anlage hinaus Sprache und Stimmklang übernimmt. Das trifft weiter zu beim Erzieher im Kindergarten oder beim Lehrer in der Schule. Hier kann allein durch gutes Vorbild Voraussetzung geschaffen werden für harmonische Funktionsabläufe, wie auch umgekehrt durch schlechtes Vorbild der Grund für spätere ernsthafte Störungen im Funktionsablauf gelegt wird.

5.2 *Arbeit an der Funktion in ihrer Wechselwirkung zur Aussage*

Funktionelles Arbeiten - dieser Terminus begegnet uns täglich innerhalb der Atem-, Sprech- und Stimmarbeit. Wir beschäftigen uns mit:

- Arbeit an der Atemfunktion,
- Arbeit an der Lautfunktion,
- Arbeit an der saugenden und fließenden Funktion etc.

All das sind elementare Teilbereiche und Bausteine zur Erarbeitung und Erweiterung des Atem-, Sprech- und Stimmverhaltens. Ein einfaches Beispiel: Mangelt es mir beim Singen z.B. am "Kern" in der Stimme, so wird man eventuell an der Funktion der Brust- und Mittelstimme arbeiten, was wiederum in Wechselwirkung zur Atemführung stehen kann.

Körper, Atem, die motorischen Fähigkeiten, sich sprachlich darzustellen, dienen in erster Linie der Möglichkeit, sich mitzuteilen, seine Gedanken adäquat zu äußern, Signale sich selbst und seiner Umwelt zu geben, aus Einsamkeit herauszubrechen, sich als Person darzustellen, Antworten zu erwarten - sich in einem "funktionierenden" psycho-sozialen Umfeld integriert zu wissen mit voller Hingabe zu lebendigen Prozessen.

So ist Sprechen - definiert als Funktion von Inspiration, Phonation und Artikulation - lediglich die kalte funktionelle Beschreibung eines Vorganges, der, wird er zu menschlicher Sprache, mit den Termini "Geist und Emotion" bereichert werden muß. So ist funktionelles Arbeiten immer die Arbeit am "Handwerkszeug", an Voraussetzungen für weiteres. Da funktionelle Arbeit Teilziele, Stationen beinhaltet, kann diese Arbeit zwar isoliert betrachtet und ausgeführt werden, ist aber von vornherein Bestandteil eines höheren Zieles.

Wenn man in diesem Zusammenhang von Ziel spricht, so meint man deutlich das Bestreben, Kräfte und Fähigkeiten dienend der Aufgabe unterzuordnen, stimmlich wie sprachlich, produzierend oder reproduzierend, eine Aussage treffen zu wollen, also Geist und Psyche sprachlich transparenter erscheinen zu lassen.

So ist - unter diesem Gesichtspunkt - eine isolierte Funktionsübung niemals sinnlos. Wird allerdings der Schwerpunkt zu sehr auf eine Funktion gelegt und so das Ziel, dem die Funktion dienen soll, verloren, so manifestiert sich diese, steht hörbar über jeglicher Aussage, wird Selbstzweck und unlebendig.

Gestaltung ist definiert als "Formgebung, eine Aussage treffen, eine Sache erkennbar machen". Im physischen Bereich ist es die Gestalt eines Menschen, die auf den Betrachter wirkt. Im geistigen Bereich können Gedanken "Gestalt" annehmen und eine konkrete Wortwahl erfahren. Im künstlerischen Bereich bedeutet Gestaltung "mit Phantasie gestalten", d.h. Ideen einfließen lassen, Wünsche, eventuell Nicht-Gelebtes zum Leben erwecken, dichten.

So kann und muß auch das eigene Gedankengut Gestalt annehmen in Form der Sprache. Und Sprache selbst kann wiederum gestaltet werden, verfeinert, vergrößert etc. Das gilt für die eigene wie für reproduzierte Sprache, die Wiedergabe jeglicher Form von Schrifttum und Dichtung.

Gestalterisches Arbeiten dient dazu, Klarheit im Sinne von Aussagekraft zu gewinnen. Ich gestalte meine eigene Sprache so, daß ich verstanden werde, daß Absicht, Zweck und Wille eine adäquate, ganz persönliche Äußerung erfahren. Ich gestalte einen Text, den ich nicht selbst verfaßt habe, dergestalt, daß über meine Reproduktion dieser Text einen persönlichen Bezug erhält, meine Gedanken in Form von Sprache eine Relation zur Dichtung eingehen, sei es mit Abstand, Skepsis, Hingabe, Freude oder Trauer.

Gestalterisches Arbeiten wird also das Ziel anstreben, Geist, Psyche bzw. Emotion über phantasievolle Wege in eine aussagekräftige, für den Zuhörer nachvollziehbare Form zu bringen.

Wenn oben beschrieben ist, daß funktionelle Prozesse die Voraussetzungen für gestalterisches, sprachliches Geschehen sind, so können umgekehrt Funktionen über den gestalterischen Ansatz angeregt und erübt werden, bzw. sie stellen sich als notwendig gewordenes Produkt ein. Ich kann also z.B. Elemente des funktionellen Arbeitens in ihrer Wirkung auf die Gestaltung verdeutlichen wie umgekehrt das gestalterische Arbeiten in seiner Wirkungsweise auf die Funktion.

5.3 Atemanregung und Kommunikation

Zusammenhänge zwischen Kommunikationsfähigkeit und Atem- und Stimmfunktionen werden selten beachtet und sind doch von außerordentlicher Bedeutung. In besonderen Fällen, so beispielsweise beim Stotterer, leuchtet es ein, daß

Kommunikation schlecht herzustellen ist. Der Stotterer ist nicht nur der zuweilen Gehänselte, weil er mit einem Leiden behaftet ist, wesentlicher Grund für den Mangel an Kontakt und auch Zuneigung durch andere ist seine weitgehende Unfähigkeit, sich mitzuteilen. Für den Hörer ist die Kontaktaufnahme schwierig, weil er viel Geduld und Zeit aufbringen muß, um wirklich zuzuhören.

Oft sind aber die Fehlhaltungen bei weitem nicht so umfassend wie in dem vorgenannten Fall, und doch wissen wir alle, daß wir einigen Menschen sehr viel lieber zuhören als anderen. Oft finden wir keine rechte Begründung dafür. Menschliche Eigenschaften sind natürlich immer mit im Spiel, Zu- und Abneigungen ganz persönlicher Art. Aber Atemfrequenz, Stimme und Sprechverhalten sind mit Sicherheit wesentliche Faktoren für die Fähigkeit, mit anderen Menschen in Verbindung zu treten.

Der Redner, der, womöglich noch mit einem Sprachfehler behaftet, oft nach Luft schnappt oder zu schnell, selten auch zu langsam spricht, kann unsere Aufmerksamkeit nicht erregen. Man wartet ungeduldig auf das Ende seiner Rede, wenn man sich ihr nicht anders entziehen kann. Es kommt einfach nichts herüber. Oder der Hörer wird ganz unruhig, weil die Verspannung des Vortragenden sich automatisch auf ihn überträgt. Das kann auch die Predigt in der Kirche sein, bei der man auch mit gutem Willen oft nicht zuhören kann.

Ganz anders das ruhige, fließende, ökonomische, rhythmische Sprechen eines guten Redners. Man könnte ihm noch stundenlang zuhören. Es ist dann gar nicht mehr entscheidend, was er sagt. Tonfall, ruhiger Atem übertragen sich so angenehm, daß man davon mit angeregt wird, daß der Zuhörer ruhig und aufnahmebereit wird, auch in Situationen, die gar nicht von Anfang an so waren. Ein Sprichwort sagt: "Der Ton macht die Musik". Und dieser Ton ist es, die ausgeglichene harmonische Stimme, die im persönlichen Gespräch überzeugen kann.

Natürlich kann die harmonische Stimme nur die Stimme eines harmonischen Menschen sein. Aber wir müssen erkennen, daß wir mit der Möglichkeit der Atem- und Stimmschulung ein Instrument in der Hand haben, Harmonie herzustellen. Hier soll darauf verwiesen werden, daß die Harmonie nicht nur Selbstzweck sein kann, sie ist Mittel zu dem Zweck, Zugang zum Mitmenschen zu finden. Stimmigkeit, Harmonie der Atem-, Stimm- und Bewegungsfunktionen sind wichtige Voraussetzungen für Kommunikationsfähigkeit.

5.4 Chorische Stimmbildung - ihre Besonderheiten

Hussler stellt fest, daß aus berühmten Kinderchören kaum Berufssänger hervorgehen, obwohl für die Kinderchöre nur sehr begabte Kinder zugelassen werden, die von daher gute Voraussetzungen für den Sängerberuf mitbringen. Seiner Ansicht nach werden von den Kindern im Chor zugunsten eines Klangideals Leistungen gefordert, zu denen sie stimmlich noch nicht in der Lage sind. H. Gutzmann schreibt: "Aus einem Chor singender Knaben wird für späterhin kaum ein guter Sänger hervorgehen." Die Gesangspädagogin Franziska Martienßen-Lohmann rät werdenden Sängern dringend davon ab, in Chören mitzusingen. Der Sensibilität im Umgang mit der eigenen Stimme, die in der Gesangsausbildung gefordert wird, kann im Chor keine Genüge getan werden, da die Kontrolle für die eigenen Stimmfunktionen häufig ausgeschaltet wird. Daraus werden schon einige Probleme des Chorsingens und der chorischen Stimmbildung deutlich.

Das Einsingen einer großen Gruppe unterscheidet sich wesentlich von dem Einsingen einer einzelnen Person (z.B. im Gesangsunterricht). Von der Einzelstimmbildung soll der Sänger stimmlich profitieren, er soll in die Lage versetzt werden, die Anforderungen, die das zu singende Stück an ihn stellt, zu erfüllen. Bei der chorischen Stimmbildung besteht - außer dem Anspruch einer guten Vorbereitung auf das Singen - das Ziel der Ausbildung und Verbesserung eines Chorklangs. Zugunsten eines angestrebten Klangideals treten bei einzelnen Sängern stimmliche Probleme auf, dergestalt, daß ihnen, ihre Atmung und ihr Singen betreffend, Dinge abverlangt werden, denen sie nicht gewachsen sind.

Das ist sicher auch ein Grund, weshalb von einigen Gesangslehrern der Chorgesang abgelehnt oder wenigstens mit großen Vorbehalten betrachtet wird.

Zu Beginn ihrer Arbeit, als C. Schlaffhorst nach Wegen suchte, ihre kranke Stimme auf irgendeine Weise wiederherzustellen, machte sie die erstaunliche Entdeckung, daß es nicht nur Wege gibt, die Stimme beim Singen zu schonen, sondern daß man durch das Singen funktionsverbessernd in den gesamten Organismus eingreifen kann. Durch das Singen - wenn man es richtig lernt - wird die Atemmuskulatur gekräftigt und der Gasaustausch verbessert. Durch gute Atmung wird der Kreislauf angeregt, denn die Atmung ist eine wichtige "Pumpe" für den venösen Kreislauf. Eine gute Atmung erfordert und bewirkt eine gute Haltung, und so könnte man die Reihe der positiven Auswirkungen, die eine Anregung der Atmung durch das Singen zeitigen kann, fortsetzen.

Wesentliches Ziel der Stimmarbeit nach Schlaffhorst-Andersen stellt also die Regeneration des Gesamtorganismus dar. Daraus schließen wir, daß es möglich sein müßte, daß ein großer Teil der Sänger aus einer Chorprobe nicht erschöpft, sondern angeregt hervorgeht, vorausgesetzt, er erlernt dort eine Art des Umgangs mit Atmung und Stimme, die sich als physiologisch richtig erweist.

Kurt Hofbauer beschreibt als Ziele der chorischen Stimmbildung:
- den flexiblen, in allen dynamischen Schattierungen homogenen Chorklang
- den Chorsänger, der allen Anforderungen, die das Chorsingen an ihn stellt, gewachsen ist
- die Gesunderhaltung der Stimmen.

Wir möchten, sofern mit dieser Reihenfolge eine Gewichtung der verschiedenen Faktoren vorgenommen werden soll, die Gesunderhaltung der Stimmen als oberstes Ziel der chorischen Stimmbildung bezeichnen.

Bei der Phonationsatmung - und die Atmung beim Singen ist eine Form der Phonationsatmung - sollte der dreiteilige Rhythmus der Atmung beibehalten werden. Freilich ändert sich das zeitliche Verhältnis der drei Atemphasen zueinander: Die Einatmung muß meistens schneller geschehen als bei der Ruheatmung, die Ausatmung ist gegenüber der Einatmung erheblich verlängert und die Atempause oft wesentlich verkürzt. Wichtig ist dabei, daß auch in der kürzeren Atempause eine Lösung der am Atem- und Stützvorgang beteiligten Muskeln stattfindet.

Außerdem wird bei der Phonationsatmung mehr Luft als bei der Ruheatmung ventiliert. Die Einatmung durch die Nase ist dann in den meisten Fällen nicht ausreichend, da sie auch bei guter Übung nicht schnell genug geht. Deswegen empfiehlt z.B. G. Habermann beim Singen eine Kombination aus Mund- und Nasenatmung, die praktikabel ist.

Als nächster Aspekt ist nun der der Stimme zu betrachten. Hierbei wird besonders deutlich, wie sehr die Faktoren Haltung, Atmung und Stimmgebung sich gegenseitig beeinflussen. Die Stimme soll gut schließen, d.h. beim Singen soll möglichst alle Luft zu Ton verarbeitet werden. Dafür ist ein gutes Zusammenspiel der an der Ausatmung beteiligten Muskeln notwendig, d.h. das Zwerchfell darf nicht zu schnell steigen, die Zwischenrippenmuskeln dürfen nicht zu schnell abspannen, damit nicht zuviel Luft auf einmal entweicht, die nicht zu Ton verarbeitet werden kann. Wenn man die Stimme mit erhöhtem Kraftaufwand schließt, führt das auf Dauer zu einer hyperfunktionellen Stimmstörung. Deshalb muß man in der chorischen Stimmbildung an der Atemführung arbeiten, um die Tonqualität zu verbessern.

Weiterhin müssen die verschiedenen Resonanzräume erschlossen werden, damit durch minimalen Kraftaufwand ein Maximum an Klang erzeugt werden kann. Die Funktion der Randkantenschwingung, die Voraussetzung für eine "modulationsfähige, klangvolle und leistungsstarke Stimme" ist, so Wendler / Seidner, sollte ebenfalls angebahnt werden. Für solche Übungen eignen sich in besonderer Weise die Halbklinger - sie bewirken Brustresonanz -; das "l" bewirkt Anschluß des Leibraumes - Leibresonanz -, und die restlichen Klinger "m,n,ng" bewirken Kopfresonanzen, jeweils in Verbindung mit Vokalen. Diese Art, die Wirkung bestimmter Lautgruppen auf die Stimmfunktion auszunutzen, stellt ein Spezifikum der Arbeitsweise Schlaffhorst-Andersen dar.

Außerdem sollte bei der chorischen Stimmbildung am Ausgleich der verschiedenen Register gearbeitet werden. Das gehört ebenso wie die Arbeit an den Vokalfarben in diesen Bereich. Die Vokalfarben sollten einheitlich und ausgeglichen sein. Auch die Konsonanten dürfen bei den verschiedenen Sängern nicht zu sehr differieren.

Wir müssen dabei erwähnen, daß die Arbeit mit den einzelnen Lautgruppen, wie z.B. den Klingern, Rückwirkungen auf die Atmung zeitigt. Verlängert man beim Einsingen die Ausatmung durch einen Klinger, und wird dieser gut gebildet, so bewirkt dies, daß die nachfolgende Einatmung vertieft ist und der Sänger von seiner Atemkapazität her (deshalb nicht zwingend, auch von der Atemführung!) den Anforderungen, die das Singen einer längeren Phrase an ihn stellt, besser gewachsen ist. Auf diese Weise kann man die Rückwirkungen des einen auf den anderen Bereich bei der Stimmbildung ausnutzen. Dies kann und sollte auch in der chorischen Stimmbildung verwirklicht werden.

5.5 Instrumentalspiel und Atmung

Arbeit nach Schlaffhorst-Andersen beachtet unabdingbar die Zusammenhänge zwischen den sich wechselseitig beeinflussenden Funktionen. Haltung, Atmung, Stimme und Bewegung werden immer unter dem Aspekt der gesamtkörperlichen Einheit gesehen. Diese Gesamtschau, die auch leiblich-seelisch-geistige Einheit einbezieht, ist Grundlage für Übungsmöglichkeiten mit dem Ziel der Kräftigung einzelner Funktionen und damit der Gesamtkonstitution. Für den Instrumentalisten besteht in besonderer Weise die Gefahr der einseitigen Überanstrengung einzelner Bewegungsabläufe bei der Ausübung seiner Tätigkeit. Künstlerisch-musikalische Begabung muß nicht zwangsläufig gepaart sein mit guter körperlicher oder auch nervlicher Konstitution. So ist es einleuchtend, daß ohne Schulung der gesamtkörperlichen Grundlagen allzuleicht Überanstrengungen oder Ermüdungserscheinungen bei Instrumentalmusikern auftreten können.

Ein ganz wichtiger weiterer Punkt ist die hohe Beanspruchung, die an den Musiker im Zusammenspiel, sei es im kleinen Ensemble oder im Orchester, gestellt wird. Das Zusammenspiel fordert Konzentration, Präzision und zwingt den Musiker, sich fortlaufend bei Proben und Aufführungen in einen ihm nicht eigenen Rhythmus einzuordnen.

Für den Solisten ist das Problem des "Lampenfiebers" zu bewältigen. Mentales Training ist Voraussetzung für freie Entfaltung im Solospiel. Es gibt keinen besseren Weg, solche Angst zu überwinden und eigene Körperbeherrschung zu erlernen, als den Umgang mit der Atmung zu erlernen und schließlich zu beherrschen. Atemübungen lassen sich in allen Pausen, auch für andere ganz unbemerkt, einbauen. Es muß zur Selbstverständlichkeit werden, über die Atmung die Beherrschung des Körpers sowie der eigenen Empfindungen zu gewinnen.

Atem- und Bewegungsarbeit nach Schlaffhorst-Andersen kann hier gezielt Voraussetzungen schaffen, die die Arbeit erleichtern. Atemübungen, die zunächst pendelnde oder schwingende Bewegungen sind und auf die sanfteste Art die Atmung anregen, sind Regenerationsübungen, die einmal generell rhythmisierend wirken, zum anderen regenerierend auch auf andere Körperfunktionen. So kann grundsätzlich eine Stabilisierung der Gesamtkonstitution erreicht werden, die unerläßliche Voraussetzung für die Bewältigung der hohen Anforderungen ist, die an den Musikausübenden, insbesondere an den Berufsmusiker, gestellt werden. Wesentliches Ziel solcher Übungen muß auch hier das Bewußtmachen der Zusammenhänge sein. In den vorangegangenen Ausführungen ist darauf hingewiesen worden, daß bewußtes Erleben der eigenen Atemfunktionen Körpergefühl entwickeln kann und muß. Für den Instrumentalisten ist diese Fähigkeit von besonderer Bedeutung. Er muß auch Bewußtsein dafür entwickeln, daß besonders die Interpretation eines Musikwerkes nicht technisch perfekte Beherrschung des Instrumentes allein sein kann, sondern auch das Einbringen der eigenen Person in die Wiedergabe des Kunstwerkes erforderlich ist. Das will heißen, die leib-seelisch-geistige Einheit muß beim Hörer ankommen.

Atmung, Bewegung und Haltung müssen in Harmonie sein. Diese Funktionen sind nicht nur Spiegel seelisch-geistigen Erlebens, ihr organisch harmonisches Zusammenspiel ist auch in der Umkehrung Grundlage für seelische Ausgeglichenheit, die wiederum Grundlage für höchste Leistung bei der Interpretation des Musikwerkes sein kann.

Kreisende, schwingende, rhythmische Bewegungen, tönender Stimmeinsatz, somit gesteuerte willkürliche Ausatmung, aber immer mit bewußter Erwartung einer unwillkürlichen Einatmung, sind Regenerationsübungen. Ökonomische Funktionsabläufe, neue ordnende Kräfte, Wachheit, Durchlässigkeit und die Fähigkeit, eigene Impulse zu nutzen und zu kräftigen, werden sich infolge der Übungen einstellen.

Die so gewonnenen Grundlagen können nun in speziellen Übungen für bestimmte Instrumentalgruppen entsprechend verfeinert, besser vertieft werden. Evident ist, daß bei Bläsern Atemschulung nötig ist, das Atemvolumen kann vergrößert werden, Einatmungsimpulse besser genutzt werden. Oft müssen regelrechte Blockaden bei der Einatmung durch den Abbau von willkürlichen Anstrengungen beseitigt werden. Bei anderen Instrumentalisten ist wesentlich die Haltung zu verbessern und zu kräftigen, die immer in sehr enger Beziehung zur Tonerzeugung steht und nicht zuletzt auch beim Spielen von Streichinstrumenten von maßgebender Bedeutung ist.

Höchste Tonqualität kann nur bei ökonomischer Bewegung, die Ermüdung vermeidet, erreicht werden. Bei harmonischen Funktionsabläufen ist die Leistungsfähigkeit enorm gesteigert, seelische Kräfte können frei werden, die einer Persönlichkeitsentfaltung dienen. Die Sensibilisierung für Zusammenhänge wird gesteigert.

5.6 Harmonisierung der Atem-, Stimm- und Bewegungsfunktionen durch Einbeziehung von Instrumentalmusik

Den hohen Stellenwert, den Instrumentalmusik, insbesondere das Klavierspiel, an der Schule Schlaffhorst-Andersen hat, kann man verstehen, wenn man Kenntnis von der therapeutischen Wirkung der Musik hat und sich mit der Auswirkung von Musikhören oder Musizieren auf Leib und Seele beschäftigt.

Viele Aspekte sind dabei von Bedeutung. Das Hören von Musik bewirkt Assoziationen oder Vorstellungen, die je nach der Art der Musik beruhigen, aufmuntern, nachdenklich stimmen, aber auch ängstigen können. Es werden Emotionen hervorgerufen, die Lebendigkeit bewirken, die anregend und belebend sind.

Die stimulierende Auswirkung der Musik ist bekannt. Man braucht nicht zu erinnern an Marschlieder, Rock- und Pop-Konzerte, an das Singen von Kirchenliedern oder auch nur an das Zuhören bei Kirchenkonzerten, an Oper, Operette oder Musical. Hier beginnt man zu begreifen, wie wichtig für die Arbeit des Atem-, Sprech- und Stimmlehrers, die in ihrer Art immer einen ganzheitlichen Aspekt hat, auch die Ausbildung an einem Musikinstrument ist.

Obligat ist der Klavierunterricht. Er erstreckt sich auf die Beherrschung einfacher Musikstücke aus der Klavierliteratur, bei besonderer Begabung oder auch Vorbildung natürlich auch auf anspruchsvollere Klavierliteratur und nicht zuletzt auf das Erlernen von Improvisation und Begleitung. Der Schwerpunkt in dieser Ausbildung - und das ist das Besondere - liegt nicht ausschließlich auf der künstlerischen Interpretation der Klavierstücke; den Schwerpunkt bildet das atemkonforme Instrumentalspiel. Ziel des Musizierens bzw. Schwerpunkt musikalischen Tuns ist Harmonisierung der Körperfunktionen. Musik in der Schule Schlaffhorst-Andersen ist nicht Selbstzweck, sondern immer nur Mittel zum Zweck, aber wesentliches Mittel, ja unentbehrliches Mittel zur Rückführung auf Selbstheilungskräfte, zur Regeneration.

Der wirkungsvolle Einsatz von Musik ist auf ganz verschiedenen Ebenen gegeben. Stimmfunktionsübungen sind wirkungsvoll und erfolgversprechend, wenn die Lautübungen mit Musikbegleitung (Klavierbegleitung) gemacht werden. Am Ende der Übungsreihe kann in einem Lied Geübtes angewandt werden.

Die erste Stufe solcher Übungen bzw. das Erlernen von stimmlicher Sicherheit für Patienten mit Stimmstörungen bilden sicher die Kinderlieder. Kinderlieder sind eine wahre Fundgrube für therapeutische Arbeit. Sie eignen sich in besonderer Weise, um die Atmung anzuregen und zu kräftigen.

Wenn wir heute oft nach Gründen suchen für die Anhäufung und Vermehrung von Sprachstörungen bei Kindern, dann ist sicherlich einer darin zu finden, daß leider viel zuwenig mit den Kindern gesungen wird. Kreislieder, wie die

Generation der Großmütter sie noch gekannt hat, sind so gut wie ganz verschwunden. Auf welcher Straße, auf welchem Schulhof sollten die Kreisspiele auch heute noch gemacht werden? Es war zu Beginn dieses Jahrhunderts ganz selbstverständlich, daß eine Gruppe von kleinen Mädchen oder auch Jungen sich auf dem Schulhof oder beim Spiel am Nachmittag zu einem Kreis zusammenfand und Singspiele machte. Ein Beispiel: "Zeigt her eure Füße, zeigt her eure Schuh, und sehet den fleißigen Waschfrauen zu. ..." Wer kennt das noch?

Die Kinderlieder sind es wert, daß wir sie uns näher ansehen. Sie haben einfache Melodien - Tonfolgen sind oft Tonleitern, Terzen oder Quinten - und sind für jedermann einfach einzuprägen. Und dazu kommt, daß mit den Tonschritten auch die Laute, Silben oder Worte leicht einzuprägen sind.

Das hat zur Folge, daß auch bei Sprachstörungen im Erwachsenenalter (z.B. Aphasien) das Üben mit Kinderliedern erfolgversprechend sein kann. Hier sind nicht nur Rückerinnerungen möglich, hier kann auch neu gelernt werden. Um in solchen Fällen Sprache wieder einzuüben, ist das Erleben von Bedeutung. Ohne Zweifel ist der Erlebniswert von kleinen Liedern ungleich größer als das einfache Nachsprechen.

Zur Förderung dieses Erlebniswertes ist aber auch die Instrumentalbegleitung für den Übenden unverzichtbar. Da Singen, Sprechen, Musizieren bei der Arbeit Schlaffhorst-Andersen immer Mittel zum Zweck ist, müssen Tempo, Rhythmus und Pause sich nach dem Patienten oder Schüler richten. Förderlich kann der Umgang mit Liedgut für den Patienten nur sein, wenn er Tempo, Rhythmus und Pause - wenigstens anfänglich - mitbestimmen kann.

Der Atem-, Sprech- und Stimmlehrer braucht dazu bei seiner Liedbegleitung ein großes Einfühlungsvermögen. Er muß abspüren, was der Patient, der Sprachgestörte oder das lernende Kind, leisten kann. Es muß ihm gelingen, Freude zu wecken und Gefühle zu mobilisieren. Das ist das Ziel der Übungen, anders als beim künstlerischen Unterricht, wo Interpretationstreue und optimale Leistung angestrebt werden müssen.

Wie groß ist aber auch die Zahl der leider manchmal schon vergessenen Kinderlieder, die ja auch Erlebnisse interpretieren oder Erlebbares nachahmen, z.B. "Summ, summ, summ, Bienchen summ herum ..." oder "Hopp, hopp, hopp, Pferdchen lauf Galopp ...". Man hört das Bienchen summen oder das Pferdchen springen. Die Laute ahmen das Gehörte oder Gesehene nach. Das Instrument hat die Aufgabe zu unterstützen, manchmal ein wenig zu verstärken. Es ist unverzichtbar. Es ist nie Selbstzweck.

6 Fehlformen und ihre Behandlung nach Schlaffhorst-Andersen

6.1 Störungen auf dem Gebiet der Atmung

Atmung ist das zentrale Arbeitsgebiet des Atem-, Sprech- und Stimmlehrers. Die Ausbildung ist im wesentlichen auf die Sensibilisierung des Schülers für alles Atemgeschehen und auf die Kräftigung und Richtigstellung seiner eigenen Atmung ausgerichtet. Nach den Erfahrungen und Einsichten von C. Schlaffhorst und H. Andersen hat dies, wie schon mehrfach dargestellt, immer im Zusammenspiel mit den sich gegenseitig bedingenden Funktionen von Haltung, Stimme und Bewegung zu erfolgen.

Atemtherapie ist eine Therapie, bei der der Patient selbst einen Einsatz leisten muß und ohne seine Mitarbeit kein Erfolg zu erwarten ist. Atem-, Sprech- und Stimmlehrer sind aufgrund ihrer speziellen Ausbildung in besonderer Weise befähigt, die im folgenden genannten und auch andere Störungen ergänzend über Atemübungen zu beeinflussen:

- Fehlfunktionen und Rhythmusstörungen der Atmung, Erkrankungen der Atemwegsorgane (chron. Bronchitis,Bronchial-Asthma, Emphysem)
- funktionelle und organische Herz- und Kreislaufstörungen
- Blutdruckerkrankungen
- Angina pectoris
- vegetative Störungen
- Nervosität und Erschöpfungszustände
- Störungen im Haltungs- und Bewegungsapparat, wie z.B. Haltungsschwäche, Rundrücken, Hohlkreuz, Skoliose.

6.1.1 Atemtherapie als Zugang zum Vegetativum

Aus medizinischer Sicht liegen hierzu umfassende Ausführungen vor. Rudolf Leutiger schreibt: "Man sollte eher davon ausgehen, ob die Atmung des Patienten in Ordnung ist oder nicht, d.h. von einer gewissen Norm abweicht. (...) Mit diesen Betrachtungen sind wir bereits in der Besprechung der speziellen Indikationen für diese Therapie (Atemtherapie), die das Vegetativum besonders erreichbar werden läßt. Vieles geht aus dem Vorgetragenen bereits hervor. Die Möglichkeiten, auf den Kreislauf einzuwirken, beziehen sich nicht nur auf Kreislaufschwäche und -insuffizienz, sondern auch auf den Hochdruck, besonders bei allgemeiner Verspannung nach Hetze und Anspannung, wie auch auf den zu niederen Druck, wie er konstitutionell angetroffen wird, aber auch als Ausdruck der Erschöpfung. In beiden Fällen führt die Übung der Atmung zur Normalisierung der Druckverhältnisse. (...)

Das Heer der peripheren Durchblutungsstörungen kann sehr wirksam beeinflußt werden, ebenso das Kopfschmerzsyndrom bis zur Migräne, Verbesserungen der Sehfähigkeit, besonders beim Verspannten, werden öfters nebenbei erreicht. Von der pulmonalen Dystonie, die relativ selten erkannt wird, war bereits die Rede. Natürlich seien auch das Asthma, das Emphysem genannt, an die beim Begriff Atemtherapie reflexmäßig zuerst und oft nur allein gedacht wird. Wenn auch das Asthma die Atemwege als Erscheinungsfeld weitgehend beherrscht, so ist es doch ein sehr komplexes Bild, bei dem man aber besonders in den anfallsfreien Zeiten sehr wirksam üben kann. Beim Emphysem gilt es im wesentlichen, die verbliebene Restlunge optimal wirksam werden zu lassen und das Zwerchfell aus seinem Tiefstand zu locken.

Spastische Funktionsbeschwerden in den Verdauungs- und Gallenwegen lassen sich ebenfalls günstig beeinflussen wie auch das Roemheld-Syndrom, das nicht nur einer Verdauungs-, sondern dem auch eine Bewegungsschwäche des Zwerchfells entspricht. Bessere Tonisierung läßt oft das Bild unter den Händen verschwinden. Haltungsstörungen mit Rundrücken oder Hohlkreuz und schmerzhaften Muskelverkrampfungen werden sehr oft wesentlich beeinflußt durch richtigen Aufbau der Wirbelsäule und von innen her bei gesteigerter richtiger Zwerchfelltätigkeit. Die Übungen am Rhythmus des Atemablaufs geübt, führen zum Gehen ohne Anstrengung und wesentlich verbesserter Leistung.

Schließlich sei auf die Zusammenhänge zwischen Atmung und Schlaf hingewiesen. Die Atmung im Schlaf ist anders als im Wachsein, einer relativ kleinen Einatmung folgt eine längere entspannende Ausatmung. Schon das Zuhören des eigenen Schlafatems, besser entsprechend modifizierte Atemübungen, sind Hilfen für die sehr verbreiteten vegetativen Regulationsstörungen des Schlafes.

Wenige Kontraindikationen kennt die Atembehandlung. Sie bestehen für Lungentuberkulose und Epilepsie, auch für Raucher, weil durch vertiefte Atmung Rauchprodukte der Lunge stärker mitgeteilt werden und Rauchen das Vegetativum nachteilig beeinflußt. Mit besonderer Vorsicht sind Atemübungen nach frischeren Hirnschädigungen durchzuführen, wie sie heute relativ häufig als Unfallfolgen zur Behandlung kommen.

Die Lehrbarkeit der Atemtherapie aus der Literatur ist gering, sie muß erfahren werden vom Behandler zum Behandelten. Die Arbeit an Atmung und Stimme ist, wie dargestellt, vielschichtig im Ansatz und in der Wirkungsweise. Es gehören daher zu einer gründlichen Ausbildung viel eigene Erfahrung und solche am Patienten und Verantwortung des Behandelnden. Die Atemtherapie läßt sich daher nicht mit dem Hinweis erfassen, daß sie neben anderen Heilbehandlungen "auch" durchgeführt würde. Sie ist im Gegenteil, besonders bei Einbeziehung der Arbeit an der Stimme, ein selbständiges Gebäude. Bei der Gestaltwandlung der Störungsbilder am kranken Menschen kommt ihr als Möglichkeit der Einwirkung auf das Vegetativum in zunehmendem Maße immer größere Bedeutung zu.

Die eigenen Grundlagen und damit die seit 35 Jahren gemachten Erfahrungen am Patienten verdanke ich zwei genialen Frauen, Clara Schlaffhorst und Hedwig Andersen, den Gründerinnen der gleichnamigen Schule für Atmung und Stimme, die 1926 erstmalig in Rotenburg/Fulda an die Öffentlichkeit trat und jetzt in Eldigen bei Celle arbeitet. Die Arbeit an der Atmung und Stimme, wie sie hier skizziert wurde, hat eine ungewöhnliche Breitenwirkung. Sie geht jeden an, nicht nur den kranken Menschen. Sie steht jedem, ohne besondere Umstände, ohne Apparaturen, jeden Augenblick in jedem täglichen Arbeitsablauf zur Verfügung, sie kann in das tägliche Leben dauernd einbezogen werden, ja sie gehört zur täglichen Pflege der Persönlichkeit."

Über die Wege der Therapie nach Schlaffhorst-Andersen ist in den vorausgegangenen Ausführungen detailliert berichtet. Im folgenden Kapitel sollen nun noch Übungen erwähnt werden, die bei bestimmten Erkrankungen gezielt angewendet werden können:

6.1.2 Atemtherapeutische Behandlung nach Schlaffhorst-Andersen bei Asthma bronchiale

Asthma bronchiale kann u.a. zu folgenden pathologischen Befunden führen:

- erhöhter Atemwegswiderstand
- Schleimhautschwellung
- Sekretbildung
- Bronchospasmen

- mangelnde Flexibilität des Thorax, insbesondere der Intercostalmuskulatur
- mangelhafte Nasenatmung
- arhythmische Atmung
- mangelnde Retraktionskraft der Lunge / Überblähung

Mit nachfolgender Übungsauswahl sollen exemplarische Behandlungsansätze der Arbeitsweise Schlaffhorst-Andersen dargestellt werden.

Erhöhtem Atemwegswiderstand durch Schleimhautschwellung, Sekretbildung oder Bronchospasmen kann mit folgenden Übungen wirkungsvoll begegnet werden:

Wir beginnen mit Vorübungen zur Lösung der Kiefermuskulatur und zur Weckung des kinästetischen Empfindens im Artikulationsbereich und schaffen dadurch die Voraussetzung für wirkungsvollen Einsatz artikulatorischer Stenosen. So wird durch das Vermeiden gepreßter, enger Artikulationsbewegungen gepreßte Ausatmung vermieden.

Hauchen bei weitgeöffnetem Mund und gehobenem Gaumensegel ermöglicht einen freien Sekrettransport bei erhöhter Flußgeschwindigkeit. Dabei hilft die Vorstellung, daß man eine vereiste Scheibe auftauen möchte. Es darf nicht forciert werden, kein Atemdruck entstehen. Wird nach der Einatmung eine kurze Pause eingehalten, ist die Übung besonders wirksam.

Strömungslaute (f, sch, ch_1, ch_2 und stimmloses s) setzen der ausströmenden Luft an verschiedenen Artikulationsstellen einen Widerstand entgegen. Diese Stenosebildung vermindert den exspiratorischen Bronchiolenkollaps. Gleichzeitig wird die Ausatmung verlängert, was eine verbesserte Einatmung zur Folge hat. Da die Widerstände der einzelnen Strömungslaute unterschiedlich stark sind (z.B. "s" stärker als "f"), kann sehr differenziert und patientenspezifisch damit gearbeitet werden (vergleichbar mit der PEP-Maske).

Gähnübungen fördern neben der Exspiration auch die Inspiration. Sie aktivieren die gesamte Atmung und haben "befreienden" Charakter, d.h. lösende, entspannende Wirkung, insbesondere im Bronchialbereich. Gähnübungen bei geschlossenem Mund (Höflichkeitsgähnen) bewirken zusätzlich eine Weitstellung des Rachenraumes und eine Senkung des Kehlkopfes, die entspannende Wirkung auf das Bronchialsystem hat.

Halbklinger (w, j, r, stimmhaftes s) sind Laute, die mit gleichem Anteil von Reibungsgeräusch und Ton gebildet werden. Durch den Widerstand, den die Stimme der ausströmenden Luft entgegensetzt, verändert sich der intrathorakale Druck während der Lautbildung. Durch die veränderten Druckverhältnisse in der Lunge wird das bronchiale Druckgefälle vermindert. Beim Tönen dieser Laute wird durch die an der Stimme erzeugten Schwingungen, die sich in den Bronchialbaum hinein fortpflanzen, die Bronchialschleimhaut besser durchblutet, das Sekret kann sich besser lösen und ist leichter transportabel.

Klinger (m, n, l, ng) haben eine ähnliche Auswirkung. "L" und "ng" haben durch die notwendige Weite im Ansatzrohr in besonderem Maße lösende Wirkung. Erweiterung der Summübungen durch das Anhängen von Vokalen (z.B. mo, mu, mi usw.) bis hin zu Silben (summ, bimm, jamm usw.) bewirkt noch intensivere Stimmtätigkeit und ausgeprägteres Schwingungsverhalten. Singen der Silben in kleinem Tonumfang bewirkt eine weitere Intensivierung des Schwingungsverhaltens.

Lieder (Kinder-, Volks- oder Kunstlieder) müssen der Atem- und Stimmleistung des Patienten entsprechen und dürfen ihn in keinster Weise überfordern. Erreicht werden soll sowohl die Schwingungsfähigkeit der Resonanzräume, besonders der Brust- und Nasenräume (Sekretmobilisation und -elimination), als auch die Erweiterung der Atembögen (Verlängerung der Exspiration), eine Phonation, die dem Atemrhythmus angepaßt ist, die Intensivierung der Inspiration und auch die Freude am Umgang mit Atmung und Stimme (psychische Stabilisation).

Die besondere Beachtung des rhythmischen Elements beim Sprechen wirkt sich atemanregend aus und fördert die unforcierte verlängerte Exspiration.

Bei allen Stimmübungen ist zu beachten, daß zwischen den einzelnen Übungen genug Pausen eingehalten werden, damit das gelöste Sekret auch abtransportiert werden kann. Schleimansammlung auf der Stimme soll möglichst nicht abgehustet bzw. geräuspert werden.

Bei schwungvollen Arm- und Beinbewegungen, kreisend und schwingend, wird der Kreislauf angeregt, die Durchblutung (auch die der Bronchialschleimhäute) intensiviert und der Muskeltonus verändert. Die Belastbarkeit des Patienten muß hierbei in besonderem Maße beachtet werden. Eigenes Abklopfen des gesamten Körpers, von den Füßen angefangen (Vorsicht in bestimmten Bereichen), fördert die Durchblutung und entspannt die Muskulatur. Beim

Klopfen muß beachtet werden, daß leicht und locker geklopft wird mit federnder Bewegung der Hände.

Die Sensibilisierung des Körpers für Widerstände von außen (z.B. Boden, Wand) oder innere Räume (z.B. Beckenraum) führt zu besserer Wahrnehmungsfähigkeit der eigenen Verspannungen, auch im Bronchialbereich. Durch Widerstandsübungen kann man über das geführte Strecken einer bestimmten Muskelgruppe zu einer vollständigen Lösung kommen. Diese Eutonisierung ist besonders erfolgreich im Bereich der Schultern und Arme sowie des Rückens. Geschultes Körperempfinden begünstigt die Wahrnehmung beginnender Verengungen der Bronchien und kann somit Anfallsprophylaxe sein.

Die Flexibilität des Thorax ist eine wesentliche Voraussetzung für die optimal funktionierende Costo-Abdominal-Atmung. Zwerchfell- und Lungenbewegung dürfen nicht durch verspannte Muskulatur und Fehlhaltungen in ihrer Funktion beeinträchtigt werden. Darum begegnen wir mangelnder Flexibilität des Thorax, insbesondere der Intercostalmuskulatur, durch Dehnen der Muskulatur, damit diese flexibler wird. Somit wird der Brustraum erweitert und wirkt dann der Lungenbewegung nicht mehr starr entgegen.

Massagen dienen der Lösung von Verspannungen im Bereich der Rücken-, Brust- und Zwischenrippenmuskulatur.

Vibrationen müssen überaus fein dosiert, gezielt angesetzt werden; dann können sie neben Lösung von Verspannungen, vor allem der tieferliegenden Muskulatur, ebenfalls sekretlösende Wirkung haben.

Das Abklopfen des Thorax bewirkt eine bessere Durchblutung der Muskulatur. Es muß beachtet werden, daß nicht die entleerte Lunge geklopft wird. Das Klopfen sollte auf der Höhe der Einatmung geschehen.

Spannungsausgleich der gesamten Muskulatur und damit auch der Rücken- und Brustmuskulatur ist wesentliche Voraussetzung für einen flexiblen Thorax.

Kreisen und Schwingen, ausgeführt mit Armen, Schultern, Beinen, Kopf und/ oder dem ganzen Körper, haben lösende, eutonisierende Wirkung auf die Muskulatur, regen den Kreislauf an, was zu einer besseren Durchblutung, aber auch zu einer Atemanregung führt.

Rhythmische Bewegungen, angelehnt an den Zwerchfellrhythmus - Zusammenziehung gleich Einatmung, Streckung gleich Ausatmung, Pause - oder an den Lungenrhythmus - Dehnung gleich Einatmung, Zusammenziehung gleich

Ausatmung, Pause -, beeinflussen die Atmung, indem sie rhythmisieren und intensivieren und somit umgekehrt die Flexibilität des Thorax beeinflussen.

Das Erschließen von Resonanzräumen für die Stimme, d.h. gleichzeitig Erlangung von Durchlässigkeit der Muskulatur für Stimmvibrationen, ist das Ziel der Phonationsübungen.

Halbklinger (w, s, j, r) bewirken neben den oben bereits beschriebenen Phänomenen bei intensiver Übung eine Kräftigung der Intercostalmuskulatur durch die Haltearbeit, die die äußere Intercostalmuskulatur während der Ausatmung mit Phonation zu leisten hat.

Explosivlaute (p, b, t, d, k, g) werden gebildet, indem der ausströmenden Luft an unterschiedlichen Artikulationsstellen ein Widerstand entgegengesetzt wird, durch den die Luft gehalten und der dann explosionsartig gelöst wird. Dies führt zu einer Dehnung im Thorax (exspiratorische Dehnung), die die Intercostalmuskulatur kräftigt und belebt. Explosivlaute und Vokale (impulshafte Silben, z.B. pi, pa, po, kuckuck, pitsch, patsch usw.) verstärken die Wirkung.

Die Nase ist zum Befeuchten, Reinigen und Erwärmen der Luft da. Nur funktionsfähige Schleimhäute erfüllen diese Aufgabe. Durch reflektorische Reaktion des Zwerchfells auf Naseneinatmung wird eine intensivere Zwerchfellatmung erreicht als bei Mundatmung. Die Lunge wird besser "belüftet". Allein die Sensibilisierung und Empfindungsfähigkeit für die Nasenräume bewirkt oft schon eine intensivere Luftaufnahme.

Ziel der folgenden Übungen ist die Nasensekretmobilisation, die Erhöhung der Absonderungsfähigkeit von schädlichen und allergieauslösenden Stoffen, die Förderung der Durchblutung und damit Steigerung der Funktionsfähigkeit der Schleimhaut, d.h. auch besseres Erwärmen und Befeuchten der Luft.

Durch Zuhalten eines Nasenlochs passiert die ein- und ausströmende Luft das andere Nasenloch intensiv. Der Mund bleibt geschlossen. Die Übung kann intensiviert werden, indem das freie Nasenloch in gleichbleibenden Intervallen zugedrückt und wieder geöffnet wird bei geschlossenem Mund.

Intervallartiges Ausstoßen der Luft durch ein Nasenloch, Einatmung durch beide Nasenlöcher fördert neben der Sekretabsonderung die Anregung der Zwerchfellfunktionen. Mit Riech- und Schnüffelübungen erreichen wir die Sensibilisierung der Nasenschleimhaut zu besserer Aktivität (Reinigen, Befeuchten), das Weitstellen, besonders auch der oberen Nasengänge, zur optimalen Luftzufuhr und besseren Zwerchfellatmung.

Summübungen mit dem Klinger "n" und dem Vokal "i" bewirken die Aktivierung des Nasenraumes über die an der Stimme erzeugten Schwingungen. Der Konsonant "n" hat seinen Hauptresonanzraum in den Nasen- / Kopfräumen. Die Verbindung von "n" und Vokal "i" (ni), in mittlerer Stimmlage und/oder in allen der Stimme zur Verfügung stehenden Tonhöhen gesungen bzw. getönt, läßt die Stimmschwingungen im Nasenraum spürbar werden. Diese Schwingungen bewirken muskuläre Entspannung und Aktivierung der Schleimhäute im Nasenraum.

Um einer arhythmischen Atmung zu begegnen, wählen wir Sensibilisierungs- und Wahrnehmungsübungen, die das Körperbewußtsein schulen. Neben Hyper- und Hypotonie der Muskulatur sollen vor allem die Atembewegungen erlebt werden. Auch taktiles Wahrnehmen der Atembewegung ist notwendig zur Regulierung derselben.

Bewegungen, die in Verbindung mit der Atmung ausgeführt werden, z.B. Anziehen des Beines mit der Einatmung, Strecken des Beines mit der Ausatmung, Lösung der Beinmuskulatur in der Pause, normalisieren und rhythmisieren die Atmung. Hier bieten sich Bewegungen mit Beinen und Zehen, Armen und Händen an, aber auch Alltagstätigkeiten, wie Treppensteigen, Wäsche aufhängen, heben u.a., sollten entsprechend geübt werden.

Der Arbeit an der Pause nach der Ausatmung kommt zur Rhythmisierung der Atmung eine besondere Bedeutung zu. Das Erlebnis der kurzen Lösung am Ende der Exspiration wirkt regenerierend und atemintensivierend. Die Inspiration kann nach guter Lösung unwillkürlich und vertieft einsetzen.

Die Pause nach der Einatmung (kurzes Anhalten der Luft, nicht ausschwingen) bekommt ihre Berechtigung beim Sekrettransport, da in dem Moment die Luft hinter den Schleim dringen kann und er so in der Exspiration abtransportiert wird.

Die Beweglichkeit im Kreuz-Lendenbereich ist eine wesentliche Voraussetzung für die Zwerchfellbewegung, insbesondere Zwerchfellsenkung in der Inspirationsphase. Dadurch bekommt die Lunge die Möglichkeit zur Entfaltung, vor allem im basalen Bereich. Die Atmung wird ökonomischer.

Widerstandsübungen im Rücken (Partnerübungen, Übungen an der Wand, auf dem Boden, mit Bällen usw.) mobilisieren den dorsalen Bereich.

Die oben beschriebene Funktion bei der Bildung von Halbklingern und Explosiven, die sogenannte "exspiratorische Dehnung", wirkt sich positiv auf die Elastizität der Lunge aus und erhöht somit die Retraktionskraft, verbunden mit der Thoraxflexibilität.

Ist eine vorhandene Überblähung organisch bedingt (Emphysem), dann ist sie trotz Übungen irreversibel. Eine funktionell bedingte Überblähung ist beim Asthma bronchiale teilweise als Kompensation notwendig. Abgebaut werden muß jedoch die Überkompensation, wenn die Atemhilfsmuskulatur zu stark eingesetzt wird.

Wichtig ist das Vermeiden von Auslösungssituationen für Asthma-Anfälle. Die anfallauslösende Wirkung kalter und trockener Luft kann durch Vermeiden der Mundatmung auch bei körperlicher Belastung eingeschränkt werden. Dazu gehört auch das Vermeiden von unproduktivem Husten. Übungen zum "richtigen Husten", "richtigen Lachen", ruhigen Sprechen vermindern Reflex-Broncho-Konstriktionen durch Fehlverhalten.

Angst führt zu Fehlreaktionen, z.B. zu Hyperventilation. Sensibilisierung zur Selbstwahrnehmung und Sicherheit durch ein Übungsrepertoire, das einem jederzeit zur Verfügung steht, vermindern Angstzustände vor und im Anfall.

Grundsätzlich ist zu allen oben beschriebenen Übungen zu sagen, daß keine Übung isoliert gesehen werden darf, sondern alle ihre optimale Auswirkung erst durch die Verbindung untereinander erhalten. Wichtig ist für den Asthmatiker nicht nur die Quantität, sondern vor allem auch die Qualität der Ventilation.

Ziel jeglicher Atemtherapie ist es, ein physiologisch richtiges Atemmuster in der anfallsfreien Zeit (Intervall) zu erüben und so präventiv zu wirken.

6.2 Behandlung der gestörten Stimme

Bei folgenden Störungen kann eine Therapie nach Schlaffhorst-Andersen durchgeführt werden:

Bei funktionell und organisch bedingter Stimmschwäche oder Stimmerkrankung:

- Phonasthenie
- hyper- und hypofunktioneller Dysphonie
- spastischer Dysphonie
- Aphonie
- posttraumatischen Stimmstörungen
- Paresen
- Knötchen
- Mutationsstörungen.

Wenn nun keine unterschiedlichen Therapieanleitungen für die verschiedenartigen Störungen in diesem Kapitel aufgezeichnet werden, dann darum, weil aus der Sicht der Schule Schlaffhorst-Andersen das sensible Einfühlen in die Person, die von der Störung betroffen ist, und die danach entwickelten Übungen für den Therapieverlauf grundsätzlich Vorrang vor der Unterscheidung der Art der Störung haben. Das heißt, daß die natürlichen Grundlagen für störungsfreie Funktionen bei Atmung, Bewegung und Stimme, die sich nach den Erkenntnissen der Schule Schlaffhorst-Andersen wechselseitig bedingen, zuerst und zuvorderst wiederhergestellt werden müssen, bevor symptomatische Übungen eingebracht werden können und müssen. Nicht nur die Stimme, sondern auch die Atmung und die Haltung sind Ausdruck der ganzen Person. Hierzu Gundermann: "Es gibt keine Stimme - es gibt das Individuum, das phoniert, die Stimmträger. Wenn es etwas zu sagen hat, dann muß es es, ob es ihm nun bewußt wird oder nicht, mit dem Einsatz seiner ganzen Person tun."

Im folgenden Kapitel soll ein Fall von Stimmübungsbehandlung wiedergegeben werden, wie ihn eine Atem-, Sprech- und Stimmlehrerin während ihrer Ausbildung beispielhaft aufgezeichnet hat. Da in diesem Bericht wesentliche grundsätzliche Übungs- und Therapieinhalte der Schule Schlaffhorst-Andersen wiedergegeben sind, soll dieses Beispiel exemplarisch für andere Übungsbehandlungen stehen.

6.2.1 Grundsätzliches zur Therapie

Die "funktionierende" Ganzheit wiederherzustellen ist Aufgabe des Stimmtherapeuten. Mit dem Patienten wird eine Stimmübungsbehandlung durchgeführt. Nach einigen Therapiestunden ist er in der Lage, auch selbständig außerhalb der Therapie zu üben. Es handelt sich dabei nicht um ein Programm, das er ableisten soll, sondern um Atem-, Stimm- und Bewegungsübungen, die in den Alltag einbezogen werden können (z.B. eine Ausatmung auf sch). Der Atem-, Sprech- und Stimmlehrer geht in den Therapiestunden, was die Auswahl der Übungen betrifft, intuitiv vor. Es gilt zu erspüren, welche Atemübung, welche Bewegungsübung, welcher Laut bzw. welche Lautgruppe dem Patienten wohltut. Ein intuitives Vorgehen ist auch, was Dauer und Intensität der Übungen angeht, festzustellen. Alles wird individuell auf den Patienten abgestellt. Sein Zustand ist für die Auswahl der Übungen maßgeblich. Trotz der schon beschriebenen Wirkungsweise der Sprachlaute kann aber auch hier nicht nach einem "Schema" verfahren werden: So sollte auf einen Erschöpfungszustand des Patienten nicht automatisch mit dem Üben "belebender" Explosive reagiert werden. In vielen

Fällen kann z.B. mit Hilfe von Klingern auf sanfterem Wege eine Wohlspannung des Organismus erarbeitet werden. Zu einer großen Sicherheit im Einfühlen in die organischen Vorgänge beim Patienten ist insbesondere durch das eigene tägliche Üben zu gelangen. In der Stimmtherapie wird an dem (Sprachlaute, Stimmgebung usw.) geübt, was besonders leicht und gut geht. Die Arbeit baut sich stufenweise auf: Arbeit am Einzellaut, am Wort, an Wortverbindungen, an Sätzen, an Texten.

Auch der Umgang mit den Tonübungen untersteht dieser Regel: vom kurzen zum lang gehaltenen Ton und vom Ton über Tonverbindung zum Lied.

Der Laut kann als Anlaut, Inlaut und Auslaut geübt werden. Es ist wichtig, auf eine korrekte Bildung der Sprachlaute zu achten, da jede Festigkeit beim Artikulationsvorgang eine Rückwirkung auf Kehlkopf und Stimme hat. Um eine Bewußtheit für Artikulationsvorgänge zu schaffen, bietet sich die Übungsfolge an: atmen, stumm artikulieren, sprechen. Auf der Höhe der Einatmung beginnt die stumme Artikulation eines Wortes (ohne Flüstergeräusch), anschließend wird es mit Phonation gesprochen. Gerade bei schweren Stimmstörungen, wie der Recurrensparese, kann die stumme Artikulation eine gute Vorbereitung für das Sprechen sein. Wichtig sind nicht nur die Übungen selbst, sondern genauso die Pausen zwischen ihnen. In der Pause wird dem Organismus Zeit gegeben, auf die Anregung durch die Übung zu reagieren. Diese Reaktion kann z.B. eine vertiefte Einatmung sein. Es sollte nicht zu lange an einer Funktion geübt werden. Oft läßt die Konzentration des Patienten nach, und damit vergrößert sich die Gefahr des mechanischen Übens. Die gute Wirkung würde dann nicht eintreten. Jedes Zuviel, auch im Üben, ist von Schaden.

Im folgenden möchte ich anhand von fünf exemplarischen Unterrichtseinheiten über den Verlauf der Therapie einer Recurrensparese bei einem dreiundzwanzigjährigen Studenten der Musikwissenschaft berichten.

Herr M. hatte sich aufgrund einer schon drei Wochen andauernden Heiserkeit in ärztliche Behandlung begeben. Die Heiserkeit stand im Zusammenhang mit einer Virusgrippe. Die zurückliegende Virusinfektion wurde als Ursache für die diagnostizierte Stimmbandlähmung angenommen. Die ärztliche Mitteilung gab lediglich darüber Aufschluß, daß es sich um eine einseitige Recurrensparese handelte. Über die Art der Lähmung (straffe oder schlaffe Form) sowie über die Stellung der Stimmlippe wurde nicht informiert. Die ersten zwei Wochen kam der Patient nahezu täglich zur Therapie. Die Dauer aller Therapieeinheiten richtete sich nach der stimmlichen Verfassung des Patienten und überschritt anfänglich dreißig Minuten nicht. Im weiteren Verlauf, als die Stimme des Patienten an Belastbarkeit gewonnen hatte, erstreckten sich die Therapieeinheiten auf bis zu fünfundvierzig Minuten Dauer; der Patient kam zu dieser Zeit zweimal in der Woche. Insgesamt wurden dreißig Therapiestunden zur stimmlichen Rehabilitation benötigt. Die Therapie ist auf diesen Patienten zugeschnitten und kann somit nicht auf andere übertragen werden.

6.2.2 Fünf exemplarische Unterrichtseinheiten

1. In der ersten Behandlungsstunde fiel zunächst der heisere Stimmklang des Patienten auf (Heiserkeit ist charakterisiert durch eine Abnahme harmonischer Klanganteile, durch den Fortfall von Formanten sowie das Auftreten nicht harmonischer Klanganteile, d.h. von Geräuschen. Damit leidet die Vokaldifferenzierung). Die Stimme klang sehr leise; ein erhöhter Luftverbrauch war zu konstatieren. Die Artikulation war deutlich. Bezüglich der Körperhaltung war eine Fehlhaltung im Schultergürtelbereich festzustellen: Die Schultern fielen tendenziell nach vorne. Diese Haltungsschwäche wurde ausgeglichen durch eine leichte Rundhaltung der Rückenpartie bei gering gebeugten Knien. Bedingt durch die muskuläre Insuffizienz geschah die Einatmung, die im Idealfall zu einer leichten Streckung der Brustwirbelsäule bei gleichzeitiger Aufspreizung des Rippenkorbes und einer Hebung des Brustbeines führt, bei tendenzieller Ausatmungsstellung des Brustkorbes.

Im Rahmen dieser ersten Behandlungsstunde wurde der Patient über den Charakter der Therapie aufgeklärt (Stimmübungsbehandlung). Des weiteren wurde Herr M. über die grundlegenden Zusammenhänge von Atmung und Stimme informiert. Zur Erläuterung boten die "Barth'schen Tafeln" eine hilfreiche Ergänzung. Die Vorzüge der Nasenatmung wurden ebenfalls angesprochen.

Die Behandlung begann mit Partnerschwingen bei Handfassung. Herr M. wurde hier darauf hingewiesen, daß es sich um eine Bewegungsübung handelte, die bei möglichst aufrechter Körperhaltung erfolgen sollte. Die kinästhetische Empfindungsfähigkeit des Patienten war so fein, daß er das Wesen dieser atemverbundenen Übung schnell erfassen und körperlich vollziehen konnte. Mit dem Schwingen verbunden wurden Ausatmungsübungen auf "f" und "sch". Hier hatte der Patient das Erlebnis einer unwillkürlichen Einatmung. Die nun folgenden Stimmübungen am Ende dieser ersten Unterrichtseinheit wurden im Sitzen durchgeführt. Kurze Worte mit an- und auslautenden Strömungskonsonanten fanden hier Verwendung. Unterbrochen wurde das Sprechen immer wieder vom Hauchen in verschiedenen Vokaleinstellungen. Das Bewußtsein des Patienten wurde auf die Empfindung der langsam aufsteigenden, warmen und feuchten Atemluft gelenkt. Die wohltuende Wirkung dieser Übung nahm Herr M. erfreut wahr.

2. Diese Stunde begann mit einem Vor- und Rückschwingen der Arme; Herr M. sollte darauf achten, daß die Arme dabei in lockerer Streckung bleiben. Der Abwärtsschwung der Arme sollte mit der Empfindung der Schwere verbunden sein. Als weitere Übung wurden die Arme abwechselnd in einem Kreisbogen von hinten nach vorne geführt; der Blick sollte dabei dem Verlauf der Armbewegung folgen. Das Senken des Armes wurde mit einer Ausatmung auf stimmlosem, zweimal abgesetztem "phu" verbunden. Die Bewegung im hinteren Halbkreis führte dabei zu einer Aufrichtung der Brustwirbelsäule und einer Dehnung des Brustkorbes. Durch die langsame Senkung des Armes wurde die Ausatembewegung des Brustkorbes verlangsamt, d.h. die bei der Einatmung gewonnene Aufrichtung blieb während der Ausatmung länger erhalten. An der nach einer kurzen Pause erfolgten Nachatmung war zu erkennen, daß der Organismus die durch die Übung bewirkte Anregung zur Regeneration umsetzte. Bei der abschließenden Bewegungsübung wurden beide Arme mit der Einatmung seitlich nach oben geführt (die Stimmbänder öffnen sich weit), oben erfolgte ein kurzes Halten der Luft (die Stimmbänder nähern sich einander), das anschließende Senken der Arme erfolgte mit einer Ausatmungsübung auf "hä" (die Stimmbänder bleiben in Ausatmungsstellung, also angenähert). Die Ausatemluft sollte dabei warm und langsam aus dem Inneren aufsteigen. Dies bewirkt eine sehr langsame Abspannung des Zwerchfells und der an der Bewegung beteiligten Skelettmuskulatur.

Die nachfolgenden Stimmübungen wurden eingeleitet mit einer Wiederholung der oben beschriebenen Hauchübungen (ohne Bewegung). Anschließend sollte der Patient ihm vorgesprochene Worte stumm artikulieren. Es handelte sich um kurze Worte mit anlautendem Hauchlaut "h" bei Vokaleinstellung "ä". Der Patient wurde wiederholt darauf aufmerksam gemacht, daß die Einatmung vor dem Artikulieren unwillkürlich bleiben müsse. Um dies zu gewährleisten, sollte er sich zwischen den Wortübungen genügend Zeit nehmen. Da jede Artikulationsbewegung eine, wenn auch kleine, Bewegung der Stimmbänder provoziert, wird die Stimme zwar angesprochen, aber nicht beansprucht. Der Hauch, verbunden mit dem "ä", hat zudem eine spannungslösende Wirkung auf den gesamten Hals- und Kieferbereich. Diese Übung führte häufig zur Reaktion des

Gähnens. In der Stimmtherapie wird dies immer sehr gelobt, da das Gähnen mit einer vertieften Einatmung und somit einem Kehlkopftiefstand verbunden ist. Nach einer kurzen Pause sollten die Stimmbänder zu einer rhythmischen Bewegung angeregt werden mit Hilfe der Vokalfolge "i - e - ä - a". Jeder Vokal war dabei eingebettet in Strömungslaute, was gewährleistete, daß die rhythmische Stimmbandbewegung mit einem Fließen der Ausatmungsluft verbunden blieb. Der Gefahr eines unökonomischen Umgangs mit der Luft konnte damit begegnet werden, daß ein Explosivlaut dem Strömungskonsonanten folgte. Die hier verwendeten Worte wurden abwechselnd stumm und mit Phonation gebildet. Die Arbeit an der differenzierten Luftführung wurde fortgesetzt durch das Üben von Worten, die abwechselnd mit "f" und "w" anlauteten. Ihren Abschluß fand die Therapiestunde mit vorzugsweise zweisilbigen Worten, wobei die erste Silbe ein "ü", die zweite ein "i" enthielt. Bei dieser Übung konnte schon ein guter Stimmschluß verzeichnet werden. Alle Luft wurde zu Klang verarbeitet.

3. Die Stunde, die ich im nachfolgenden beschreiben möchte, lag am Ende der ersten Hälfte der Therapie. Herr M. berichtete, daß bei der am Vortage erfolgten ärztlichen Untersuchung festgestellt wurde, daß das gelähmte Stimmband wieder zur Schwingung fähig war und sogar eine gute Randkantenschwingung aufwies. Der Arzt hatte dies als medizinisches Wunder bezeichnet. Da die Stimmfunktion des Patienten überwiegend korrekt war, jedoch beim Rufen und beim längeren Sprechen die Stimme ihre volle Belastungsfähigkeit noch nicht erreicht hatte, wurde im weiteren an der Stabilisierung des bisher Erreichten gearbeitet. Die unter 2. beschriebenen Bewegungsübungen wurden noch ergänzt durch die Ausführung einer Rumpfbeuge. Die Aufrichtung aus der Rumpfbeuge geschah mit der Einatmung mit im Kreuz-Lendenbereich aufgelegten Händen. Diese Übung hatte eine deutliche Haltungsverbesserung zur Folge. Schwerpunkt dieser Unterrichtsstunde bildeten Sprechübungen, deren Ziel es war, die Artikulation weiter nach vorne zu bringen. Unter Ausnutzung der Vorderzungenlage beim Vokal "i" wurden Worte mit nachfolgendem "ch_1" gebildet. Beim "ch_1" kam es zusätzlich auf eine sehr feine Luftführung an. Um auch andere Vokalverbindungen zu üben, wurde der Hey-Vers "Nicht schlechte Wächter..." zu Hilfe genommen.

Bei der nachfolgenden Arbeit am Konsonanten "g" konnte Herr M. spüren, daß - abhängig vom nachfolgenden Vokal - das "g" weiter vorn oder hinten gebildet wird (Koartikulation). Er sollte das "g" - unabhängig vom nachfolgenden Vokal - immer dort ansetzen, wo er es bei der Lautverbindung "gi" empfunden hatte.

Die hier gewonnenen Erfahrungen konnten auf die anschließende Arbeit am "ng" übertragen werden. Bei der Lenkung des Bewußtseins auf die Artikulationsvorgänge kam es bei diesem sehr motivierten und kooperativen Patienten hin und wieder zu forcierten Artikulationsabläufen. Um dieser Gefahr zu begegnen, wurde die Aufmerksamkeit des Patienten verstärkt auf die bei den einzelnen Lauten einsetzenden körperlichen Sensationen gelenkt (hier z.B. die Vibrationen beim "ng"). Abschluß der Stunde bildete das Üben von "gl"-Verbindungen, das im Wechsel stumm und mit Phonation erfolgte. Die Arbeit am Vordersitz der Artikulation sowie die Hinweise auf die Körperempfindung bei den Lauten ergaben gute Stimmschwingungen sowie eine Verbesserung der Resonanz. Zwischen den Stimmübungen sind immer wieder Pausen eingeschoben worden. Damit es zu keiner Stimmanstrengung kam, erfolgten Ausatemübungen auf "hä", "f" oder "sch". Eine Stimmerholungsphase war auch im stummen Artikulieren zu sehen. Auf eine so vorbereitete Phonation reagierte Herr M. oft mit einem verbesserten Stimmbandschluß.

4. Eine weitere ärztliche Untersuchung hatte ergeben, daß der Stimmbandöffner (posticus) noch nicht optimal arbeiten würde. Es wurde daher die Arbeit an der Atmung intensiviert. Ansatzpunkt war dabei weniger die Bewegung (es erfolgten die bereits beschriebenen Bewegungsübungen), sondern die Arbeit an Stimme und Artikulation. Ausatmungsübungen wurden noch mehr als bisher in die Übungsphasen eingeschoben, um den Zwerchfellzugriff bei der Einatmung zu verstärken. Auch im nachfolgenden Üben an den Diphthongen lag die Priorität auf der Arbeit an der physiologischen Atmung. Es fanden die Hey-Verse "Der Mai treibt weiße Zweiglein...", "Es schaut aus blauem Auge..." und "Heulsturm dräuend..." Verwendung. Da der Patient noch hin und wieder dazu neigte, kurz vor der Phonation ein wenig Luft willkürlich einzuziehen, wurde insbesondere auf ausreichende Pausen zwischen den Zeilen geachtet. Auch beim anschließenden Sprechen von Gedichten (Joseph von Eichendorff "Der alte Garten", Hans Carossa "Der alte Brunnen") stand die Beachtung des unwillkürlichen Einatmungsimpulses im Mittelpunkt. Das Achten hierauf sowie die klangreiche Sprache dieser Gedichte hatten eine sehr gute Rückwirkung auf die Stimme.

5. Im folgenden möchte ich die dreißigste und letzte Unterrichtsstunde beschreiben. Zu diesem Zeitpunkt stand allerdings noch nicht fest, daß es die letzte Stunde sein würde. Es war geplant, die Therapie nach den Ferien fortzusetzen. Bei einem Besuch beim Arzt während der Ferien wurde die Stimme des Patienten als gesund eingestuft. Das Rezept wurde nicht verlängert. Von

therapeutischer Seite war dies zu bedauern, da sich insbesondere bei den in den zurückliegenden Stunden erfolgten Stimmübungen am Klavier gezeigt hatte, daß die Singstimme nicht die Belastbarkeit der Sprechstimme aufwies. Eine Fortsetzung der Therapie zur Kräftigung der Singstimme hätte auch in der beruflichen Situation von Herrn M. eine Begründung gefunden, da er den Wunsch hatte, seine bisher instrumentale Musikausbildung um das Chorsingen zu erweitern.

Die schon beschriebenen Bewegungsübungen wurden von Atemübungen begleitet, die mit einer Phonation verbunden waren. Vorzugsweise handelte es sich um ein Ausseufzen im Glissando bei verschiedenen Vokaleinstellungen. Dies war eine gute stimmliche Vorbereitung für die anschließenden Tonübungen am Klavier. Ausgehend von der Sprechtonlage, wurde unter Verwendung von Klingern und nachfolgendem offenem Vokal "o" der Tonbereich einer Septime schrittweise erarbeitet. Ein Gewinn für die Stimme bei den Singübungen ist vor allen Dingen in der intensiveren Stimmschwingung zu sehen. Die Intensität dieser Anregung ist mit keiner Sprechübung zu erreichen. Es muß aber darauf geachtet werden, daß diese Anregung wohl dosiert geschieht. Das Führen einer Stimme an ihre Belastbarkeitsgrenze führt zu keiner Regeneration. Den Tonübungen am Klavier folgten Sprechübungen. Hier stand die Arbeit am Rhythmus im Vordergrund durch Verwendung der Naturlaute "u, i" und "a". Da an jenem Tag die Kiefermuskulatur des Patienten etwas überspannt wirkte, was sich darin äußerte, daß die Artikulationsbewegungen nicht so flüssig wie sonst abliefen, wurde an einer Lockerheit mit Hilfe des Hey-Verses "Wenn Männer den Mädchen..." gearbeitet. Hinzu kam das Hauchen in verschiedenen Vokaleinstellungen, bevorzugt mit der Vokalfolge "ä", "ö" und "ü". Die Arbeit an der An- und Abspannungsphase erbrachte eine Lockerheit des Kiefers, aus der heraus die Bewegungsabläufe wieder im Fluß waren. Die Arbeit am unwillkürlichen Einatmungsimpuls sowie am schnellen Wechsel von Spannung und Abspannung der Atemmuskulatur wurde auch in dieser Stunde wieder aufgenommen (siehe 4.). Die ausgewählte Geschichte (Helmut von Cube "Die Eidechse") war besonders geeignet zur Erarbeitung dieser Funktion, da sie eine Vielfalt von Aufzählungen enthält, wodurch Atempausen - und damit ein Lösen der Atemmuskulatur - auch dem Text gemäß erfolgen können.

6.3 Grundlegendes zur Therapie von Sprech- und Sprachstörungen

Aus der Sicht der Schule Schlaffhorst-Andersen ist Sprachtherapie ganzheitliche Therapie. Darum kann es nicht die Aufgabe dieser Ausführungen sein, für unterschiedliche Störungsbilder in diesem Bereich unterschiedliche symptomatische Behandlungsweisen aufzuzeichnen. Solche Behandlungsweisen sind von kompetenten Fachleuten für diese Fachgebiete detailliert beschrieben und werden bei der Therapie durch Atem-, Sprech- und Stimmlehrer durchaus mit einbezogen. Im folgenden soll jedoch auf grundsätzliche Einstellungen aus der Sicht der Schule Schlaffhorst-Andersen hingewiesen werden, die demnach auch in allen Behandlungsfällen vorrangig Beachtung finden. Diese Sicht ist, wie schon erwähnt, eine ganzheitliche, die nie aus dem Blickfeld verlorengehen darf.

Zur Behandlung kommen unter anderen folgende Störungen:

- Sprachentwicklungsverzögerung
- Stammeln (Lispeln)
- Näseln
- Stottern
- Poltern
- Dys- und Agrammatismus
- Mutismus
- Autismus
- Aphasie
- Dysarthrie
- postoperativ bei Lippen-, Kiefer- und Gaumenspalten
- Sprachstörungen bei Cerebralparesen, Mongolismus.

6.3.1 Sprachtherapie als Ganzheitstherapie

Tonerzeugung, Artikulation, Atmung, Gestik, Rhythmus, Gefühlsausdruck sind wesentliche Faktoren, die die Sprache bedingen und ausmachen. Da alle Faktoren in einer Wechselwirkung zueinander stehen, bedeutet die Störung eines Faktors immer eine Störung des ganzen Zusammenspiels. Diese Wechselwirkungen bedürfen einer besonderen Beachtung, die sie nicht immer finden. Stimmerzeugung und Sprache stehen in intensiver Relation zu Bewegung und Haltung. Stimme und Stimmung sind so wenig zu trennen wie Stimmklang und Person. Stimme ist Spiegel der Person. Die Auswirkungen seelischer Empfindungen sind immer spürbar im Stimmklang, aber auch in der Atemfrequenz und in der Artikulation. Der Atem spielt die verbindende Rolle aller Faktoren, die beim Sprechakt beteiligt sind.

Es gibt keine isolierte Sprache, sondern nur sprachrealisierende Menschen. Nach Udo Derbolowsky ist "die therapeutische Arbeit an einer Grundfunktion, wie z.B. der Atmung, immer Therapie am ganzen Menschen, also Behandlung jeglichen Krankseins." Mit solchen Erkenntnissen ist Sprachtherapie nur als ganzheitliche Therapie möglich. Wenn wir unzulängliche Ausdrucksbereiche des Menschen korrigieren bzw. komplettieren wollen, dann müssen wir dieses Leib-Seele-Wesen zur Harmonie bringen. Jedes Einwirken auf die Bewegung - auch Sprachbewegung - verlangt eine Berücksichtigung der individuellen Abläufe und Vollzüge. Der harmonische Ausdruck aller Funktionen ist echter Ausdruck einer Persönlichkeit.

Die Disharmonie von Ausdrucksbewegungen verweist zwar auf eine gestörte Persönlichkeit, diese ist aber immer noch Ausdruck einer Persönlichkeit. Der Mensch ist ein individual-soziales Wesen. Er muß Individuum werden, aber auch Sozialwesen, was ihn von Anfang an zu einem Konflikt prädestiniert. Er lebt im Miteinander zuerst in Familie und Nachbarschaft, später Schule und Beruf. Stets muß er sich und seinen Platz in der Gemeinschaft behaupten. Ja, selbst das kleine Kind ist in diesen Prozeß integriert und muß in seinem Kreis bereits seine Rolle übernehmen.

Als Individuum lebt der Mensch sich. Seine Veranlagungen drängen ihn zu seiner Rolle, die sich in seinen individuellen Einstellungen und Haltungen und damit in seinen Ausdrucksmöglichkeiten und Äußerungen niederschlägt. Dadurch, daß der Mensch aber in einem sozialen Bezugsfeld lebt, haben seine Partner auch an ihn eine Rollenerwartung. Als Sozialwesen versucht er, die Erwartung seiner Mitmenschen zu erfüllen. Aber als individuelles Wesen stößt er schnell an Grenzen; er erlebt, daß er diese Sozialerwartungen gar nicht alle erfüllen kann. Er enttäuscht und ist enttäuscht. Er sucht nicht den Konflikt, aber er steht im Konflikt.

Die Reaktion auf dieses Erleben kann unterschiedlich sein. Angst, Depressionen und Nervosität, Verkrampfungen, Verschlossenheit und Einzelgängertum oder Fahrigkeit, Aufsässigkeit oder Schlaffheit können die Folge sein. Geht jedoch die innere Stimmigkeit eines Menschen verloren, dann äußert sich seine Zerrissenheit im akustischen Ausdruck, in einer Auffälligkeit der Stimmfunktion, da die Stimme auf die feinsten "Empfindungen" im leib-seelischen

Bereich reagiert. Nur wenn ein solcher Mensch seine Stimme zu benutzen und die Empfindungen seiner Spannungen zu artikulieren lernt, dann kann er wieder frei für sich, frei für das Erkennen der Zusammenhänge werden. Er sieht seine Situation in einem neuen Licht. Ob er es schafft, sich zu artikulieren, hängt einerseits von seiner Konstitution und Bereitschaft ab, andererseits aber auch von der Einstellung und den Angeboten des Gegenübers.

Das normale Kind meistert früher oder später solche Konfliktsituationen, indem es schreit oder seine Stimme in mancherlei Form gegenüber seiner Umwelt einsetzt. Später wird eine solche Konfliktsituation jedoch meist nicht mehr laut ausgetragen. Wenn sie bereinigt werden soll, müssen Sprache und Gestik deutlich sein; andernfalls führt es zum Verkriechen, zum Verbergen der Emotion.

In der Praxis haben wir uns mit Fällen zu beschäftigen, in denen solche Konfliktsituationen unbewältigt blieben, mit den Fällen, bei denen Sprache oder Stimmklang pathologisch wurden. Das kann der Patient mit Sigmatismus, Stottern, Stammeln oder mit einer funktionellen Stimmstörung sein, der Mensch, der sich nur ungern äußert, weil er sich gekränkt fühlt. "Was kränkt, macht krank." Das wirkt sich stimmlich und sprachlich aus.

Obwohl immer eins das andere beeinflußt und bedingt, kann ein erster Ansatzpunkt der Therapie die Muskulatur sein. Hier gilt es, Spannungen zu lösen oder je nachdem stärkere Spannung anzustreben; immer gilt es, eine Tonisierung zu bewirken. Vorsichtige Bewegungsübungen lassen hier erste Veränderungen erreichen. Kreisende oder schwingende Übungen mit den Armen, den Beinen, dem Kopf, dem Rumpf beleben den Blutkreislauf und tonisieren die Muskulatur. Im Laufe der Zeit wird der Patient dabei ein Gefühl für seinen Körper entwickeln, was ihm in den meisten Fällen ganz neu ist. Kann der Patient so die Erfahrung machen, in sich gelöst und entspannt zu sein, sich in schwingender oder kreisender Form zu bewegen, so wird das Gefühl des In-sich-Ruhens, des Seelisch-Entspanntseins nicht ausbleiben.

Intentionale Bewegungen - z.B. Wegschieben mit der Handfläche - bewirken Atemimpulse besser als mechanistische Übungen. Was der Therapeut anstreben muß, ist immer und von Anfang an, daß Regeneration aus eigener Kraft bewirkt wird. Die Einübung von Lautfunktionen, auch Artikulationsübungen, sind ein Weg zur Regeneration im ganzen.

Neben kreisenden, schwingenden und rhythmischen Bewegungen, die oben schon angedeutet wurden, wird die Atmung durch das Hervorbringen von

Tönen angeregt, z.B. durch Seufzen. Nicht allein der kräftige Einsatz der Stimme führt zum Ziel, sondern auch das sehr vorsichtige Einsetzen der Stimme, z.B. mit einem "ach", einem "ha". Wir sind uns darüber im klaren, daß Laute Gefühlswerte ausdrücken. Z.B. drücken folgende Laute Behagen aus: "m, ah," andere aber auch Ablehnung: "i, igitt". Dieses Empfinden ist jedoch durchaus subjektiv. Allein das Hervorrufen der Empfindung ist von Bedeutung. Wir nutzen diese Möglichkeit und beeinflussen so Faktoren, die indirekt für die Sprache wichtig sind. Summlaute oder der Umgang mit den als Halbklinger bezeichneten Lauten "w, s, j" und "r" haben erstaunliche Auswirkungen auf die Harmonisierung.

Es bedarf bei alledem der Führung durch den Lehrer, der ausreichende Erfahrung und ausreichende Sensibilität besitzt, um zu spüren, welcher Schritt gerade jetzt für den Patienten vonnöten ist. Es gilt eben nicht, mechanistisch Muskeln zu trainieren, obwohl dies wie jedes Training vordergründig Erfolge bringen kann. Es gilt, den Patienten zum eigenen Rhythmus zurückzuführen und zu dem seiner Natur gemäßen Stimmklang. Es gilt, Aufgesetztes, Fremdes abzustreifen, es gilt, die Selbstfindung des Patienten einzuleiten. Nicht irgendein vorgegebenes, sei es künstlerisches oder "normales" Sprechmuster kann angestrebt werden, sondern ausschließlich das der Person natürliche.

Ergänzt werden muß, daß Bildvorstellungen sehr nützliche Hilfen sind, die immer wieder gegeben werden müssen, um die Gefühlswelt des Patienten, des Leidenden zu bereichern, weil hier Defizite durch Verdrängungen entstanden sind. Wir stellen uns die blühende Blume vor, oder wir sehen den Ball auf- und abspringen, oder wir pusten sanft gegen eine gedachte Feder. Vor unserem Inneren tauchen diese Bilder auf, während sich die Atmung langsam beruhigt, verbessert und kräftigt. Nehmen wir das Beispiel des kleinen Wörtchens "hopp". Bei normaler Phonation und Artikulation unterscheidet sich dieses "hopp" von keinem anderen einsilbigen Wort. Veranlassen wir den Sprecher nun zu der Vorstellung eines springenden Pferdchens, das im Galopp übers Feld läuft, dann stellt sich automatisch ein anderer Spannungszustand in der Atemmuskulatur, besonders im Zwerchfell, ein.

Wir erleben einen völlig veränderten akustischen Ausdruck. Der Sprecher ist emotional beteiligt, und das Zusammenspiel der für die Sprache notwendigen Funktionen ist hergestellt. Diese Aktivierung des Zwerchfells ist wichtig. Das Zwerchfell muß lebendige Mitte des Patienten werden.

Solche Übungen sind Grundlagenarbeit, auf der dann aufgebaut werden muß. Jetzt dürfen weitere Schritte getan werden, wie das Sprechen und Singen von zuerst leichten Versen, manchmal Kinderversen oder Kinderliedern, später anspruchsvolleren Texten und Liedern. Der Einsatz von musischen Elementen belebt nicht nur Atmung und Sprechorgane, sondern auch die Gefühlswelt und führt zur weiteren Harmonisierung der Person.

Erfahrungsgemäß macht die beruhigte und gekräftigte Atmung den Patienten bereit, seine Probleme leichter auszusprechen. Gespräche versetzen den Patienten in die Lage, seine Position einzuschätzen und zu vertreten.

Diese Voraussetzungen sind nicht immer in kurzer Zeit zu erreichen. Oft sind Verspannungen so fest, daß ihre Lösung, auch unter Einsatz von Atmung und Bewegung, längere Zeit in Anspruch nimmt. Mit solchen Voraussetzungen kann Selbstgefühl entwickelt werden bis hin zur Selbstfindung. Eine so bewirkte Selbstfindung macht den Patienten bereit, sich und sein Wesen transparent zu machen, macht ihn bereit, sich selbst vor seinem Partner darzustellen, macht ihn zum Dialog mit seinen Mitmenschen fähig und bereit. Eine noch notwendige Korrektur an Artikulation und Stimmeinsatz kann leicht angeschlossen werden, wenn diese Grundposition erst gewonnen ist.

Sprach- und Stimmtherapie aus dieser Sicht ist kein technisches Problem. Der Mensch ist weder physiologisch noch allein psychologisch zu verstehen. Die Berücksichtigung der Zusammenhänge dieser beiden Seiten muß bei der Beseitigung von Beeinträchtigungen verlangt werden.

6.3.2 Exemplarische Darstellung über den Verlauf der Therapie einer Patientin (5 Jahre) mit multipler Dyslalie

Gestammelt werden die Laute "s, sch, k, g, r" und die entsprechenden Lautverbindungen.

Patientin D. kommt, nachdem in der ersten Stunde ein ausführliches Elterngespräch mit Anamnese und Befunderhebung stattgefunden hat, alleine in die zweite Therapiestunde.

1. Hier geht es erst einmal darum, Vertrauen zwischen Kind und Therapeutin aufzubauen. D. darf sich ein Spiel aussuchen. Sie greift nach einem aus dem Kindergarten bekannten Lottospiel. Während D. und die Therapeutin Lottokärtchen legen und benennen, achtet die Therapeutin nicht nur auf die sprachlichen Auffälligkeiten, sondern im besonderen auch auf die Haltung, den Spannungszustand der Muskulatur und die Atmung des Kindes. Hier stellt sie fest, daß D. eher unterspannt ist (hypotone Muskulatur) und mit eingefallenem

Brustkorb und vorgeschobenen Schulterblättern auf ihrem Stuhl sitzt. D. atmet flach und schnappt beim schnellen Beschreiben der Lottobilder die Einatemluft hörbar durch den Mund. Die Nasenwege sind relativ ungenutzt, obwohl D. zur Zeit nicht erkältet ist.

Nach Beendigung des Lottospiels werden zuerst ganzkörperliche eutonisierende Bewegungsübungen gemacht. D. steht mitten im Raum und läßt beide Arme erst in gleicher Richtung, dann gegeneinander kreisen. Damit die Atmung nicht gestaut, sondern im Gegenteil angeregt wird, atmet D. auf "f", später auf "w" aus - "Der Wind bewegt die Windmühlenflügel immer heftiger!" In der "windstillen Zeit" strömt die Einatemluft unhörbar durch die Nase ein, während die Arme weiter kreisen. Am Ende der Übung hat sich die Aufrichtung von D. wesentlich verändert, und die Atmung ist tiefer geworden.

Damit D. aus der 1. Stunde etwas zum Üben mit nach Hause nehmen kann, werden noch ein paar Artikulations- und Pusteübungen angeschlossen.

Zungenturnen: Die Zunge - bei D. sehr unbeweglich, breit und schwer im Mund liegend - kreist mit der Spitze bei geöffnetem Mund am Lippenrand entlang.

Ein Strohhalm wird querliegend auf der Zunge auf- und abwärts bewegt.

Die Zunge turnt rauf und runter, wird breit und schmal.

Der Spiegel wird hier als optische Hilfe eingesetzt.

Da D. dazu neigt, durch die Konzentration auf die Artikulationsübungen in der Gesamtkörperspannung wieder nachzulassen, soll sie die Zungenbewegungen durch Hand- und Armbewegungen unterstützen. Kreisen der Zunge - Kreisbewegung der Hand in der Luft; Auf- und Abwärtsbewegung der Zunge - der Arm hebt und senkt sich usw.

Bei den nachfolgenden Pusteübungen wird vor allem darauf geachtet, daß D. ihre Ausatmung nicht so überzieht, daß sie sich anstrengt. Auch hier soll die nachfolgende Einatmung geräuschlos durch die Nase erfolgen.

Hier bieten sich Übungen mit einem Strohhalm an, da der Mund durch das Halten des Strohhalms schon geschlossen ist: Watte pusten, Wasser in einem Glas blubbern lassen (mit Schaum macht es besonders viel Spaß), Windmühle blasen usw.

Die Übungen werden aufgeschrieben, damit D. sie zu Hause mit der Familie üben kann.

2. Eine andere Therapiestunde beginnt mit Wiederholung der "sch"-Übungen der letzten Stunde: rhythmische Lippenübungen verbunden mit Armbewegungen. Beide Arme werden mit einer Ausatmung, bei der die Lippen weit vorgestülpt werden, nach vorne gestreckt, die Spannung wird in Lippen und Armen aufgelöst, und während die Luft durch die Nase wieder einströmt, werden die Arme an den Körper gezogen und die Lippen breitgespannt.

Nach mehrmaliger Übung ist D.s Atmung angeregt, die Luftführung reguliert und die Lippenmuskulatur aktiviert. Nachdem D. dann noch zur Lippenaktivierung ein paar Smarties mit den Lippen ohne Zungenbeteiligung von einem Teller aufheben durfte, kann wieder an der exakten "sch"-Bildung gearbeitet werden.

Hier muß D. jetzt lernen, bei sich und der Therapeutin falsch und richtig gebildete sch-Laute zu unterscheiden. Sie erlebt, daß sie durch mehr oder weniger vorgestülpte Lippen und veränderte Zungenspannung die Lautbildung beeinflussen kann. D. findet sehr schnell den richtigen Laut heraus, so daß jetzt schon mit Silben und Wörtern geübt werden kann. Jetzt werden erst einmal alle Gegenstände im Zimmer gesucht, die "sch" enthalten, und um die Gesamtmotorik immer mit einzubeziehen, geht D. zu den Gegenständen hin (Tisch, Schublade, Schuhe der Therapeutin, Schlüssel usw.) und berüht sie kurz, während sie den Begriff spricht. Bildkärtchen mit "sch"-Begriffen dienen im weiteren ebenfalls zur Erübung des "sch"-Lautes. Die Therapeutin korrigiert zum momentanen Zeitpunkt nur die "sch"-Bildung, denn die richtige Aussprache der anderen Laute kann noch nicht erwartet werden.

Zweites Thema der Stunde ist die "s"-Bildung. D. bildet das "s" interdental, was aufgrund ihrer gesamten hypotonen Muskulatur naheliegend ist.

Da D. die Zungenübungen fleißig zu Hause geübt hat, hat sie bereits ein wenig Gefühl für ihre Zunge und kann die Maus (Zunge) in der Mausefalle (hinter den Zähnen) festhalten. D. steht im Raum, die Therapeutin in einigem Abstand hinter ihr. D. wirft einen Tennisball über die Schulter nach hinten und zischt dabei ein kurzes "s". D. dreht sich um und fängt mit geschlossenem Mund den Ball, den die Therapeutin ihr zurückwirft, wieder auf. Dies wird mehrere Male wiederholt.

Die impulshafte Rückwärtsbewegung des Ballwerfens erhöht den Gesamtmuskeltonus, der sich wiederum auch auf die Zungenspannung überträgt.

Als nächstes wird gekegelt. D. darf erst einmal die Holzkegel in einigen Metern Abstand aufstellen. D. hockt auf dem Boden, holt mit dem Arm nach hinten aus und rollt die Holzkugel mit einem kräftigen "s" nach vorne. "Hurra, alle Neune!" Auch dies wird, natürlich im Wechsel mit der Therapeutin, mehrere Male wiederholt.

Bei den sich nun anschließenden Wortübungen mit "s" als Auslaut (Hau-s, Mau-s, Ei-s ...) anhand von Bildkärtchen überträgt sich der gute Gesamtmuskeltonus sowie die Zungenspannung von den Vorübungen auf die Sprechübungen, so daß es D. nicht schwer fällt, ein exaktes "s" zu bilden.

Mit einer Reihe von "sch"- und "s"-Übewörtern in ihrem Übungsheftchen verläßt D. fröhlich die Therapiestunde. Beim Üben zu Hause darf natürlich zu jedem Wort ein Bild gemalt werden.

3. Heute soll mit D. noch einmal die "r"-Bildung versucht werden. Das Gurgeln in der letzten Stunde hat den gewünschten Erfolg noch nicht gebracht. Es gilt, wieder einmal die Atmung zu intensivieren, damit der Luftstrom kräftig genug ist, das Gaumensegel in Vibrationen zu versetzen. D. sitzt am Tisch und hat einen großen Bogen Papier und farbige Wachsmalstifte vor sich liegen. D. beschreibt vor sich einen großen Kreis. Nachdem sie richtig in Schwung gekommen ist (sie muß nicht korrekt malen), darf sie einen Stift dazu nehmen, damit man den Kreis auch sieht. Dazu wird ein "w" getönt. Zwischendurch gibt es immer einen "Nacht-Kreis", bei dem der Mund geschlossen wird und die Luft unhörbar durch die Nase aufgenommen wird. Nach "w", "wum", "wom" usw. wird ein stimmhaftes "s" getönt. Aufgrund des durch Kreisen erhöhten Muskeltonus gelingt ihr auf Anhieb ein richtig gebildetes "s", das dann auch zu Silben hin erweitert werden kann: "sim", "simserim","sum, sum, sum" usw. Die Bewegungen werden abwechselnd mit dem rechten und linken Arm ausgeführt, und natürlich darf D. auch immer neue Farben ausprobieren, so daß der Kreis schon recht bunt aussieht.

Jetzt soll D. das "r" bilden. Der Kreisschwung unterstützt die Lautbildung, so daß der Laut schon recht exakt klingt. Angeregt durch das Lob der Therapeutin, schafft D. es jetzt auch, Vokale anzuhängen. "Rum, rum, rum" geht es mit Schwung rund; und andere Wörter mit "r" (rot, rauh, Roller usw.) lassen sich anschließen. D. ist stolz auf ihre Leistung, aber auch erschöpft vom vielen Kreisen.

So gestaltet sich der 2. Teil der Stunde ruhiger. Die Therapeutin liest D. eine Geschichte vom "Rauhhaardackel Rudi" vor, bei der D. immer laut auf den Tisch klopfen muß, wenn sie ein "r" hört. Bei Aus- und Inlauten überhört D. noch ab und zu das "r", aber im großen und ganzen ist ihre auditive Wahrnehmungsfähigkeit schon recht gut geschult.

4. In einer weiteren Stunde geht es darum, den noch fehlenden Laut "k" anzubilden. Durch Gurgeln und rollendes "r" ist das Gaumensegel schon gut gekräftigt. Da D. "k" in der Spontansprache durch "t" ersetzt, geht die Zungenspitze jeweils nach oben. Die Therapeutin legt D. einen Spatel auf die Zungenspitze, so daß der Zungenrücken sich automatisch hebt. D. ist der Spatel nicht sehr angenehm, und so nimmt sie lieber den eigenen Finger. Die Bildung des Einzellautes klappt schon ganz gut; jetzt muß der Anschluß von Vokalen (ka, ke, ki...) geübt werden.

Hier wird wieder mit dem Ball gespielt. Diesmal bekommt D. einen gut springenden Gymnastikball, den sie mit "ka", "ko", "komm" usw. zur Therapeutin hin fest auf den Boden prellt. Die intensive Armbewegung unterstützt hier die Artikulationsbewegung. Wichtig ist, daß D. zur Einatmung den Mund schließt, während die Therapeutin den Ball zurückwirft und die neue Silbe vorgibt.

Um die in den letzten Stunden gelernten Laute "sch" und "s" zu festigen, lernt D. noch ein neues Verschen: "Schlitten vorm Haus, steig ein kleine Maus...". Um die Phantasie des Kindes anzuregen, eine wesentliche Aufgabe der Sprachtherapie, darf D. die Geschichte von der Maus, die auf dem Schlitten der Katzen fährt, spielen. Der Stuhl ist der Schlitten, die Therapeutin muß die Katze spielen, und D. sitzt als Maus auf dem Schlitten. Dann wird der Vers gesprochen, und dank der lebendigen Vorstellung und der vielen Übungen zur Ganzkörper- und Artikulationsspannung werden fast alle "s"- und "sch"-Laute lautrein gebildet. Zur häuslichen Übung schreibt die Therapeutin D. noch weitere Texte in ihr Übungsheft.

5. Die nächste, eine der letzten Therapiestunden, dient noch einmal der besonderen Erarbeitung von Lautverbindungen. "Schw" macht D. zum Beispiel noch Schwierigkeiten. Die Therapeutin zeigt D. vor dem Spiegel noch einmal genau den artikulatorischen Ablauf. Die Lippen werden zum "sch" vorgestreckt, beim Übergang zum "w" legen sich die oberen Schneidezähne an die Unterlippe, die Zungenspitze bleibt vorne. D. probiert geduldig aus, und wenn sie es langsam macht, klappt es schon ganz gut. Eine wichtige Kontrolle bleibt jedoch das Ohr, denn ohne genau hinzuhören, fällt die Unterscheidung von "schw" und "schr" schwer.

Beim "kr" ist das Erfassen des artikulatorischen Ablaufs noch schwerer, da er für D. optisch nicht nachvollziehbar ist. Hier wird wieder versucht, durch äußere Bewegung die Aktivität des Gaumensegels und das Heben des Zungenrückens zu unterstützen. Bei einem Flohspiel werden die Plättchen mit "kra,

kra" weggeknipst. Eigene Wortschöpfungen ermuntern D., viele bunte Plättchen in den vorgeschriebenen Kreis zu schnipsen.

Zum Schluß der Stunde wird noch gesungen. D. hat im Laufe der Therapie gemerkt, daß Singen viel mehr Spaß macht als Sprechen, und viele Übungen singend gemacht. Um das "k" noch einmal zu üben, wird heute "Kuckuck, Kuckuck, ruft's aus dem Wald" gesungen. Das macht D. so viel Freude, daß sie es gleich dem Vati, der sie heute abholt, vorsingen möchte.

7 Historischer Rückblick

Die Beobachtung der Wechselwirkungen von Atmung, Stimme und Bewegung und die sich aus diesem Wissen ergebenden ganzheitlichen Therapieansätze für diese Grundfunktionen sind das Lebenswerk der beiden aus Memel stammenden Frauen Clara Schlaffhorst und Hedwig Andersen.

Clara Schlaffhorst wurde am 16. Oktober 1863 in Memel geboren. Eine lebenslange Zusammenarbeit verband sie mit Hedwig Andersen, die am 9. Juni 1866 ebenfalls in Memel geboren wurde.

Mit 23 Jahren kam Clara Schlaffhorst nach Berlin, wo sie zunächst am Sternschen Konservatorium Gesangsunterricht nehmen konnte. Die Ausbildung war nicht so erfolgreich,wie sie sich gewünscht hatte. Nach sehr kurzer Zeit war ihre Stimme kaputt. Dieses Ende ihrer Karriere als Sängerin bedeutete den Anfang einer Lebensarbeit.

Der Klavierlehrerin Hedwig Andersen ist sie zum ersten Mal bei einem Konzertbesuch begegnet. Das war der Beginn einer lebenslangen Freundschaft.

Eine Konsultation bei dem Arzt Dr. Kafemann in Königsberg ergab den Anlaß für ihr späteres Lebenswerk. Er war es, der den Damen den Rat gab, sich mit ihrer Atmung zu beschäftigen, und der sie auf das in New York erschienene Buch "The art of breathing" von Leo Kofler verwies.

Für die Freundinnen tat sich eine Welt auf. Die Vertiefung in diese Arbeit und die Übersetzung des Buches ins Deutsche war der eigentliche Beginn ihrer Arbeit. Das war im Jahre 1897.

Ungefähr zu dieser Zeit siedelten die beiden Frauen nach Berlin über. Ihre ersten Erfahrungen gewannen sie in Zusammenarbeit mit dem Gesangspädagogen Professor Julius Hey. Clara Schlaffhorst gab seinen Schülern Atemunterricht. Sie selbst nahm bei Professor Hey Gesangsunterricht.

Man muß sich das Berlin der Jahrhundertwende vergegenwärtigen, das von geistigem und künstlerischem Leben brodelte. Berührungspunkte mit der eigenen Arbeit ergaben sich aus den Ideen und Arbeiten der damals in Berlin lebenden Leute, wie Rudolf Steiner, Felix von Weingartner, Isodora Duncan oder Marcella Sembrich. Diese Zeit war für die Vertiefung ihrer Erkenntnisse und Gedanken eine äußerst fruchtbare Zeit. Es wurde für die Frauen klar, daß die Beschäftigung mit ihrer Atmung und ihrer Stimme natürliche eigene Kräfte entwickeln konnte und eine neue Lebensrichtung geben konnte. Sprechen und Singen, um gesund zu werden, das war das Neue, aber umgekehrt konnte man auch Stimmstörungen und Sprachfehler erfolgreich beseitigen. Daß die Naturwissenschaften - anders als heute - zu diesem Thema noch wenig beizusteuern hatten, machte die Arbeit einesteils schwierig, führte aber andererseits die beiden Frauen zu intensiverer Beobachtung und zu sensibelster Einfühlung, die bis heute ein Kernpunkt ihrer Arbeit geblieben sind.

Die Erfolge der Arbeit wurden weiten Kreisen bekannt, und im Jahre 1910 wurde dann durch die Anschaffung eines Hauses in Neubabelsberg die Möglichkeit geschaffen, auch Gäste aufzunehmen und kontinuierliche Behandlungen durchzuführen.

1916 schenkte der Landgraf von Hessen als Dank für die Heilung seines Sohnes den beiden Frauen einen größeren Grundbesitz in dem hessischen Landstädtchen Rotenburg a.d. Fulda. Um den Bau des neuen Domizils an Ort und Stelle zu überwachen, zogen die Frauen nach Rotenburg. Der Krieg vereitelte jedoch alle Pläne. Es blieb längere Zeit bei einem Behelf.

Erst 1919 konnte in Rotenburg das Haus Untertor 4 käuflich erworben werden. In dieser Zeit wurde die "Rotenburger Atemschule" bereits zu einem Begriff. Auf Drängen ihrer Schüler begannen Clara Schlaffhorst und Hedwig Andersen endlich in Rotenburg mit der Ausbildung von Atem- und Stimmlehrern, später Atem-, Sprech- und Stimmlehrern.

Die Schilderung der weiteren Entwicklung entnehmen wir den Aufzeichnungen von Roswitha von Lingelsheim: "1926 fand die "Rotenburger Woche" statt, eine erste öffentliche Arbeitstagung der Schule mit 160 Teilnehmern der verschiedensten wissenschaftlichen, pädagogischen und künstlerischen Berufe.

Da das Rotenburger Haus aufgrund der sich erweiternden Arbeit auf die Dauer nicht genügend Raum bot, siedelte die Schule im Herbst 1926 auf ein geeigneteres Grundstück in Hustedt bei Celle über. Hier konnte die Ausbildungsarbeit intensiviert und auch die Arbeit mit Gastschülern in größerem Rahmen durchgeführt werden.

Das Rotenburger Haus Untertor 4 wurde von Anka Schulze, einer ausgebildeten Schlaffhorst-Andersen-Lehrerin, übernommen und bis 1961 - neben der Ausbildungsstätte, dem sogenannten "Haupthaus"- als "Gästehaus" weitergeführt. 1942 zwang der Bau eines Flugplatzes bei Hustedt zum Verkauf des Besitzes und führte zur Übersiedlung der Schule nach Seefeld/Pommern, wo Maria Gräfin Bredow ihr Gutshaus nach grundlegendem Umbau zur Verfügung stellte. Geplant war die spätere Übereignung an die Schule. Mit Kriegsende verlor Gräfin Bredow ihren Besitz und die Schule erneut ihren Wohnsitz mit dem gesamten Inventar für ca. 40 Personen einschließlich Bibliothek und Klavieren.

Clara Schlaffhorst starb im März 1945, 81-jährig, wenige Tage vor dem Einzug der Russen in Seefeld. Hedwig Andersen zog sich nach der Flucht, 79-jährig, aus der Arbeit zurück. Sie starb 1957 in Eutin.

Nach dem Zusammenbruch konnte die Schule 1949 mit Unterstützung der Regierung Nordrhein-Westfalen in Lieme/Lippe wieder eröffnet werden. Die Leitung übernahmen Anita Grauding und Irmgard von Harling, langjährige Mitarbeiterinnen von Clara Schlaffhorst und Hedwig Andersen. Trotz großer finanzieller und räumlicher Schwierigkeiten war es möglich, die Ausbildungsarbeit weiter auszubauen, Kontakte zu verwandten Berufen aufzunehmen und alljährlich vier bis sechs vierzehntägige Ferienkurse zur Orientierung und Fortbildung (vor allem für Pädagogen) durchzuführen.

Nach Ablauf des zehnjährigen Pachtvertrages in Lieme (beengte räumliche Verhältnisse und zunehmender Verkehrslärm sprachen gegen eine Verlängerung) zog die Schule 1959 für eine Zwischenzeit von eineinhalb Jahren wieder nach Rotenburg in das Haus von Anka Schulze.

Ab 1961 konnte die Arbeit nach Erwerb und Renovierung des Schulhauses in Eldingen/Kreis Celle fortgeführt werden. Die Leitung übernahm Gertrude Schümann, eine langjährige Schlaffhorst-Andersen-Lehrerin. Die finanziellen Mittel für diesen Grundstückskauf verdankt die Schule weitgehend Anka Schulze, die ihr Rotenburger Haus dem Trägerverein übereignet hatte."

Der Trägerverein dieser immer noch privaten Schule war damals die "Gesellschaft der Freunde der Schule Schlaffhorst-Andersen e.V.". Unter der Schulleitung von Gertrude Schümann bekam die Schule durch den Erlaß des Niedersächsischen Kultusministeriums vom 27.2.1969 - III/5 (C) 1721/68 - den Status einer anerkannten Privatschule (Ergänzungsschule).

Die geregelte dreijährige Ausbildung wurde mit einer Prüfung unter dem Vorsitz eines staatlich bestellten Kommissars abgeschlossen.

Nach dem oben beschriebenen sehr wechselvollen Schicksal der Schule und mit den normalen finanziellen Schwierigkeiten, denen sich jede private Schule gegenübersieht, insbesondere bei den durch die gegebenen Besonderheiten der Ausbildung erforderlichen Einzelunterrichtsstunden, wurde die Situation der Schule von Jahr zu Jahr schwieriger. Zwar bot die Schule in Eldingen die Möglichkeit, Gastschüler aufzunehmen und Ferienkurse durchzuführen, jedoch konnten diese Einnahmen den Unterhaltungsaufwand des Hauses und die steigenden Unterrichtskosten nicht wettmachen.

Auch verlangte die allgemeine Ausbildungsentwicklung eine umfassendere, verbesserte Ausbildung, die in der Abgeschiedenheit von Eldingen nur schwer zu verwirklichen war.

Nach heißen Diskussionen in den Mitgliederversammlungen des Trägervereins "Gesellschaft der Freunde der Schule Schlaffhorst-Andersen e.V." wurde der Vorstand bevollmächtigt, die Schule dem derzeit größten privaten Schulträger in Deutschland, dem Christlichen Jugenddorfwerk Deutschlands e. V. (CJD), zu übergeben. Das war am 1. November 1977.

Mit der Verordnung über berufsbildende Schulen vom 16.7.1982 hat der Niedersächsische Kultusminister der Schule den Status einer Ersatzschule in freier Trägerschaft im Sinne des § 128 Nds SchG zuerkannt. Das Abschlußzeugnis der Berufsfachschule zur Ausbildung von Atem-, Sprech- und Stimmlehrern berechtigt zur Führung der Berufsbezeichnung "Staatlich geprüfte(r) Atem-, Sprech- und Stimmlehrer(in)".

Im Jahre 1984, zum Beginn des Wintersemesters, hat die vom Christlichen Jugenddorfwerk Deutschlands getragene staatlich anerkannte Berufsfachschule Schlaffhorst-Andersen, Ausbildungsstätte für Atem-, Sprech- und Stimmlehrer, nochmals ihren Standort nach Bad Nenndorf verlegt, wo sie bis heute ihren Sitz hat.

Das wechselvolle Schicksal der Schule über nunmehr 80 Jahre hat oft genug Gelegenheit zur Überprüfung der Ausbildungsinhalte gegeben. Wissenschaftliche Erkenntnisse haben vieles von dem, was die Gründerinnen intuitiv erfaßten, bestätigen können. Lehr- und Therapieerfolge der ausgebildeten Atem-, Sprech- und Stimmlehrer waren immer wieder Ansporn und Lohn für die oft in ungeheuer selbstlosem Einsatz tätigen Lehrkräfte der Schule.

Schlußbemerkungen

"Und Gott blies ihm den Odem ein und also ward der Mensch eine lebendige Seele" (1.Mos. 2.7.). Eine lebendige Seele, das ist kein mechanistisch funktionierendes Wesen. Das sollte nie vergessen werden, wenn von Atem-, Stimm- und Sprachtherapie die Rede ist. Es geht um den Menschen, der ein Leib-Seele-Wesen ist, das zur Entwicklung von selbstheilenden Kräften fähig ist und solche mobilisieren muß, um Störungen zu überwinden. Diese Kräfte dienen ihm gleichermaßen, um seine Persönlichkeit zu entfalten und um ihm innewohnende künstlerische Fähigkeiten zu wecken und zu fördern. Nichts anderes kann der Atem-, Sprech- und Stimmunterricht wollen. Es kann von außen fast nichts hinzugefügt werden. Die einfühlende, sensible Führung durch den Lehrer muß immer wieder auf die dem eigenen Körper innewohnenden Kräfte verweisen und die zur Entwicklung nötige Hilfe leisten. Sie muß den Menschen auf die von ihm ausgehenden, für ihn erreichbaren Möglichkeiten verweisen.

Im Mittelpunkt der Arbeit des Atem-, Sprech- und Stimmlehrers steht die Arbeit an der Atmung. Hier ist die Nahtstelle zwischen Seele und Körper (Pneuma, Hauch, Geist). So wie die Atmung die Grundbefindlichkeit des Menschen widerspiegelt, so artikuliert sich der Mensch durch die Sprache. Wenn man erfahren hat, daß "es atmet", dann ist Loslassen - Gelassenheit - möglich, dann kann der Mensch Person werden. Person, persona (von personare = durchtönen), ist fest verbunden mit Sprache. Sprache ist Ausdruck von Persönlichkeit.

Therapie von Sprach- und Stimmstörungen ist nur als ganzheitliche Therapie möglich. Sie muß den ganzen Menschen erfassen und darf sich nicht auf anatomisch-physiologische oder evtl. organpathologische Komponenten beschränken. Aktivierung, Mobilisierung und Harmonisierung aller am Sprechvorgang beteiligten Funktionen sind Voraussetzungen zur optimalen Entfaltung allgemein menschlicher und besonders der akustischen Ausdrucksbereiche.

Damit ist auch gesagt, daß es nicht um das Einüben von Stimmustern oder Programmen geht. Vielmehr geht es darum, die über Atem- und Bewegungsübungen erfahrenen Verhaltensweisen in den Alltag einzubeziehen, evtl. falsche Gewohnheiten abzulegen.

Es ist unser Wunsch, daß die vorstehenden Aufzeichnungen einen Einblick in die Arbeit Schlaffhorst-Andersen gewähren. Wenn aber irgendwelche Übungen ganz einfach als Rezept verstanden würden, dann wäre der Sinn verfehlt. Es sollen Beispiele aufgezeichnet werden, die nach der jeweiligen Befindlichkeit des Patienten für ihn Regenerationswege sein können. Der Patient wird über längere Zeit die einfühlsame Hilfe des Lehrers benötigen, um die angestrebte Auswirkung der Übungen nicht durch schematische Anwendung ins Gegenteil zu verkehren. Die regenerierende, selbstheilende Übung soll den individuellen Rhythmus wiederherstellen und immer der Befindlichkeit adäquat sein.

Therapie muß immer eine Kunst sein, sie ist Heilkunst. Aber Therapie darf sich in diesem Sinne auch der Kunst bedienen. Wenn also Hinweise auf das Sprechen von Gedichten oder das Singen einen so weiten Raum in den vorangegangenen Seiten einnehmen, dann darum, weil auch dies ein ganz wichtiger Weg ist, um die Persönlichkeit, die bei jeder Atem- oder Sprach- oder Stimmstörung beeinträchtigt ist, zu fördern und zur Entfaltung zu bringen. Hier gilt das Wort von Clara Schlaffhorst: "Wir leben nicht, um zu singen, sondern wir singen, um zu leben". Atem-, Sprach- und Stimmtherapie nach Schlaffhorst-Andersen ist Beleben der ordnenden Kraft aus dem Inneren, denn "In uns ist alles" (Hölderlin).

Literatur

Alexander, G.: Die Lehre von der Entspannung und Eutonie. Haug Verlag, Heidelberg - Eutonie. Ein Weg der körperlichen Selbsterfahrung. Kösel, München 1976

Auer, E., Uffelmann, R.: In: Sprache - Stimme - Gehör, Heft 1, März 1983, Georg Thieme Verlag, Stuttgart

Bulgrin, E.: Die Arbeitsweise der Schule Schlaffhorst-Andersen. Gedruckt bei Wilk, Friedrichsdorf/Ts o.J.

Capra, F.: Das neue Denken. Scherz, München 1987

Coblenzer, H., Muhar, F.: Atem und Stimme. Österreichischer Bundesverlag für Unterricht, Wissenschaft und Kunst, Wien 1976

Cornelius, R.: Das Üben mit dem Schwingegurt. Verlag Senta Cornelius, Mainhardt 1987

Derbolowsky, U.: Haltungsanalytische Atem-, Sprech- und Stimmtherapie. Haug Verlag, Heidelberg 1978

Deutsche Gedichte, Insel-Verlag, Frankfurt 1983

Deutscher Bundesverband für Logopädie, Deutsche Gesellschaft für Phoniatrie und Pädaudiologogie: Stottern, Tagungsbericht, Münster 1993. Verlag Phoniatrische Ambulanz, Ulm 1993

Dürckheim, K.: Hara. Barth-Verlag, München 1959

Edel, H., Knauth, K.: Atemtherapie. Ullstein Mosby, Berlin 1993

Fiukowski, H.: Sprecherzieherisches Elementarbuch. Niemeyer Verlag, Tübingen 1992

Franz, A.: Körper und Seele in der Erziehung. In: Die Rotenburger Woche, Verlag von Fr. Fleischer, Leipzig 1928

Fromm, E.: Haben und Sein. DVA Stuttgart 1977

Glaser, V.: Eutonie. Haug Verlag, Heidelberg 1980

Grotowsky, J.: Für ein armes Theater. Orell-Füssli-Verlag, Zürich 1986

Gundermann, H.: Die Behandlung der gestörten Sprechstimme. Fischer-Verlag, Stuttgart 1977

Gutzmann, H.: Die funktionellen Störungen der Stimme und Sprache. In: Handbuch der Inneren Medizin, 5. Bd. Springer, Berlin 1912

Habermann, G.: Stimme und Sprache. Thieme, Stuttgart 1978

Hey, J.: Die Kunst des Sprechens. B.Schott's Söhne, Mainz 1956

Hofbauer, K.: Praxis der chorischen Stimmbildung. Schott Verlag, Mainz 1978

Hussler, F., Rodd-Marling, Y.: Singen. Schott Verlag, Mainz 1978

Jacobs, D.: Die menschliche Bewegung. Kallmeyer, Wolfenbüttel 1985

Jung, C.G.: Gesammelte Werke. Rascher, Zürich 1958

Kofler, L.: Die Kunst des Atmens. Bärenreiter, Kassel 1961

Krauß, H.: Atemtherapie. Hippokrates, Stuttgart 1984

Krüger, I.: Atemfibel. Gedruckt bei Isensee, Oldenburg 1979

Leutiger, R.: Atemtherapie als Zugang zum Vegetativum. In: Asklepios 7 (1965) 188 - 192 , ML Verlag Uelzen

Lingelsheim v., R.: Gedanken über die Arbeitsweise der Schule Schlaffhorst-Andersen. Unveröffentlichtes Manuskript 1984 - Der Atem- Sprech- und Stimmlehrer. Hrsg. Schule Schlaffhorst-Andersen Eldingen/Celle o.J.

Lullies, H.: Physiologie der Stimme und Sprache. Tropon, Köln 1958

Martienßen-Lohmann, F.: Der wissende Sänger. Atlantis Verlag, Zürich 1981

Medau, H.: Moderne Gymnastik. Lehrweise Medau 1967

Noodt, H.: Hilfe für Schulkinder in Atemnot. In: Atem und Mensch 1960, Helfer-Verlag, Bad Homburg

Rauschnabel, V.: Die sogenannte Atempause als Strukturierungsfaktor in Stimmtherapie und Stimmbildung. In: Sprache - Stimme - Gehör 2 (1978) 44-51 Thieme, Stuttgart - Aufnehmen - Abgeben - Lösen, Gedanken zum Rhythmus. In: Erfahrungsheilkunde 11 (1985) 872 - 884 - Erwachsenenunterricht aus der Sicht der Schule Schlaffhorst-Andersen. In: Neue Musikzeitung (6) 1986 u. (1) 1987

Saatweber, M.: Wechselwirkung von Atem-, Stimm- und Bewegungsfunktionen im Bewußtsein des Erziehers. In: Prävention und Sprachbehinderung, Tagungsbericht Arbeiterwohlfahrt, Osnabrück 1981 - Stottererbehandlung als ganzheitliche Betreuung unter besonderer Beachtung der Atmung. In: Der Sprachheilpädagoge 4 (1981) 1-7 ÖGS, Wien - Übungen mit deutschen Sprachlauten - als Sprachtraining und als Regenerationsweg. In: Der Sprachheilpädagoge 1 (1986) 39-45 ÖGS, Wien - Atemtherapie als ganzheitliche Therapie - ein Weg zur Behebung der Sprechangst. In: Sprechangst in ihrer Beziehung zu Kommunikationsstörungen, Hrsg. Lotzmann, G. Marhold, Berlin 1986

Schlaffhorst, C., Andersen, H.: Atmung und Stimme. Möseler Verlag, Wolfenbüttel 1928

Schmitt, J.L.: Atemheilkunst. 2. Aufl. Müller, München; Beume, Bern, o.J.

Schümann, G.: Die therapeutische Wirkung des Singens. (1976) - Das Sprachquadrat. (1982) - Der Tonleiterkreis. o.J. - Die Atemschriftzeichen. (1977) - Die Septime (1988) (unveröffentlichte Manuskripte)

Schümann, G.: Die Atemschriftzeichen. Florian Noetzel Verlag, Wilhelmshaven 1991

Schulze, A.: Lebendige Ordnungen durch Atmen, Sprechen und Singen. Möseler Verlag, Wolfenbüttel 1960 - Melodieführung und Atembewegung. Ehrenklau, Alsfeld o.J. - Über den Wert von Sprechübungen. In: Atem. Zeitschrift für Atempflege - Massage - Entspannung - Moderne Gymnastik 1 (1965), Helfer-Verlag, Bad Homburg - Über den Lebensrhythmus. In: Atem und Mensch 4 (1971), Helfer-Verlag, Bad Homburg - Atem als Geschenk und Aufgabe. In: Schule im Alltag 64 (1961), Verlag E. Sommer, Ahlen

Semrau, G.: Bewegung nach Schlaffhorst-Andersen. Unveröffentlichtes Manuskript 1984

Seyd, W.: Schwingen und Atemmassage. Neckar-Verlag, Villingen-Schwenningen 1993

Sundberg, J.: The Science of the Singing Voice. Nothern Illinois University Press, Dekalb, Illinois 1987

Vogler, P.: Physiotherapie. Thieme, Stuttgart 1964

Wendler, J., Seidner, W.: Die Sängerstimme. Henschel Verlag, 1982

Westrich, E.: Der Stotterer. Verlag Dürrsche Buchhandlung, Bonn - Bad Godesberg 1984

Sachregister